基础医学实验指导

（供本科临床医学与医学相关专业使用）

—— 主 编 ——

相 霞　李晓芳　刘 丽　托 娅　王红卫　袁海虹

上海科学技术出版社

图书在版编目（CIP）数据

基础医学实验指导 / 相霞等主编. -- 上海 ： 上海
科学技术出版社，2020.9（2022.8重印）
供本科临床医学与医学相关专业使用
ISBN 978-7-5478-5024-4

Ⅰ．①基… Ⅱ．①相… Ⅲ．①基础医学－实验－医学
院校－教学参考资料 Ⅳ．①R3-33

中国版本图书馆CIP数据核字(2020)第134130号

基础医学实验指导

主编　相　霞　李晓芳　刘　丽　托　娅　王红卫　袁海虹

上海世纪出版(集团)有限公司
上海 科 学 技 术 出 版 社　出版、发行

（上海市闵行区号景路 159 弄 A 座 9F‑10F）
邮政编码 201101　　www.sstp.cn
苏州工业园区美柯乐制版印务有限责任公司印刷
开本 787×1092　1/16　印张 19.75
字数：450 千字
2020 年 9 月第 1 版　2022 年 8 月第 3 次印刷
ISBN 978‑7‑5478‑5024‑4/R·2148
定价：148.00 元

基 础 医 学 实 验 指 导

编委会名单

主　审　杨智昉

主　编　相　霞　李晓芳　刘　丽　托　娅
　　　　王红卫　袁海虹

副主编　吴学平　顾　峻　李志宏　李　慧
　　　　简蓉蓉　钱　能　李芳兰　周　波

编　者（以姓氏笔画为序）

　　　　王　芳　王从荣　王红卫　王新艳
　　　　卞　杰　托　娅　吕叶辉　刘　丽
　　　　李　堃　李　慧　李志宏　李芳兰
　　　　李晓芳　杨　玲　吴　兰　吴学平
　　　　周　波　相　霞　姚　磊　袁海虹
　　　　顾　峻　钱　能　董文哲　简蓉蓉

基 础 医 学 实 验 指 导

编写说明

    基础医学是医学生进入医学殿堂的基石,包括人体解剖学、组织胚胎学、生理学、病理学、病理生理学、药理学以及生物化学等学科,针对以上学科开展的实验主要分为两大类:形态学实验和机能学实验。

    其中人体解剖学、组织胚胎学和病理学以观察大体标本和镜下标本形态结构为主要教学内容,因此属于形态学实验范畴。由于这三门学科都是通过不断的探索和实验逐渐完善起来的,因此与医学密切相关专业的学生必须进行正常人体形态学实验课程的训练。通过这门课程的实际操作训练,将激发学生对医学基础课程学习的兴趣,提高学生观察、分析和解决问题的综合能力,促进学生掌握基础医学知识和操作技能,为今后专业课程的学习奠定扎实的基础。

    医学机能学实验是集生理学、病理生理学、药理学及生物化学等相关学科的综合性实验课程。"机能学实验指导"由参编教师根据多年的教学经验,结合理论教学内容编写而成,在编写过程中注重加强学生在实验中的动手能力训练,旨在培养学生严肃认真的科学态度、严谨的科学作风、实事求是和团结协作的精神,了解获得知识的科学方法和手段,初步掌握动物实验设计的方法步骤。在此基础上不断地增强学生创新意识和科学思维的能力,为今后接触临床和从事科学研究奠定坚实的基础。

    针对本科生对实验操作的要求,需要一本基础医学实验的综合性指导教材,为此我们组织编写了这本《基础医学实验指导》。全书共分上、下两篇:上篇为《形态学实验指导》,分为概述、综合性实验和综合设计性实验三章,内容包括正常人体学实验的基本知识和技能、实验项目和探索性实验项目;下篇为《机能学实验指导》,分为概述、基础性实验、综合性实验、设计性实验和临床用药讨论,共五章。

    《基础医学实验指导》在每一个实验项目中均安排了多项任务,而每一个任务又含有多项活动项目,通过大量活动项目的学习和操练,提高学生观察事物、动手操作、独立思考和强化医学基础知识等多项综合能力。

    鉴于编者水平有限,时间仓促,难免存在一些不妥和有待商榷之处,恳请各位老师和学生指正,以利再版时进一步修订。

《基础医学实验指导》编委会

2020 年 7 月

基　础　医　学　实　验　指　导

目 录

上 篇

形态学实验指导

下　篇

机能学实验指导

上篇

形态学实验指导

第一章

实 验 概 述

第一节　形态学实训的教学目的和学习要求

一、形态学实验的教学目的

基础医学可以分为形态结构和功能两类。形态学研究构成人体正常的组织、器官和系统的形态结构、功能及其病理变化。这门学科包含了解剖学、组织胚胎学和病理学三门经典的医学基础学科。由于这三门基础学科都是通过前人的实验逐渐完善起来的,因此与医学密切相关专业的学生必须进行形态学实验的训练。

《形态学实验》课程的开设是临床本科医学专业培养目标的需要,内容设置上将体现"做学合一、理实一体"的职业教学理念。通过该课程的开设能够激发学生对医学基础课程学习的兴趣,提高学生观察、分析和解决问题的综合能力,推动实训课程教学质量的提高,促进学生掌握基础医学知识和操作技能,为今后专业课程的学习奠定扎实的基础。

二、形态学实验的学习要求

通过本课程学习,要求学生达到以下要求。

初步掌握基础医学实训技术的基本操作和技能。学会通过显微镜观察正常的组织切片,学会观察正常的大体标本、模型,学会观察组织的病理变化。在教师指导下,开展自主设计性实训教学,进一步培养学生动手能力、综合分析问题能力、解决问题能力和创新能力,为后期专业实训课程的学习与科学研究的开展奠定良好的基础。

（一）实训前

(1) 认真预习相关的实训内容,了解本次实训的目的、要求、方法和操作程序,理解实训原理。

(2) 复习和查阅与实训有关的理论知识、文献资料,思考和推测实训过程中可能出现的实训结果及其发生的机制。

(3) 检查实训器材和药品是否齐全。

(4) 注意和充分估计实训中可能发生的误差和技术难点,并做好补救准备。

（二）实训时

(1) 小组成员应有较明确的分工,并应注意成员间的合作与协调,使每人都能得到应有的技能训练。

(2) 严格遵守实训室规则,保持安静和良好的实训课秩序,尊重教师的指导。

(3) 学生应在实训中坚持严格、严谨、实事求是的科学态度,按照既定的实训原理与程序,认真、正规、准确地进行技术操作,杜绝粗心马虎、违反操作规程地进行实训。因为在实训中,只要稍有疏忽就会导致整个实训失败。

(三)实训后

(1) 仪器和试剂需要清点,并放置在原处。应清洗的物品必须及时清洗干净。每个实训组,应保持实训台、桌面的干净和整洁。

(2) 认真整理和分析实训结果。

(3) 按时完成实训报告,交老师评阅。

三、实训报告的书写要求

实训报告的书写是一项重要的基本技能训练,是科学研究论文写作的基础,应当实事求是、认真准确地书写。

参与实训的每位同学均应按教师要求写出实训报告。实训报告的书写应文字简练、语句通顺,具有较强的逻辑性和科学性,字迹清楚。

实训报告的内容,应包括如下的项目。

(1) 一般项目:姓名、年级、班组、实训日期(年、月、日)。

(2) 实训题目。

(3) 参与实训的人员和小组成员。

(4) 实训对象(人或组织切片,大体标本或模型)。

(5) 简要概括主要实训手段和方法。

(6) 实训观察指标、现象及其结果的记录。

(7) 结果分析或讨论:实训结果的分析和讨论是根据已知的理论知识对结果进行解释和分析。讨论内容应包括:①以实训结果为论据,论证实训目的,即判断实训结果是否为预期的结果。②实训结果揭示了哪些新问题,是否出现了非预期结果,对此应分析其可能的原因。③实训结果有哪些意义?

(8) 结论:实训结论一般不要罗列具体的结果,而应从实训结果中归纳提炼出概括性的判断和总结。

四、实训室守则

为了实训的顺利进行和达到实训的教学目标,学生在实训室学习期间,必须遵守实训室的各项规章制度。

(1) 进入实训室,必须穿好干净整洁的白大衣或护士服,始终保持自身良好的仪态。实训室内需保持安静和严肃的科学作风,不得无故迟到和早退。

(2) 实训开始前,按实训小组凭学生证向有关老师领取实训用品,并仔细核查有无缺损,并妥善保管。

(3) 正式操作前,要仔细检查核对所用标本模型、切片和其他实训用品。实训中注意爱护仪器设备、标本模型和切片。保持显微镜镜头的清洁,不要用手触摸镜头。

(4) 实训完毕后必须将器材洗净擦干,清点药品、标本模型切片、显微镜等实训用品,并按借来时的原样整齐地放置各个用品,归还实训室老师并索回学生证。

(5) 实训后按照老师指定的顺序,各组轮流打扫实训室卫生,特别要注意水、电、煤气是否关闭,确保实训室安全。

(6) 对在实训过程中造成实训器材、设备损坏的,需如实登记,说明原因并签字;对玩弄实训设备、器材而造成损坏的,需写出情况报告,并酌情赔偿。

(7) 实训结束后,都要按实训报告要求书写实训报告,于下一次实训课交给指导老师批改。

五、常用实训仪器设备和标本的使用

(一) 光学显微镜的构造
光学显微镜主要由机械装置和光学系统两部分组成。

1. 机械装置部分

(1) 镜座:在最下部,起支持作用。

(2) 镜壁:呈弓形,作支持和握取之用。

(3) 物镜旋转盘:上接镜筒,下嵌接物镜,可通过其旋转更换物镜。

(4) 载物台:放置切片的平台,中央有圆孔。载物台上有推进器和切片夹。

(5) 粗调节旋钮:用于低倍镜焦距的调节。

(6) 细调节旋钮:用于高倍镜焦距的调节。

2. 光学系统部分

(1) 目镜:目镜是用来观察前方光学系统所成图像的目视光学器件。目镜通常由若干个透镜组合而成,具有较大的视场和视角放大率。可分为5×、7×、10×、15×。

(2) 物镜:在显微镜中最先对实际物体成像的光学部件。可分低倍镜(10×)、高倍镜(40×)、油镜(100×)。显微镜放大倍数=目镜放大倍数×物镜放大倍数。

(3) 聚光器:聚光器在载物台下面,它由聚光透镜、虹彩光圈和升降螺旋组成。聚光器安装在载物台下,其作用是将光源经反光镜反射来的光线聚焦于切片上,以得到最强的照明,使物象获得明亮清晰的效果。

(4) 反光镜:位于镜座上,通过其旋转,可将光线集中至聚光器。有平、凹两面,平面镜反射光线弱,可用于强光源;凹面镜反射光线强,可用于弱光源。若显微镜使用灯光照明系统,则不用反光镜(图1-1-1-1)。

(二) 光学显微镜的使用

1. 准备 一手握持显微镜的镜臂,另一手托住镜座,将其置于桌面。显微镜与桌沿的距离不得小于10 cm。课间休息离开座位时,应将显微镜移至桌面中央,以免碰落损坏。

2. 对光 上升聚光器,放大虹彩光圈。转动物镜旋转盘,将低倍物镜正对载物台的圆孔,转动粗调旋钮使载物台距物镜约5 mm。两眼对准目镜观察,同时将反光镜转向光源进行采光,至整个视野呈现均匀而明亮的圆形白色光区为止。注意勿采日光的直射光线。

3. 装片 将组织切片置于载物台中央,用切片夹固定(注意盖玻片位于上方),用推进器将切片推至物镜下。

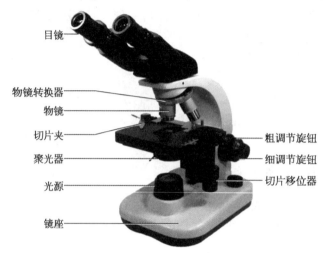

目镜

物镜转换器

物镜

切片夹

聚光器

光源

镜座

粗调节旋钮

细调节旋钮

切片移位器

图1-1-1-1　双目光学显微镜

4. **观察方法**　使用双目显微镜时,应左、右眼同时观察,书写或绘图时,双眼移开。

(1) 低倍镜观察:从侧面观察低倍镜镜头的同时,旋转粗调旋钮使镜头接近切片(注意镜头不能接触切片)。从目镜观察的同时慢慢转动粗调旋钮,使载物台下降至可以看到清晰的物象为止,然后旋转细调旋钮,边旋转边观察,直至视野中的物象最清晰。

(2) 高倍镜观察:需转换为高倍镜观察时,必须先在低倍镜下将要观察的部位移至视野正中,然后直接转换高倍镜镜头。此时,镜下物象隐约可见,再稍微转动细调旋钮即可看清物象。

(3) 油镜观察:需要使用油镜观察时,应先用高倍镜初步观察,然后下降载物台,在切片上滴微量香柏油,再将油镜下降接近切片并浸泡于油内。再微调节对好焦,移动推进器找寻切片中的组织、细胞结构。观察完毕后,需用擦镜纸沾少许二甲苯将物镜及切片上的油拭去,再用干净的擦镜纸轻轻拭抹镜头。

5. **显微镜恢复零位**　实训完毕,取下切片,并将其放回切片盒内;调整反光镜镜面呈左右方向竖立,将物镜转成"八"字形,下降载物台至最低位置,关闭虹彩光圈,关闭光源,盖上镜罩,填写使用卡。

（三）光学显微镜的保护

(1) 搬动显微镜时要轻拿、轻放,使用显微镜时要严格遵守操作规程。

(2) 必须保持显微镜的清洁。机械部分可用纱布或绸布擦净,光学部分(反光镜除外)只能用擦镜纸轻轻擦拭,严禁用手或其他物品擦拭,以防污损。

(3) 油镜使用完毕,应立即用擦镜纸沾少许二甲苯将镜头擦净。

(4) 显微镜的部件不得拆卸或互相调换,若有故障,应立即报告老师进行处理,不得自行修理。

(5) 显微镜用毕,应将物镜转离载物台中央的圆孔,并下降载物台,将显微镜放回原处。

(6) 打扫实训室前,必须先将显微镜归还到指定的显微镜室,以免灰尘沾污。

第二节 人体组织切片

人体组织切片的观察、描述、诊断亦根据各器官系统或各种疾病而有所不同,需要在学习各章节、各疾病时逐步学习和掌握。这里仅就观察切片的一般原则予以扼要介绍。玻片标本通常为苏木精-伊红(hematoxylin-eosin,简称 HE)染色(细胞核染成浅蓝色,细胞质及胶原纤维等染成红色)。

一、肉眼观察

持所要观察的切片先用肉眼观察以下内容。

1. **判断是什么组织或器官** 初步全面了解整个切片的情况。大部分切片以肉眼即可判定是什么组织或器官,如心肌、肝、脾、肾、肺、脑等。

2. **切片的密度、颜色等是否一致** 一致与否,不是指正常结构中不同部位的差异,而是由于异常改变造成的。如果一致,可能是无病变,亦可能是一致性的病变。

二、低倍镜观察

用肉眼观察后,辨别出切片的正反面(有极薄的盖玻片那面向上),再放入显微镜下,用低倍镜观察。

1. **观察方法** 实质器官一般由外(被膜层)向内,空腔器官由内向外逐层观察。观察时上下、左右移动标本,确定是何种组织。

2. **观察内容** ①判断是何组织、器官以印证肉眼判断是否正确,以便总结提高。②根据理论课学习的知识观察各层组织的微细结构和主要细胞的特征性形态。

三、高倍镜观察

在利用低倍镜全面观察后,为了进一步清楚地观察某些组织更微细的结构才能换用高倍镜观察。一般是在低倍镜下找到需要用高倍镜观察的部位后,把该处移到低倍镜的视野中央,再换用高倍镜观察。

四、油镜观察

在人体组织切片观察中很少用,本课程的实训中只有在观察血涂片时使用油镜观察,同时必须将要观察部分移到高倍镜视野中央后再换用油浸镜头观察。对人体组织切片的观察,绝大部分内容应当是在低倍镜下进行的,肉眼及高倍镜观察只起辅助作用。

五、使用显微镜过程中常犯的错误

1. **显微镜安放位置不当,有碍操作** 显微镜安放不是靠前就是靠后,或位置靠右,甚至把镜筒向着自己。显微镜应安放在离桌边缘 5 cm,镜筒向前,操作者应明白显微镜位置稍靠左侧的道理(两眼同时睁开观察,眼不易疲劳)。

2. **对光顾此失彼** 对光时往往忘记了反光镜的正确使用,不能根据光线的强弱来选择平面镜或凹面镜;用高倍镜进行对光,不把低倍镜位置放低;在转动转换器时,物镜没有到位,光圈也没有调节好,视野光线不均匀、明亮。

3. **不能迅速找到要观察的物象** 没有按简明、合理的程序操作。先使用视野宽的低倍镜,把要观察的材料放在通光孔中央,放下镜筒使物镜下端与组织玻片的距离约 1 cm,沿逆时针方向徐徐调节粗调旋钮对焦,同时左眼注视视野,直到看清物象。如果第一次标本未进入视野,那么要重新操作,在调节粗调旋钮对焦的同时,移动组织玻片,直到看见物象为止。在具体操作时,也可以玻片表面杂质或气泡为参照物,当杂质出现时,表明物距基本调好,再移动玻片,即可找到所要观察的物象。

4. **高倍镜的使用方法不正确** 由于高倍镜的工作距离小,有的学生担心把镜头损坏,一旦用高倍镜时就把镜筒上升,结果在低倍镜下观察到的物象换成高倍镜后就再也找不到了。因此,反复强调,用高倍物镜前先换上高倍的目镜,再直接换上高倍物镜,并且把光圈开大。

5. **忽视对焦旋钮的使用** 使用高倍物镜时,仍然调节粗调旋钮对焦,结果往往把物镜损坏,玻片压烂。

6. **认为倍数越大越清晰** 如果目镜倍数过大,得到的放大虚像就很不清晰。因此,在低倍镜下能看清楚的物象,不必用高倍镜观察。

7. **忽视显微镜的保养** 显微镜是精密的放大仪器,学生要爱护显微镜。轻拿轻放,不能用手或布去擦拭镜头,使用倾斜关节时,倾斜角度不能太大。实训完毕盖上镜头盖,移去载物台上的玻片,转动转换器,使两个物镜分开至两旁,降下镜筒,装入镜箱。

第三节 大 体 标 本

一、大体标本的观察方法及步骤

判定所观察的标本是什么组织或器官?运用已经学过的解剖学知识首先认出标本是何组织或器官,是哪一侧的(指成对的有明显解剖学标志能分出左右器官,如肺等)或是该组织器官的哪一部分(如心、脑、肠等的哪一部分)?辨认该组织或器官各层次的形态和结构,以及各结构的特点。

二、观察大体标本的注意事项

(1) 固定液:学生所观察的大体标本是取自尸体或临床手术切除的活体标本,为了保存均需用一定的固定液浸泡。最常用的固定液为 10% 的中性福尔马林(甲醛)固定液,是无色透明液体。由它固定后的标本,组织呈灰白色,血液呈暗黑褐色。为了保持标本的原来颜色,可用原色标本固定液(凯氏固定液),为淡黄色透明液体。经它固定后的组织基本上保持原色,所以血清或富于血液的组织或病变组织仍为红色。在观察标本时应当注意所用的是哪种固定液。

(2) 在观察标本时要注意轻拿轻放标本瓶,在拿起观察时,应用双手托住标本瓶,以免损坏;不准倾斜、放倒或倒置,也不要振荡,以免固定液流出、混浊而影响对标本的保存和观察。

如有损坏,立即报告。观察之后一定要放回原处,不要乱放。

三、病理大体标本的观察

(1) 辨认标本是什么器官、组织? 是全部或是一部分(如肺的左叶、一块肝脏)。

(2) 依次观察这器官或组织的大小(体积或重量)、表面、切面的颜色和病灶等。

(3) 根据所见变化,结合理论知识,了解病变的发生、发展及其因果关系,做出诊断。诊断一般为:器官名称+形态改变(病变名称),如肝淤血。

> 附:身体组织的颜色肉眼观察时的表现如下。
> - 红色:表示含有血液、肌肉(肌红蛋白)。
> - 黄色:表示含有脂肪。
> - 绿色:表示含有胆汁。
> - 黑褐色:表示含有黑色、褐色的色素。

(4) 器官体积的改变或病灶大小的说明方法:准确的说明是用长×宽×高计算,并以厘米(cm)为单位,但为了容易体会起见,一般可用常见的实物来形容,以达到目的,如粟粒大、绿豆大、龙眼核大、鸽蛋大、拳头大等。此外,物体的形状也常用习惯的实物来表示,如乳嘴状、椰菜花状、蕈状等。

四、思考

显微镜的构造有哪几部分? 各部分有什么作用?

(刘　丽)

第二章

综合性实验

实验一 人体基本结构及病理变化观察

【实验目的】

1. **正常人体基本组织观察** 能在镜下识别上皮组织的一般结构特点、各种被覆上皮的结构特点;能在镜下识别疏松结缔组织与致密结缔组织;能观察软骨组织的结构特点;能在镜下分辨3种肌组织,掌握其结构特点;能在镜下识别神经组织的基本结构和神经元的结构。

2. **人胚早期观察** 学会观察卵裂和桑椹胚、胚泡、胎盘、胚盘的模型及脐带和胎盘的标本;了解卵裂的过程,胚泡的结构特点;熟悉蜕膜的分部及各部的位置;熟悉胎膜的位置,胎盘、脐带及胎膜的结构和相互关系。

3. **病理变化观察**

(1) 组织损伤与修复:能在显微镜下观察肝细胞水肿的病理变化,总结变性的特点;能在镜下观察肝细胞脂肪变性的病变特点,并和肝细胞水肿进行区别;能肉眼观察适应、变性、坏死及修复的器官的病变特点;能熟练使用显微镜。

(2) 局部血液循环障碍:能独立观察慢性肺淤血的镜下病变特点;能观察慢性肺淤血、混合血栓、梗死、肺动脉栓塞等大体标本的病变特点。

(3) 炎症:能独立观察各种炎症细胞的镜下特点;能观察白喉、细菌性痢疾、脑脓肿、蜂窝织性阑尾炎等大体标本的病理变化特点。

(4) 肿瘤:能独立观察食管鳞癌或结肠腺癌的镜下病变特点;能观察各种良、恶性肿瘤的大体标本的病变特点并总结良、恶性肿瘤的区别。

【实验材料】

1. **正常人体基本组织观察**

(1) 上皮组织切片:单层扁平上皮(蛙肠系膜整装片)、单层柱状上皮(小肠)、假复层纤毛柱状上皮(气管)、单层立方上皮(甲状腺)、复层扁平上皮(食管)、变移上皮(膀胱)。

(2) 结缔组织切片:大白鼠肠系膜(疏松结缔组织)、透明软骨(气管软骨)、脂肪细胞及脂肪组织(皮肤)。

（3）肌肉组织切片：骨骼肌、心肌（心壁）、平滑肌（小肠）。

（4）神经组织切片：神经细胞（脊髓横切面）、有髓神经纤维（坐骨神经）。

2. 人胚早期观察

（1）模型：卵裂、桑椹胚、胚泡、胚盘、第2～4周的胚胎、神经管、体节和妊娠子宫的剖面模型。

（2）示教标本：脐带和胎盘的标本。

3. 病理变化观察

（1）组织损伤与修复

病理标本：心肌肥大、肾盂积水、肾萎缩、心脏萎缩、肝脂肪变性、脾凝固性坏死、脾干酪样坏死、脑液化坏死、足干性坏疽、坏疽性阑尾炎、脾萎缩、阿米巴肝脓肿、肺干酪样坏死（原发性肺结核）、脑脓肿。

病理切片：肾脏近曲小管上皮细胞水肿、脾中央动脉玻璃样变、肝脂肪变性、肾凝固性坏死、肉芽组织。

（2）局部血液循环障碍

病理标本：肝淤血（槟榔肝）、慢性肺淤血、白色血栓、肺动脉栓塞、脾贫血性梗死、肾贫血性梗死、心肌梗死（陈旧性）、肺出血性梗死、小肠出血性梗死。

病理切片：慢性肺淤血、混合血栓、慢性肝淤血。

（3）炎症

病理标本：纤维蛋白性心包炎（绒毛心）、白喉、假膜性肠炎、急性化脓性阑尾炎、肾脓肿、脑脓肿、肠息肉。

病理切片：急性蜂窝织性阑尾炎、各种炎症细胞、细菌性痢疾、异物肉芽肿。

（4）肿瘤

病理标本：皮肤乳头状瘤、子宫平滑肌瘤、脂肪瘤、乳腺癌、食管癌（蕈伞型）、肠系膜淋巴结转移性癌、肺转移性肝癌、转移性恶性黑色素瘤、纤维瘤、卵巢多房性黏液乳头状囊腺瘤。

病理切片：恶性肿瘤细胞（肝癌）、乳腺纤维腺瘤、结肠腺癌、子宫平滑肌瘤、食管鳞癌、恶性肿瘤细胞（肉瘤）、子宫颈原位癌。

【思考】

（1）上皮组织分为几种类型？对照切片描述其形态特点。

（2）三种肌组织在镜下如何识别？

（3）神经元的结构特点有哪些？在镜下识别其结构。

（4）试述胚泡的结构特点。

（5）试述良、恶性肿瘤的区别。

（6）试述肿瘤命名原则。

（7）各种炎症细胞的形态学特点有哪些？

（8）什么叫肿瘤的异型性？肿瘤的生长方式有哪几种？

任务一 正常人体基本组织观察

一、上皮组织

1. 单层扁平上皮

(1) 染色：镀银染色。

(2) 观察

1) 肉眼：标本呈棕黄色或棕黑色，为形状不规则的薄片。

2) 低倍镜、高倍镜：挑选标本最薄的地方，低倍镜下可见黄色或淡黄色的背景上呈现波纹状的黑线(图1-2-1-1)。换高倍镜观察，就可看到许多呈鳞片状和细长纺锤形的细胞，细胞边缘呈锯齿状，相邻细胞紧密嵌合，细胞核呈白色或淡黄色(图1-2-1-2)。

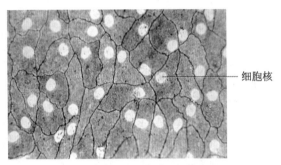

图1-2-1-1 单层扁平上皮(表面观)[蟾蜍肠系膜整装片(镀银染色)]

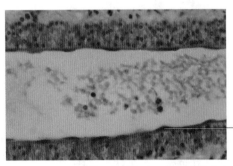

图1-2-1-2 单层扁平上皮(人小动脉内皮)

2. 单层柱状上皮(小肠)

(1) 染色：HE染色。

(2) 观察

1) 肉眼：切面为长条状，标本上一侧有指状突起的小肠腔面，在突起处还有更细小的突起称为绒毛。

2) 低倍镜：绒毛的表面均覆有一层柱状上皮。在柱状上皮之间可看到散在的空泡状圆形结构(有的切面染成深蓝色),即为杯状细胞(腺细胞)。

3) 高倍镜:选择上皮排列整齐的部位进行观察(图1-2-1-3)。

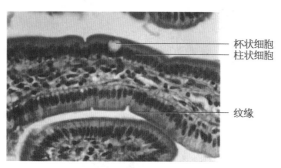

图1-2-1-3 单层柱状上皮(小肠)(1)

柱状上皮细胞:排列成一层,胞质着粉红色。细胞游离面有一薄层,呈暗红色的纵纹样的膜状结构称为纹状缘。胞核位于细胞基底部,为椭圆形,被染成蓝紫色,可见核仁。

杯状细胞:散在于柱状细胞之间,如高脚酒杯形状,细胞顶端膨大,底部细窄。在顶部圆形部分的染色浅(或深蓝色),似空泡状,这是因为杯形细胞产生的分泌颗粒,在制片过程中被溶解破坏所致。细胞核被挤压在基部,呈倒三角形或不规则形,着色深(图1-2-1-4)。

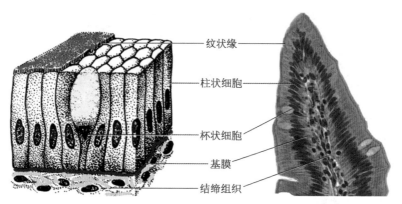

图1-2-1-4 单层柱状上皮(小肠)(2)

3. 假复层纤毛柱状上皮(气管)

(1) 染色:HE染色。

(2) 观察

1) 肉眼:气管横断面呈椭圆形结构,被覆腔面的紫色薄层是假复层纤毛柱状上皮。

2) 高倍镜:上皮细胞密集排列成层,界限不清,大都是柱状细胞,表面有一排细而整齐的纤毛,基底侧细胞核都属于其他类型细胞(梭形细胞、锥形细胞)的胞核。由于这些核不在同一个平面,因此显示几层排列的核,似乎是复层,实际上是单层上皮。上皮细胞的基部与深层结缔组织相接处,有染成粉色均质的膜状结构,称为基膜(图1-2-1-5和图1-2-1-6)。

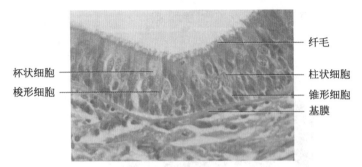

图1-2-1-5　假复层纤毛柱状上皮(气管)

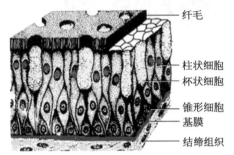

图1-2-1-6　假复层纤毛柱状上皮模式图(气管)

4. 单层立方上皮(甲状腺)

(1) 染色：HE染色。

(2) 观察

1) 肉眼：粉红色的大片组织是甲状腺,呈椭圆形的紫蓝色小块组织是甲状旁腺。

2) 低倍镜：甲状腺实质内有许多大小不等的圆形滤泡。每个滤泡壁由一层上皮细胞和滤泡腔组成,滤泡腔内的粉红色均质块状物为胶质。

3) 高倍镜：选择一个滤泡进行观察,滤泡上皮细胞呈立方形,高和宽相近,细胞核呈圆形,蓝色,位于细胞中央,但细胞界限不甚清楚(图1-2-1-7)。

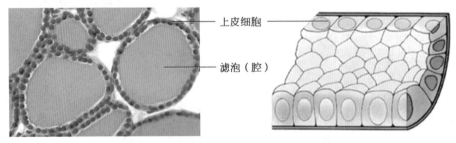

图1-2-1-7　单层立方上皮(甲状腺滤泡)

5. 复层扁平上皮(食管)

(1) 染色：HE染色。

（2）观察

1）肉眼：食管的横断面,管腔面被覆染色的上皮为未角化复层扁平(鳞状)上皮。

2）低倍镜：复层扁平上皮为多层细胞,各层细胞形态不一,其下方的结缔组织呈不规则的乳头状突起,伸入上皮组织,因此上皮的基底面凹凸不平。

3）高倍镜：上皮表层细胞呈扁平形,核亦扁平。上皮依此命名。中间部分细胞为不规则的多角形,核圆。深层(基底)细胞呈单层矮柱状,核呈卵圆形,胞质中核外染色质多,故为深蓝色(图1-2-1-8)。分布在皮肤表皮的浅层细胞的细胞核消失,胞质内充满角蛋白(即角化),细胞干硬(图1-2-1-9)。

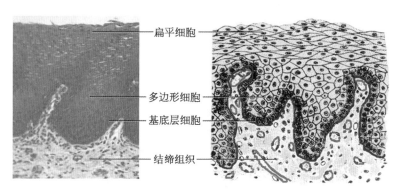

图1-2-1-8 未角化复层扁平上皮(人食管黏膜)

扁平细胞

多边形细胞

基底层细胞

结缔组织

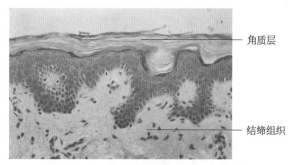

图1-2-1-9 复层扁平上皮(角化型)(人体皮肤表皮)

角质层

结缔组织

6. 变移上皮

（1）染色：HE染色。

（2）观察

1）肉眼：切片上有两个长条形组织,均为膀胱壁。厚的为收缩状态,薄的为扩张状态。

2）低倍镜：收缩状态的膀胱上皮不平整,细胞层数较多;扩张状态的膀胱上皮较平整,细胞层数少。

3）高倍镜：收缩期、扩张期的表层细胞体积大,为盖细胞,细胞顶部胞质嗜酸性强,被伊红染成红色(图1-2-1-10)。

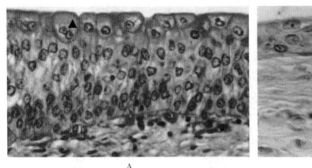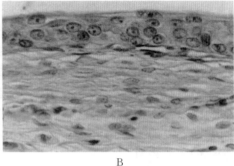

A   B

图 1 - 2 - 1 - 10　变移上皮光镜图

A. 膀胱空虚态,▲盖细胞;B. 膀胱扩张态

二、结缔组织

1. 疏松结缔组织(皮下组织)

(1) 染色:整装铺片,为兔活体注射台盼蓝皮下组织铺片(弹性纤维染色＋偶氮洋红染色)。

(2) 观察:观察疏松结缔组织中的细胞和细胞间质成分,以及它们在自然状态下存在的形式。

1) 低倍镜:选择肠系膜较薄的地方,可见许多纤维与深染的细胞。

胶原纤维(白纤维):较多,染成粉红色,为伊红着色,较粗大,弯曲,有分支交织成网。

弹性纤维(黄纤维):较少,染成紫色,为醛品红着色,细而直,有分支吻合成网。

2) 高倍镜:继续观察纤维形态,然后观察下述细胞。

巨噬细胞:细胞形态不规则,多突,胞质染色浅,含有大小不等的呈蓝色的台盼蓝颗粒,借以了解细胞形态;细胞核未染,没显示出。

肥大细胞:呈圆形或卵圆形,胞质中充满粗大的紫色颗粒,分布均匀,大小相等;细胞核由于未着色而是一白色发亮区域或不能看到(图 1 - 2 - 1 - 11)。

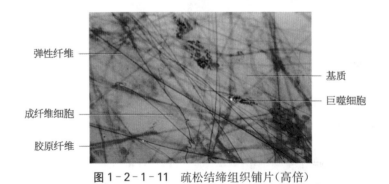

弹性纤维　　　　　　　　　　　　　　基质

　　　　　　　　　　　　　　　　　巨噬细胞

成纤维细胞

胶原纤维

图 1 - 2 - 1 - 11　疏松结缔组织铺片(高倍)

2. 透明软骨(气管软骨)

(1) 染色:HE 染色。

（2）观察

1）肉眼观察：标本中央蓝色部分即为透明软骨。

2）低倍镜：从软骨的周边向中央逐步观察，可见大量的间质及软骨细胞。

3）高倍镜

基质：均质状，因含硫酸软骨素而着蓝色。看不到胶原纤维，基质内无血管。

软骨膜：由致密的胶原纤维及梭形的成纤维细胞组成，与周围结缔组织的分界不清，外层纤维较多，内层细胞较多，两层界限不明显。

软骨细胞：位于周边的为梭形，单个分布，与软骨膜平行排列；软骨中央区的细胞呈椭圆形，常数个（2～5个）聚集在一起，称为同源细胞群。经过固定的标本，细胞脱水收缩，故呈星状或不规则形。软骨细胞与软骨囊之间出现间隙，构成软骨陷窝的一部分。

软骨囊：为软骨陷窝周围的基质，含硫酸软骨素较多，呈强嗜碱性，着深蓝色（图1-2-1-12）。

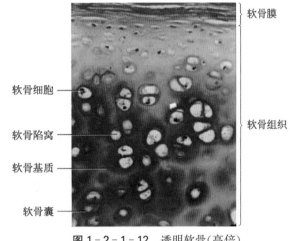

图1-2-1-12 透明软骨（高倍）

3. 脂肪细胞及脂肪组织

（1）染色：HE染色。

（2）观察

1）肉眼：切片着色深的为表皮，浅的为真皮。真皮深部染色更浅的部分为皮下组织，脂肪组织就位于皮下组织中。

2）低倍镜：找到脂肪组织，换高倍镜观察。

3）高倍镜：脂肪组织呈蜂窝状，由大量脂肪细胞及少量结缔组织和毛细血管构成。脂肪细胞较大，胞质内充满脂滴，胞核被挤到边缘，染色深，呈扁平状，由于脂滴被溶去，故脂肪细胞呈空泡状（图1-2-1-13）。

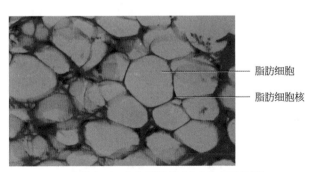

图1-2-1-13 脂肪细胞（白色脂肪组织）（人皮下组织）

三、肌组织

1. 骨骼肌

(1) 染色：HE 染色。

(2) 观察

1) 低倍镜：在切片中,可见肌纤维呈长圆柱形。

2) 高倍镜：细胞核有多个,呈卵圆形,位于肌膜下。胞质内有与肌纤维平行排列的肌原纤维。肌纤维的表面有明暗相间的横纹(图 1-2-1-14)。

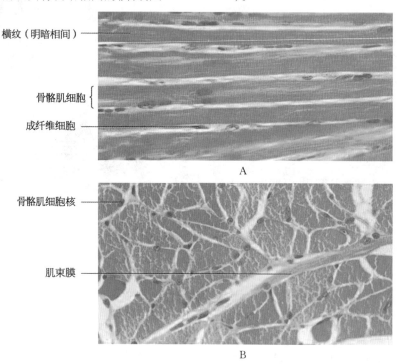

横纹（明暗相间）

骨骼肌细胞{

成纤维细胞

A

骨骼肌细胞核

肌束膜

B

图 1-2-1-14　骨骼肌纤维
A. 纵断面；B. 横断面

2. 心肌

(1) 染色：HE 染色。

(2) 观察

1) 肉眼：标本为心壁的一部分,绝大部分为着色较红的心肌。

2) 低倍镜：由于心肌纤维排列方向不一致,有纵、横、斜等断面。选择心肌纤维纵断面进行观察,心肌纤维呈带状,有分支,且互相吻合成网状。

3) 高倍镜：选择心肌纤维的纵断面进行观察,注意与骨骼肌相区别。

大小和形状：较骨骼肌纤维细而短,分支吻合成网状。

横纹：有由暗带和明带构成的横纹,但不如骨骼肌明显。

细胞核：位于肌纤维的中央,较大,有时可见双核。

闰盘：为横纹肌纤维的深红色直线或阶梯状线,是心肌纤维的连接处(图 1-2-1-15)。

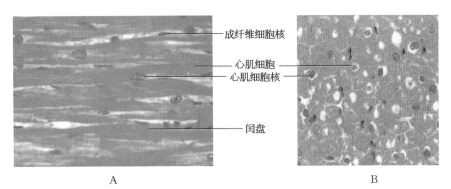

成纤维细胞核

心肌细胞
心肌细胞核

闰盘

A B

图 1 - 2 - 1 - 15　心肌细胞的光镜结构

A. 纵断面；B. 横断面

3. 平滑肌

(1) 染色：HE 染色。

(2) 观察

1) 肉眼：肠腔面有许多小突起。肠壁内表面着紫蓝色的为黏膜，深层为肌层(平滑肌)，被染成红色。

2) 低倍镜：肌层较厚，分内、外两层，染色较附近的结缔组织深。内层较厚，可见长条形纵切的平滑肌束；外层较薄，可见圆形或多边形横切的平滑肌束。

3) 高倍镜：注意与致密结缔组织相区别。

平滑肌纤维的纵断面：细胞呈梭形，相邻的肌纤维彼此交错，相互嵌合；细胞质(肌质)呈均质性红色，肌原纤维不明显；胞核位于细胞的中央，呈杆状，核内染色质较少，故着色较浅。

平滑肌纤维的横断面：为大小不等的圆形或多边形的镶嵌图像，较大的细胞断面中央有圆形的核，小的断面则看不到核(图 1 - 2 - 1 - 16)。

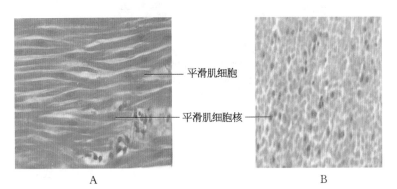

平滑肌细胞

平滑肌细胞核

A B

图 1 - 2 - 1 - 16　平滑肌纤维光镜结构

A. 纵断面；B. 横断面

四、神经组织

1. 神经细胞和神经胶质细胞

(1) 染色：HE 染色；硝酸银染色。

(2) 观察

1) 肉眼：脊髓横断面呈圆形或椭圆形。

2) 低倍镜：①在 HE 染色的切片中,在染色较深的周边,有许多被染成红色的传导纤维,纤维细而密,相互交叉。在硝酸银染色的切片中,可见到边缘较暗、有许多被硝酸银染成黑色的传导纤维,纤维细而密,相互交叉。②在透亮区内寻找体积较大而有突起的细胞为神经细胞,在 HE 染色中胞体被染成紫蓝色,在硝酸银染色中胞体被染成桔黄色。

3) 高倍镜：可见胞体为多角形,突起离胞体不远处被切断(故不必区分轴、树突)。在 HE 染色切片中,可见胞质内有大量斑块状或颗粒状的嗜碱性物质(尼氏体)(图 1 - 2 - 1 - 17)。在硝酸银染色的切片中,可见胞体内有大量染成棕黑色的细丝状物质(神经原纤维)。细胞核大而圆,染色浅,但核仁大而圆,核膜清楚(图 1 - 2 - 1 - 18)。

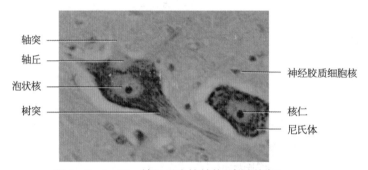

图 1 - 2 - 1 - 17　神经元光镜结构(脊髓前角)

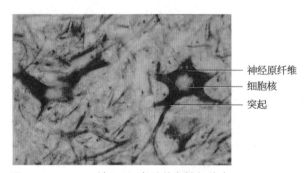

图 1 - 2 - 1 - 18　神经元(脊髓前角镀银染色)

4) 中枢神经的胶质细胞(银染法)

星形胶质细胞：胶质细胞中体积最大的一种,细胞呈星形,核呈圆形或卵圆形,较大,染色较浅。可分为两种：①纤维性星形胶质细胞,多分布在白质,细胞的突起细长,分支较少。②原浆性星形胶质细胞,多分布在灰质,细胞的突起较短粗,分支较多。

少突胶质细胞：突起较少,核呈圆形,染色较深。

小胶质细胞：胞体细长或呈椭圆形;核小,呈扁平或三角形,染色深;细胞的突起细长有分支,表面有许多小棘突(图 1 - 2 - 1 - 19)。

2. 有髓神经纤维

(1) 取材：坐骨神经。

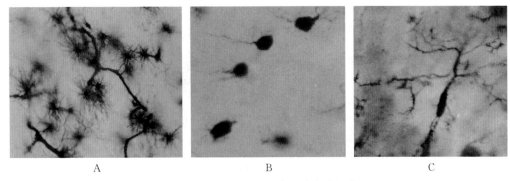

图 1 - 2 - 1 - 19 中枢神经的胶质细胞

A.纤维性星形胶质细胞［人大脑皮质（镀银染色）］；B.少突胶质细胞［兔大脑皮质（镀银染色）］；
C.小胶质细胞［兔大脑皮质（镀银染色）］

（2）染色：HE 染色。

（3）观察

1）肉眼：标本上有两块组织,长条状的是神经的纵断面,圆形的是横断面。

2）低倍镜：在神经的横断面,了解神经的组成。

神经外膜：位于整个神经的外面,为疏松结缔组织。

神经束膜：神经内有多个圆形的神经束,大小不等。每个神经束的外表面有致密结缔组织包裹,即神经束膜。

神经内膜：神经束内有许多神经纤维的横断面,每条神经纤维的周围有很薄的结缔组织膜,即神经内膜。

3）高倍镜

有髓神经纤维的横断面：神经纤维呈圆形,粗细不一。神经纤维的中央为轴突,呈圆形,被染成紫红色。轴突的周围是髓鞘,呈红色网状。髓鞘的外面是神经膜,很薄,着红色（图 1 - 2 - 1 - 20）。

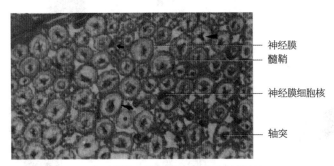

神经膜
髓鞘

神经膜细胞核

轴突

图 1 - 2 - 1 - 20 有髓神经纤维横断面（猫坐骨神经）

有髓神经纤维的纵断面：可见每条神经纤维外周的薄层组织为神经膜,中轴为染成紫红色的轴突,轴突与神经膜之间呈光亮白色或网状结构的是髓鞘。没有髓鞘的地方由神经膜直接包被轴突,呈现一缩窄部位,称郎飞结。相邻两个郎飞结之间为一段结间体,有髓神经纤维之间有少量的结缔组织（图 1 - 2 - 1 - 21）。

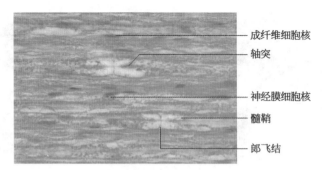

图 1-2-1-21 有髓神经纤维纵断面（猫坐骨神经）

（杨 玲）

任务二 人胚早期观察

一、示教

观看有关胚胎学内容的幻灯片或视频。

二、观察

1. 桑椹胚的观摩 受精后第 3 天形成的实心胚，有 12～16 个卵裂球。

2. 胚泡的观察 受精后第 4 天，桑椹胚发育为胚泡，在胚泡的剖面模型上观察胚泡的滋养层、胚泡腔、内细胞层的位置，以及它们之间的位置关系（图 1-2-1-22）。

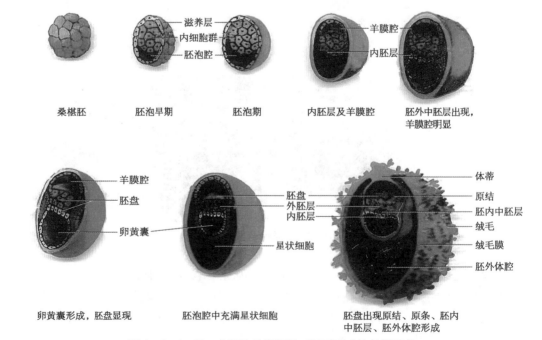

图 1-2-1-22 人胚从桑椹胚到三胚层形成的各期形态

3. **蜕膜的观察** 在妊娠子宫剖面的模型上观察子宫蜕膜与胚胎的关系。基蜕膜是位于胚胎与子宫肌层之间的部分;包蜕膜是包被于胚胎子宫腔面的部分;而壁蜕膜是包蜕膜与基蜕膜以外的子宫内膜(图1-2-1-23)。

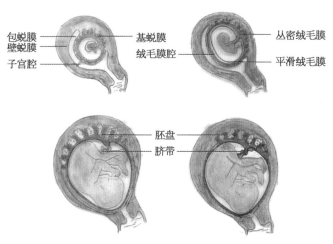

图1-2-1-23 人胚胎膜、胎盘模式图

4. **胎膜的观察** 在妊娠3个月的子宫剖面模型上观察绒毛膜、羊膜、卵黄囊、脐带等结构。

(1) 羊膜:羊膜位于胚外中胚层的内面,包于脐带的表面。羊膜围成的腔是羊膜腔。

(2) 卵黄囊:其顶部被包入胚体,其余部分被包入脐带。

(3) 绒毛膜:观察绒毛膜上的绒毛,辨别丛密绒毛膜与平滑绒毛膜。

(4) 脐带:是连于胎儿与胎盘之间的一条原索状结构,其内含有1对脐动脉、1条脐静脉和卵黄囊等结构。在观察脐带的横切模型上或标本上辨别脐动脉和脐静脉;观察标本或模型时注意脐带的粗细和长度。

5. **胎盘的观察** 在观察胎盘的模型或标本时要注意其形态、直径和厚度,辨别其母体面和胎儿面。母体面粗糙,有15~20个胎盘小叶,而胎儿面光滑(图1-2-1-24)。

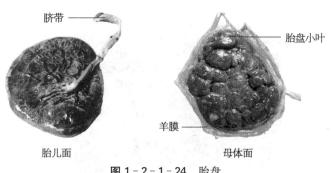

图1-2-1-24 胎盘

三、注意事项

有关胚胎发育的标本少,多借助模型观察。只有展开空间想象能力及胚胎发育的连续性动态观察能力,才能更好地理解相关内容。

(吴学平)

任务三 病理变化观察

项目一 组织细胞损伤与修复的观察

一、大体标本观察

1. **心肌肥大** 高血压病患者之心脏,体积明显大于正常心脏,重量增加,各房室均扩大,心肌肥厚,尤以左心室增厚最为显著。

2. **肾盂积水、肾萎缩** 肾体积增大,肾盂、肾盏高度扩张,肾实质变薄,切面呈大小不等的囊状。

3. **心脏萎缩** 心脏体积较小,呈黄褐色,心壁变薄,表面血管迂曲,心外膜脂肪增多。

4. **肝脂肪变性** 肝脏体积增大,包膜紧张,边缘变钝,断面呈黄色,有油腻感(图1-2-1-25)。

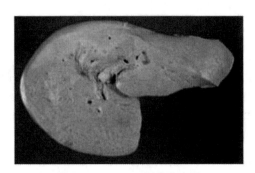

图1-2-1-25 肝脂肪变性

5. **脾凝固性坏死** 脾脏体积增大,切面可见一处灰白色楔形坏死区,质地干燥致密,界限清楚,周围有暗红色出血带(图1-2-1-26)。

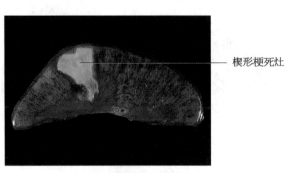

楔形梗死灶

图1-2-1-26 脾凝固性坏死

6. **脾干酪样坏死** 脾脏体积明显增大,切面见脾实质呈多灶性坏死,形成许多囊腔,部分腔内充满灰黄色干酪样坏死物质,质松脆,部分坏死物排出,囊内壁附有少量干酪样坏死。

7. **脑液化坏死** 脑冠状切面见大脑内有多个直径 1 mm 左右的小脓腔,腔内容物已流失,呈多灶性分布。

8. **足干性坏疽** 足趾、足背及足底部分皮肤坏死,呈黑褐色,坏死区干燥,质硬,坏死部位与正常组织界限清楚。

9. **坏疽性阑尾炎** 阑尾显著肿胀,呈暗红色或黑色,表面附有多量的坏死物及炎性渗出物。

10. **脾萎缩** 脾脏体积缩小,重量减轻(正常人的脾脏,重量大约为 150 g,大小相当于本人的手掌大小),包膜皱缩,切面见边缘锐利,间质突出。

11. **阿米巴肝脓肿** 肝右叶顶部切面见一个鸡蛋大的病灶,边缘不整齐,但与正常肝组织之间界线比较清楚,病灶内有大量溃烂呈棉絮状、灰褐色或灰黄色的坏死物质,病灶已向表面穿破,周围有纤维素样渗出物。

12. **肺干酪样坏死(原发性肺结核)** 肺叶近胸膜处及肺门淋巴结呈灰黄色,质松,似腐乳样病灶(图 1-2-1-27)。

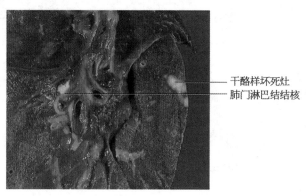

干酪样坏死灶
肺门淋巴结结核

图 1-2-1-27 肺干酪样坏死

13. **脑脓肿** 病灶区为一圆形空腔,腔外围有灰白色膜状物(脓肿壁),壁增厚为增生的结缔组织,与周围组织分界清楚。腔内壁粗糙、表面部分区域尚可见黄色脓性渗出物附着,大部分脓液已流去。

二、镜下标本观察

1. **肾脏近曲小管上皮细胞水肿**

(1)低倍镜:病变以近曲小管最为明显,肾小管近曲小管肿胀,细胞质疏松透亮,布满细小而均匀的红染颗粒。管腔狭窄。间质血管扩张充血。

(2)高倍镜:可进一步观察肿胀的肾小管上皮细胞内布满红染颗粒。管腔呈不规则的锯齿状,部分管腔内亦可见少量红染颗粒(因上皮细胞肿胀、变性、胞膜破裂所致)(图 1-2-

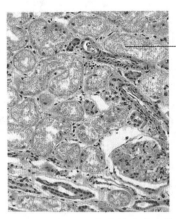

图 1 - 2 - 1 - 28　肾小管上皮水肿

1 - 28)。

2. **脾中央动脉玻璃样变**

(1) 低倍镜：见脾包膜高度增厚；大部分脾中央动脉管壁增厚，管腔因而变窄。

(2) 高倍镜：见脾中央动脉管壁增厚，正常血管壁的结构已消失，变成不同程度的无结构红染均质状态。

3. **肝脂肪变性**

(1) 低倍镜：见肝细胞普遍肿大，细胞质内有大小不等的空泡(以肝小叶周边最为明显)，肝血窦扩张充血，部分中央静脉扩张。汇管区可见少量炎症细胞浸润。

(2) 高倍镜：见病变的肝细胞核被压到一边，部分细胞核消失，细胞质内有大小不等的空泡，甚至融合成一个大空泡，很像脂肪细胞(说明：肝细胞内的空泡是原来含有脂肪的地方，由于在制组织片的过程中被乙醇等溶解，故遗留下圆形的空泡)(图 1 - 2 - 1 - 29)。

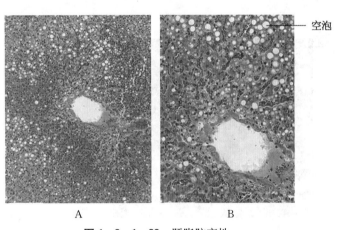

空泡

A B

图 1 - 2 - 1 - 29　肝脂肪变性

A. 低倍镜下观；B. 高倍镜下观

4. **肾凝固性坏死**

(1) 低倍镜：找到梗死灶，坏死区域呈红色，细胞结构模糊，细胞核多溶解消失，但原来组织结构的轮廓可见。梗死区边缘有炎症浸润带及充血出血带。

(2) 高倍镜：见细胞核绝大部分溶解消失。

5. **肉芽组织**

(1) 低倍镜：毛细血管大都垂直向创面生长，并呈襻状弯曲，互相吻合，组成以小动脉为中心的毛细血管网，向创面突出。

(2) 高倍镜：毛细血管的内皮细胞核体积较大，呈椭圆形，向腔内突出，数量较多；在新生毛细血管周围有许多成纤维细胞及炎症细胞，炎症细胞中以巨噬细胞、嗜中性粒细胞及淋巴细胞为主。

（简蓉蓉）

项目二 局部血液循环障碍的观察

一、大体标本观察

1. **肝淤血（槟榔肝）** 肝脏的冠状切面。肝表面光滑、包膜紧张、体积肿大。肝的表面及切面布满暗红色网络状的细条纹,肝实质为灰黄色,如此红黄相间,酷似槟榔剖面(图1-2-1-30)。

2. **慢性肺淤血** 肺的冠状切面。肺体积增大,包膜紧张,肺边缘变钝。切面呈均匀的红棕色并有铁锈色斑点,质地呈弥漫性中度实变,原有的肺纹理(微细海绵状疏松结构)变得较不明显(图1-2-1-31)。

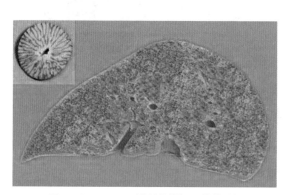

图1-2-1-30 慢性肝淤血(槟榔肝)

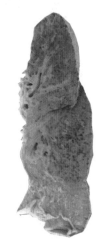

图1-2-1-31 慢性肺淤血

3. **白色血栓** 风湿性心内膜炎标本。成人心脏,心房已剪开,瓣膜增厚变硬,瓣膜边缘可见灰白色小结节或赘生物状,表面粗糙,质实,与瓣膜紧密粘着,不易脱落,排列呈串珠状(图1-2-1-32)。

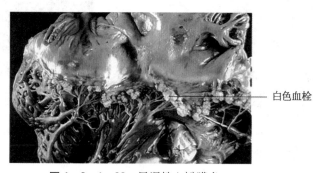

白色血栓

图1-2-1-32 风湿性心瓣膜炎

　　4. **肺动脉栓塞**　肺动脉分支扩大增粗明显,腔内有巨大灰红与灰褐色杂交圆柱状固体物充塞。固体物质地较干燥、松脆,略呈层状结构(图1-2-1-33)。

　　5. **脾贫血性梗死**　脾脏体积增大,切面呈灰褐色,外侧区有数个大小不等互相融合的灰白色病灶,其中位于中央者略呈楔形。基底位于外侧包膜下,尖端指向脾门,质硬而干燥,与周围组织分界清楚(图1-2-1-34)。梗死区周围有深黄褐色出血带。

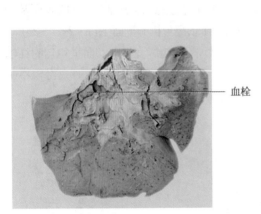

图1-2-1-33　肺动脉栓塞

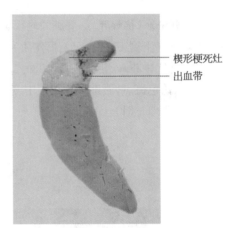

图1-2-1-34　脾贫血性梗死

　　6. **肾贫血性梗死**　肾表面包膜尚完整。冠状切面见肾外侧背膜下有一个三角形病灶,其底部位于被膜下,尖部指向肾门。病灶区呈灰白色、质硬、干燥。周围绕以红褐色狭窄出血带,与正常组织分界清(图1-2-1-35)。

　　7. **心肌梗死(陈旧性)**　心脏的纵切面。左心室心尖部的心室壁见陈旧性梗死区,已机化,心壁变薄。切面见梗死区为机化组织,呈灰白色,内膜增厚(图1-2-1-36)。

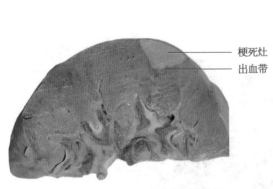

图1-2-1-35　肾贫血性梗死

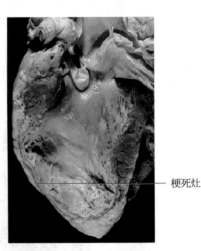

图1-2-1-36　心肌梗死

8. **肺出血性梗死** 肺表面呈灰白色,较光滑。切面有略呈楔形的梗死灶,呈深红色,为肺出血性梗死区,其与周围正常组织分界不甚清晰(图1-2-1-37)。

9. **小肠出血性梗死** 病变处肠管扩张,肠壁增厚,呈黑褐色(新鲜时应呈暗红色),为出血性梗死灶,与正常组织分界不甚清楚(图1-2-1-38)。

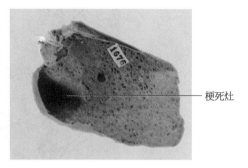

————梗死灶

图1-2-1-37 肺出血性梗死

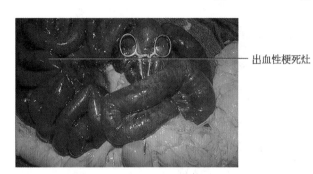

————出血性梗死灶

图1-2-1-38 小肠出血性梗死

二、镜下标本观察

1. **慢性肺淤血** 肺泡壁毛细血管扩张,腔内可见多少不等的红细胞。肺泡腔内有红染的浆液(肺水肿液)。有的肺泡腔内有胞质含有棕黄色颗粒(含铁血黄素)的巨噬细胞,称为"心力衰竭细胞"(图1-2-1-39)。

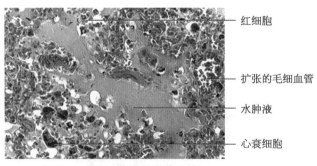

————红细胞

————扩张的毛细血管

————水肿液

————心衰细胞

图1-2-1-39 慢性肺淤血

2. **混合血栓** 血管腔内伊红色区为小梁状条纹,并呈分枝状(图1-2-1-40)。小梁边缘为中性粒细胞附着,小梁与小梁之间的淡红色区为细网状的纤维蛋白,其中网罗了大量红细胞。

3. **慢性肝淤血** 肝小叶中央区的肝细胞萎缩甚至消失(图1-2-1-41)。中央静脉及其

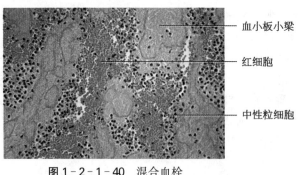

图 1-2-1-40 混合血栓

血小板小梁
红细胞
中性粒细胞

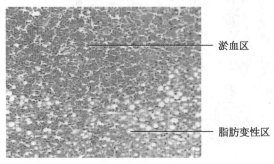

图 1-2-1-41 慢性肝淤血

淤血区
脂肪变性区

附近的肝窦扩张、淤血,小叶周边部肝细胞发生脂肪变性。

(李 堃)

项目三 炎症的观察

一、大体标本观察

1. **纤维蛋白性心包炎(绒毛心)** 心脏明显增大(图 1-2-1-42)。心包壁层已被剪去。心外膜(脏层)表面粗糙,覆以一层灰黄色渗出物,呈云絮状或条索状,分布大致均匀,似毛巾的表面。

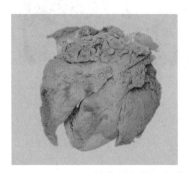

图 1-2-1-42 纤维蛋白性心包炎

2. **白喉** 从会厌部起至气管主干的黏膜面增厚、粗糙,表面由一灰白色膜样物质覆盖。在气管处,部分膜样物质已脱落(图1-2-1-43)。

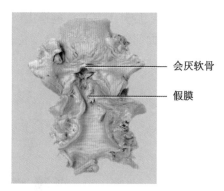

会厌软骨

假膜

图1-2-1-43 白喉

3. **假膜性肠炎** 结肠黏膜表面由广泛的灰黄色粗糙的膜状渗出物覆盖(图1-2-1-44),并见粟粒大的灶状脱落,形成浅表的溃疡。

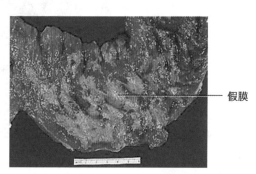

假膜

图1-2-1-44 假膜性结肠炎

4. **急性化脓性阑尾炎** 阑尾肿胀、增粗,浆膜面可见小血管扩张、充血,浆膜下结构污秽不清,部分区域可出血或附有多发性灰黄色脓性渗出物,大小不一(图1-2-1-45)。

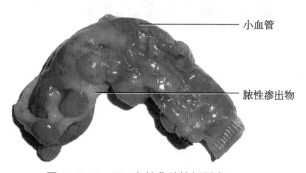

小血管

脓性渗出物

图1-2-1-45 急性化脓性阑尾炎

5. **肾脓肿**　肾体积增大,包膜紧张,肾表面凹凸不平,呈暗红色,可见多发性灰黄色脓性渗出物,大小不一(图1-2-1-46)。

6. **脑脓肿**　端脑半球体积不对称,左侧增大,大脑纵裂向右偏移(图1-2-1-47)。端脑右侧的外侧沟附近病灶区为一圆形空腔,腔外围有灰白色膜状物,壁增厚为增生的结缔组织,与周围组织分界清楚。腔内壁粗糙、表面部分区域尚可见黄绿色脓性渗出物附着,大部分脓液已流去。

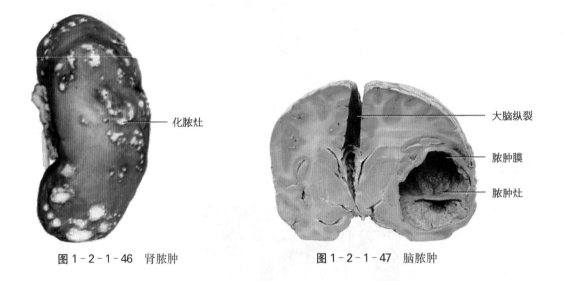

图1-2-1-46　肾脓肿　　　　　　　　图1-2-1-47　脑脓肿

7. **肠息肉**　息肉呈结节状,突出于黏膜表面,呈暗红色、白色,水肿明显(图1-2-1-48)。其游离端呈钝圆状,常有细蒂与黏膜相连。

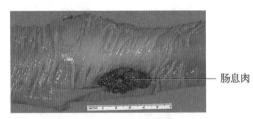

图1-2-1-48　肠息肉

二、镜下标本观察

1. **急性蜂窝织性阑尾炎**　阑尾黏膜部分坏死脱落,各层均有充血、水肿,并有大量中性粒细胞浸润。阑尾腔内有变性、坏死的中性粒细胞(脓细胞)、坏死脱落的黏膜上皮及少量纤维蛋白(图1-2-1-49)。

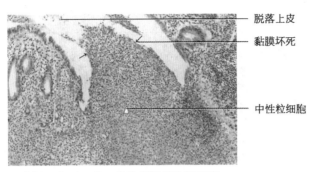

图 1-2-1-49 急性蜂窝织性阑尾炎

脱落上皮
黏膜坏死
中性粒细胞

2. **各种炎症细胞** 在大量中央较薄、呈浅红色,周边较厚、呈深红色的红细胞背景中可见各种炎症细胞,形态如下(图 1-2-1-50)。

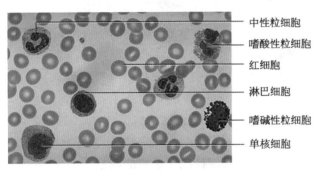

中性粒细胞
嗜酸性粒细胞
红细胞
淋巴细胞
嗜碱性粒细胞
单核细胞

图 1-2-1-50 各种炎症细胞

(1) 中性粒细胞:胞质呈极浅的淡紫红色,有许多弥散分布的细小的浅红或浅紫色的颗粒;细胞核呈紫蓝色分叶状(图中分 2 叶和 3 叶),叶与叶间有细丝相连。

(2) 嗜酸性粒细胞:体积较中性粒细胞略大,核分为两叶,细胞质内充满橘红色颗粒(嗜酸性颗粒)。

(3) 单核细胞:体积大,呈圆形或卵圆形,核呈肾形或马蹄形,胞质丰富,略嗜碱性。

(4) 淋巴细胞:体积最小,核大,呈圆形,差不多占据整个细胞,核周围有少许胞质,嗜碱性。

(5) 嗜碱性粒细胞:胞体呈圆形。胞质呈紫红色,内有少量粗大但大小不均、排列不规则的黑蓝色嗜碱性颗粒,常覆盖于核面上。胞核一般为 2～3 叶,因被颗粒遮盖,核着色较浅。

3. **细菌性痢疾** 肠黏膜表层坏死,有大量纤维蛋白渗出,与坏死的黏膜组织、中性粒细胞等一起形成特征性的假膜(假膜性炎)(图 1-2-1-51)。

4. **异物肉芽肿** 肉芽肿内见多量的异物巨细胞集聚,异物巨细胞的胞体较大,胞质丰富,多核(图 1-2-1-52)。

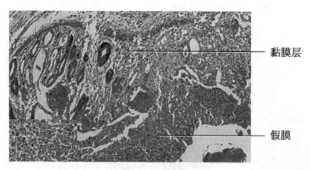

图 1 - 2 - 1 - 51　细菌性痢疾

黏膜层

假膜

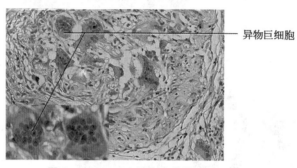

图 1 - 2 - 1 - 52　异物肉芽肿

异物巨细胞

（李　堃）

项目四　肿瘤的观察

一、大体标本

1. **皮肤乳头状瘤**　肿瘤突出于皮肤表面,形成乳头状肿物,基底部有蒂,可活动(图 1 - 2 - 1 - 53)。

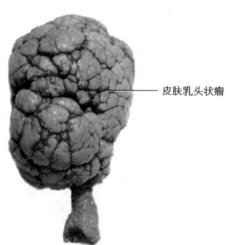

皮肤乳头状瘤

图 1 - 2 - 1 - 53　皮肤乳头状瘤

2. **子宫平滑肌瘤** 子宫肌壁间、内膜下或浆膜下可见一个或多个大小不等的球性肿瘤,分界清楚。切面呈灰白色,肿瘤组织排列成旋涡状(图1-2-1-54)。

3. **脂肪瘤** 肿瘤呈分叶状、淡黄色、与正常脂肪组织相似质软。表面有完整包膜(图1-2-1-55)。

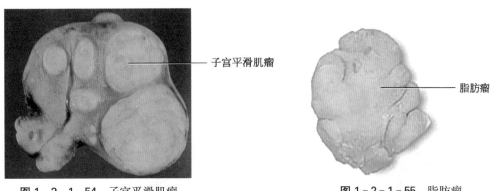

图1-2-1-54 子宫平滑肌瘤　　　　　　　　图1-2-1-55 脂肪瘤

4. **乳腺癌** 乳头内陷,乳房皮肤呈橘皮状外观。肿瘤组织呈灰白色,边界不清,呈树根状或蟹足状向周围组织浸润(图1-2-1-56)。

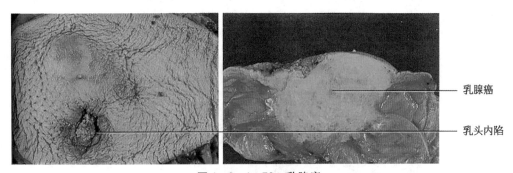

图1-2-1-56 乳腺癌

5. **食管癌(蕈伞型)** 肿瘤组织呈灰白色蕈伞状向食管腔内突出(图1-2-1-57)。

6. **肠系膜淋巴结转移性癌** 肠系膜显著增厚,肠系膜淋巴结肿大呈串珠状,质实,表面光滑。切面呈灰白色。

7. **肺转移性肝癌** 肺表面及切面均可见多数呈圆形的灰白色结节,与肺组织分界较清楚,结节之分布以肺缘较多(图1-2-1-58)。

8. **转移性恶性黑色素瘤** 包膜紧张,切缘外翻,切面隆起,体积增大,包膜表面见弥漫分布的黑褐色肿瘤组织,粟粒至绿豆大小,局部高低不平。切面见黑褐色肿瘤组织弥漫分布于整个肝脏,

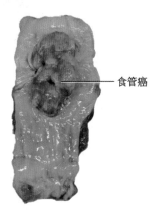

图1-2-1-57 食管癌

肿块呈圆形黄豆至核桃大小,其外周有挤压现象,部分肿块融合成不规则大块。肝非黑色区域肝正常纹理尚存,有纤维组织增生。

9. 纤维瘤 肿瘤呈白色结节状,有完整包膜,表面光滑,质地较实。切面纹理呈旋涡状或编织状(图1-2-1-59)。

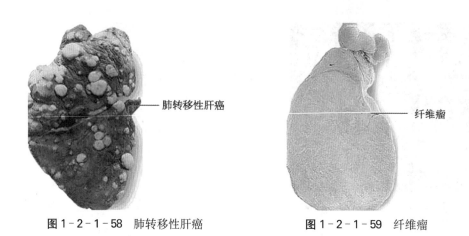

图1-2-1-58 肺转移性肝癌   图1-2-1-59 纤维瘤

10. 卵巢多房性黏液乳头状囊腺瘤 肿瘤发生于卵巢,卵巢组织已萎缩消失。肿物大小为7 cm×6 cm×6 cm,包膜完整,切面呈多囊状,囊腔大小不一,囊壁厚薄不匀,囊内充满黏液,固定后呈棕色胶冻样物,部分囊内壁可见细小乳头突起(图1-2-1-60)。

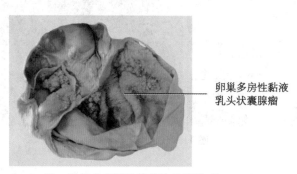

图1-2-1-60 卵巢多房性黏液乳头状囊腺瘤

二、镜下标本观察

1. 肝癌 癌细胞呈实性巢状排列,无正常小叶结构,细胞较大;胞质丰富,嗜碱性;胞核大,深染,异型性大;可见瘤巨细胞(图1-2-1-61)。

2. 乳腺纤维腺瘤 肿瘤实质由乳腺小叶中的腺管及小叶内特殊化的纤维组织两种成分构成。腺管排列紊乱,但细胞分化良好。本例为管内型,纤维组织增生显著,并呈团块状向腺管凸进,使腺管伸长并变形,呈狭窄裂隙或树枝状上皮条索(图1-2-1-62)。

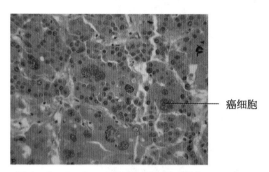

图 1-2-1-61 恶性肿瘤细胞（肝癌）

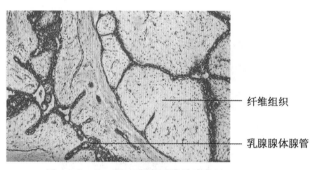

图 1-2-1-62 乳腺纤维腺瘤

3. **结肠腺癌** 癌细胞排列成腺管样腺腔结构,管腔大小不等,层次增多,排列紊乱(图1-2-1-63)。癌细胞有明显的异型性,大小不等,核的形态多种多样,可见病理性核分裂象。黏膜下层及肌层有癌组织浸润。

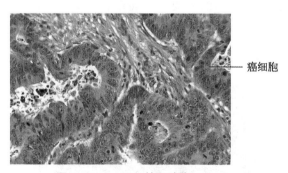

图 1-2-1-63 结肠腺癌

4. **子宫平滑肌瘤** 肌瘤组织由形态较一致的长梭形瘤细胞构成,纵横交错排列(图1-2-1-64)。间质为少许毛细血管和疏松结缔组织。

5. **食管鳞癌** 癌组织在间质中浸润性生长,可见癌巢和角化珠(图1-2-1-65)。

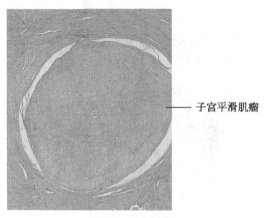

图 1-2-1-64　子宫平滑肌瘤

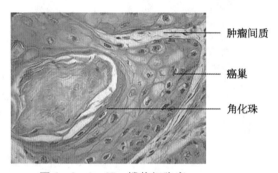

图 1-2-1-65　鳞状细胞癌

6. **恶性肿瘤细胞**　观察恶性肿瘤的组织结构异型性和细胞异型性。在高度恶性的肉瘤中见显著的细胞异型性。肿瘤细胞核大、深染，核质比例高，细胞大小及形态差异显著(多形性)，核分裂象多，可见异常核分裂象(图 1-2-1-66)。

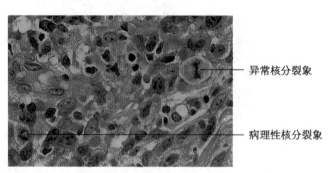

图 1-2-1-66　恶性肿瘤的细胞异型性

7. **子宫颈原位癌**　异型增生的细胞累及子宫颈黏膜上皮全层，但病变局限于上皮层内，未突破基底膜[黑色箭头示基底膜(图 1-2-1-67)]。

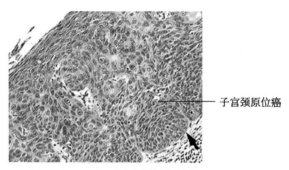

子宫颈原位癌

图 1 - 2 - 1 - 67　子宫颈原位癌

（相　霞）

实验二　运动系统观察

【实验目的】

(1) 通过对人体骨架、分离骨标本和模型的观察,掌握全身主要骨的位置、结构特点与功能。

(2) 观察人体主要的骨连结标本和模型,掌握全身主要骨连接的组成、结构和功能。

(3) 通过对人体肌肉标本或模型的观察,熟悉全身主要肌群的名称和位置,并能示范肌肉的功能。

【实验材料】

(1) 新鲜长骨的剖面标本。

(2) 儿童长骨纵切、脱钙骨及煅烧骨标本。

(3) 人体完整骨骼标本。

(4) 各类分离躯干骨标本。

(5) 分离四肢骨标本。

(6) 整颅骨标本及颅底标本。

(7) 脊柱标本。

(8) 骨盆、肩关节、肘关节、腕关节、髋关节、膝关节、踝关节标本。

(9) 肌肉标本、肌肉模型。

【思考】

(1) 试述骨的分类和构造。

(2) 描述躯干骨的组成、结构特点并指出位置。

(3) 描述四肢骨的组成、结构特点及位置。

(4) 试述颅骨的组成并指出位置。

（5）描述全身主要体表骨性标志。

（6）试述下颌关节的组成、构造和运动特点。

（7）试述胸廓的组成、形态结构和功能。

（8）对比肩关节和髋关节的结构特点和功能。

（9）描述椎骨的连接形式。

（10）描述骨盆的组成及男女骨盆的结构特点。

（11）躯干肌有哪些？描述其位置和功能。

（12）指出膈的位置，描述其结构特点和功能。

（13）咀嚼肌有哪些？指出位置并示范其功能。

（14）指出肱二头肌、肱三头肌、股四头肌、小腿三头肌、臀大肌的位置，描述并能示范其功能。

任务一　骨的大体结构观察

一、大体结构观察

1. **新鲜长骨剖面**　骨密质、骨松质、骨膜、骨髓腔、关节软骨、骺软骨（图1-2-2-1）。

2. **骨的化学成分**　脱钙骨、煅烧骨。

3. **人体完整骨架**　各部位骨的组成及各骨的位置（图1-2-2-2）。

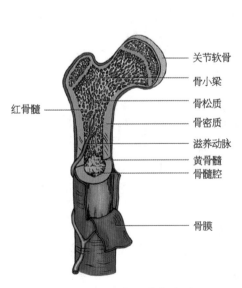

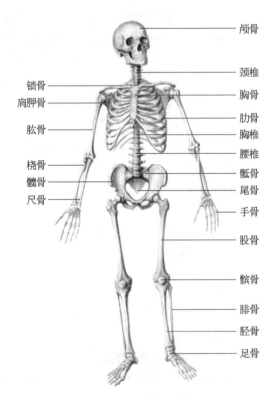

图1-2-2-1　新鲜骨的构造（断面）　　　　图1-2-2-2　全身骨骼

4. 躯干骨

(1) 椎骨的一般结构：椎体、椎弓、椎弓根、椎弓板、突起(棘突、横突、上关节突、下关节突)、椎孔(图1-2-2-3)。

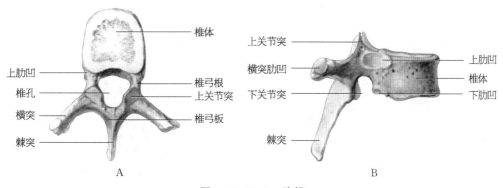

图1-2-2-3 胸椎

A. 上面观；B. 侧面观

(2) 颈椎：椎体小,横突有孔,棘突分叉(图1-2-2-4～图1-2-2-7)。

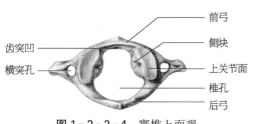

图1-2-2-4 寰椎上面观

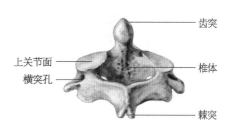

图1-2-2-5 枢椎后面观

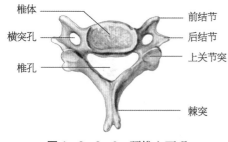

图1-2-2-6 颈椎上面观

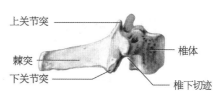

图1-2-2-7 隆椎侧面观

(3) 胸椎：上肋凹、下肋凹、横突肋凹、棘突。棘突细长斜向后下方(图1-2-2-3)。

(4) 腰椎：椎体大,棘突呈板状,水平向后(图1-2-2-8和图1-2-2-9)。

(5) 骶骨：骶前孔、骶后孔、骶管、骶管裂孔、骶角、耳状面、岬(图1-2-2-10)。

(6) 胸骨：胸骨柄、胸骨体、剑突、胸骨角、颈静脉切迹、锁切迹、肋切迹(图1-2-2-11)。

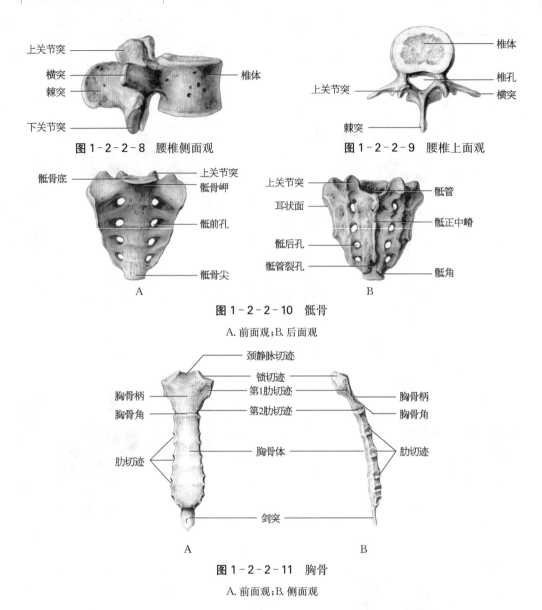

图 1-2-2-8　腰椎侧面观

图 1-2-2-9　腰椎上面观

图 1-2-2-10　骶骨

A. 前面观；B. 后面观

图 1-2-2-11　胸骨

A. 前面观；B. 侧面观

(7) 肋：肋骨、肋软骨、肋头、肋颈、肋结节、肋角、肋沟(图 1-2-2-12)。

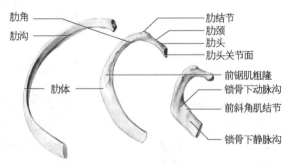

图 1-2-2-12　第 7(左)、第 2(中)、第 1(右)肋骨

5. 四肢骨

(1) 肩胛骨：关节盂、内侧角、下角、肩胛冈、肩峰、喙突、冈上窝、冈下窝、肩胛下窝(图1-2-2-13)。

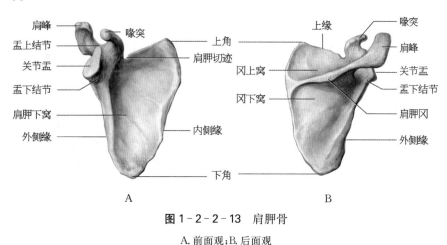

图 1-2-2-13 肩胛骨

A. 前面观;B. 后面观

(2) 肱骨：肱骨头、外科颈、桡神经沟、内上髁、外上髁、大结节、小结节、三角肌粗隆、肱骨滑车、肱骨小头(图1-2-2-14)。

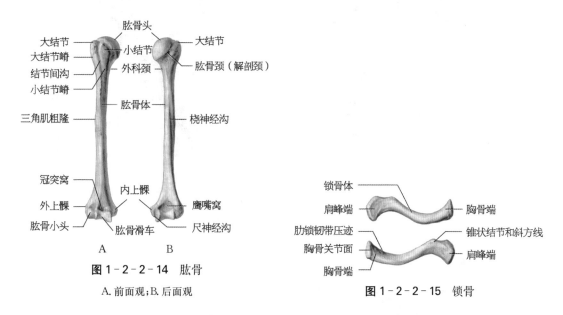

图 1-2-2-14 肱骨

A. 前面观;B. 后面观

图 1-2-2-15 锁骨

(3) 锁骨、尺骨(鹰嘴、滑车切迹、尺骨头、尺骨茎突)、桡骨(桡骨头、环状关节面、腕关节面、桡骨茎突)、腕骨(手舟骨、月骨、三角骨、豌豆骨、大多角骨、小多角骨、头状骨、钩骨)、掌骨、指骨(图1-2-2-15~图1-2-2-17)。

(4) 髋骨(图1-2-2-18)：①髂骨：髂嵴、髂前上棘、髂结节、髋臼、弓状线。②坐骨：坐骨结节、坐骨大切迹、坐骨小切迹。③耻骨：耻骨结节、耻骨联合、耻骨梳、耻骨上支、耻骨下支。

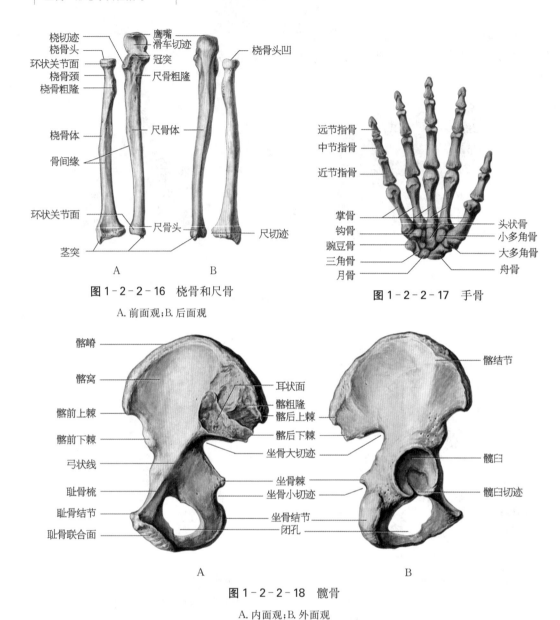

图 1-2-2-16　桡骨和尺骨

A.前面观;B.后面观

图 1-2-2-17　手骨

图 1-2-2-18　髋骨

A.内面观;B.外面观

（5）股骨：股骨头、股骨颈、大转子、小转子、臀肌粗隆、内侧髁、外侧髁、内上髁、外上髁（图 1-2-2-19）。

（6）髌骨、胫骨（内侧髁、外侧髁、胫骨粗隆、内踝）、腓骨（腓骨小头、外踝）、跗骨（距骨、跟骨、舟骨、楔骨、骰骨）、跖骨、趾骨（图 1-2-2-20～图 1-2-2-22）。

6. 颅骨

（1）颅的组成

1）脑颅：位于颅的后上部。额骨、筛骨、蝶骨、枕骨各 1 块;顶骨、颞骨各 2 块。

2）面颅：位于颅的前下部,由 15 块颅骨构成:上颌骨、鼻骨、泪骨、颧骨、腭骨、下鼻骨甲各 2 块;下颌骨、犁骨、舌骨各 1 块。

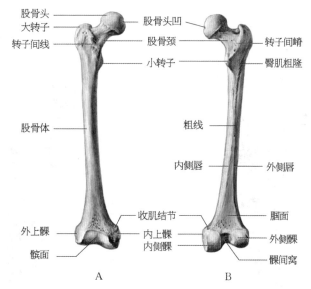

图 1-2-2-19 股骨

A. 前面观;B. 后面观

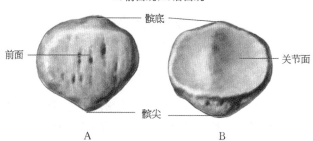

图 1-2-2-20 髌骨

A. 前面观;B. 后面观

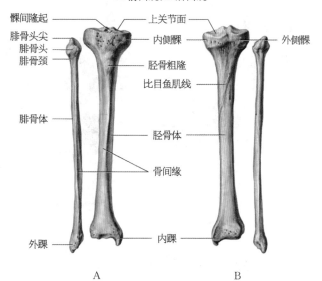

图 1-2-2-21 胫骨和腓骨

A. 前面观;B. 后面观

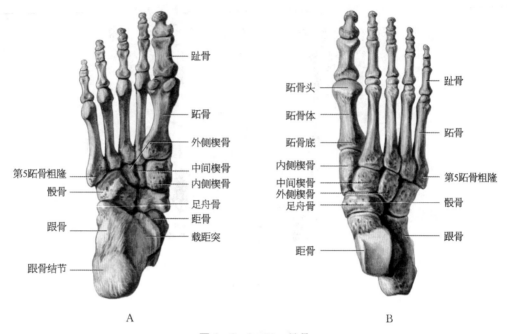

图 1-2-2-22　足骨

A. 下面观；B. 上面观

（2）颅的形态

1）颅的顶面观：冠状缝、矢状缝、人字缝。新生儿颅盖有囟，分前囟（额囟）和后囟（枕囟）。

2）颅的侧面观：外耳门、颧弓、翼点、乳突、下颌角、颞下窝（图 1-2-2-23）。

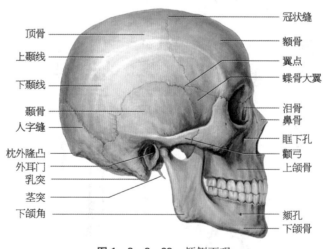

图 1-2-2-23　颅侧面观

3）颅的前面观：眶（视神经管、泪囊窝、鼻泪管）、骨性鼻腔（骨性鼻中隔，鼻腔外侧壁的上、中、下鼻甲，上、中、下鼻道，梨状孔，鼻后孔，蝶筛隐窝）（图 1-2-2-24）。

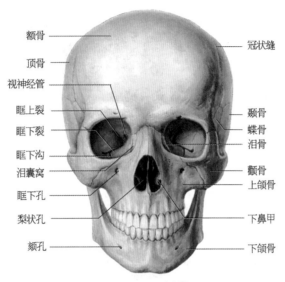

图 1 - 2 - 2 - 24　颅前面观

左侧标注（自上而下）：额骨、顶骨、视神经管、眶上裂、眶下裂、眶下沟、泪囊窝、眶下孔、梨状孔、颏孔

右侧标注（自上而下）：冠状缝、颧骨、蝶骨、泪骨、额骨、上颌骨、下鼻甲、下颌骨

4）颅底内面观：颅前窝（筛板、筛孔）、颅中窝（眶上裂、圆孔、卵圆孔、棘孔、鼓室盖、垂体窝、视神经管）、颅后窝（枕骨大孔、横窦沟、乙状窦沟、颈静脉孔、内耳门、舌下神经管）（图 1 - 2 - 2 - 25）。

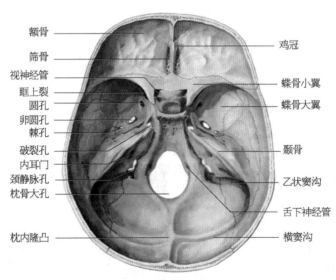

图 1 - 2 - 2 - 25　颅底内面观

左侧标注（自上而下）：额骨、筛骨、视神经管、眶上裂、圆孔、卵圆孔、棘孔、破裂孔、内耳门、颈静脉孔、枕骨大孔、枕内隆凸

右侧标注（自上而下）：鸡冠、蝶骨小翼、蝶骨大翼、颞骨、乙状窦沟、舌下神经管、横窦沟

5）颅底外面观：硬腭、鼻后孔、枕外隆凸、下颌窝、颈静脉孔、茎突、茎乳孔。

（3）鼻旁窦：额窦、筛窦、蝶窦、上颌窦（图 1 - 2 - 2 - 26）。

（4）下颌骨：下颌体、下颌支、下颌角、髁突、下颌头。

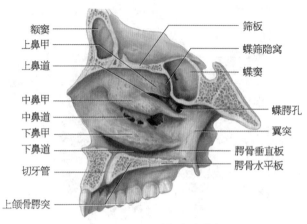

图 1-2-2-26　骨性鼻腔外侧壁

图中标注（左侧从上到下）：额窦、上鼻甲、上鼻道、中鼻甲、中鼻道、下鼻甲、下鼻道、切牙管、上颌骨腭突

图中标注（右侧从上到下）：筛板、蝶筛隐窝、蝶窦、蝶腭孔、翼突、腭骨垂直板、腭骨水平板

二、观察和触摸人体主要骨性标志

1. 躯干　胸骨角、剑突、肋弓、第 7 颈椎棘突、胸椎和腰椎棘突。

2. 头面部　枕外隆凸、乳突、下颌支、下颌角、舌骨、翼点、颧弓、眶上缘、眉弓。

3. 上肢　锁骨、肩峰、肩胛冈、肩胛下角、尺骨鹰嘴、肱骨内上髁、肱骨外上髁、尺骨茎突、桡骨茎突、肱骨大结节、舟骨、腕骨、掌骨、指骨。

4. 下肢　髂嵴、髂前上棘、耻骨结节、坐骨结节、大转子、髌骨、股骨内上髁、股骨外上髁、胫骨粗隆、腓骨小头、内踝、外踝、跟骨。

任务二　关节大体结构观察

一、大体结构观察

1. 关节的类型　直接连结和间接连结(图 1-2-2-27)。

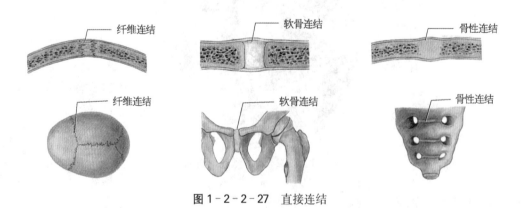

图中标注：纤维连结、软骨连结、骨性连结、纤维连结、软骨连结、骨性连结

图 1-2-2-27　直接连结

2. 关节的构造　关节囊、关节腔、关节面(图 1-2-2-28)。

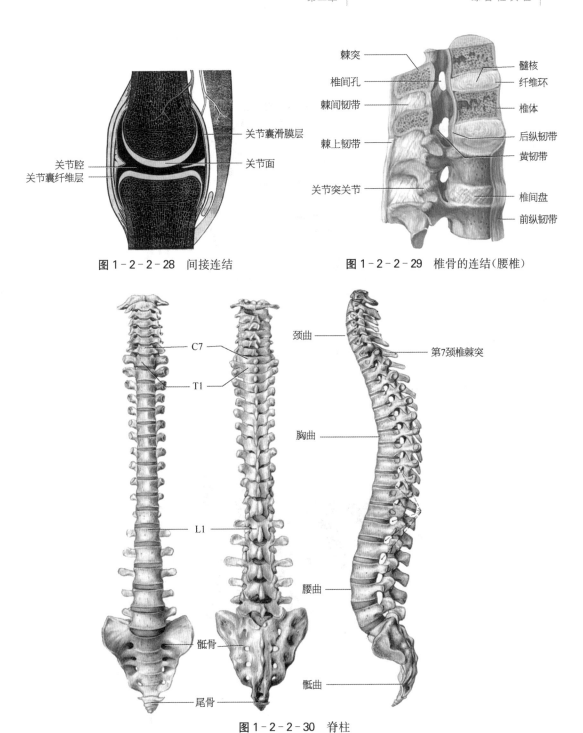

图1-2-2-28 间接连结

图1-2-2-29 椎骨的连结(腰椎)

图1-2-2-30 脊柱

3. 骨连结

(1) 脊柱：生理弯曲；椎体大小的变化、棘突的排列、椎间盘、前纵韧带、后纵韧带、黄韧带、棘间韧带、棘上韧带、关节突关节、椎间孔、椎管(图1-2-2-29和图1-2-2-30)。

（2）胸廓：胸廓上口、胸廓下口、肋间隙、肋椎关节、胸肋关节(图1-2-2-31)。

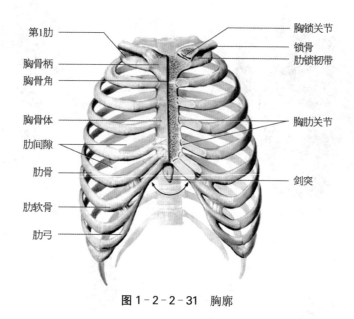

图1-2-2-31 胸廓

（3）颞下颌关节：由颞骨的下颌窝和关节结节、下颌骨的下颌头组成,关节囊内有关节盘(图1-2-2-32)。

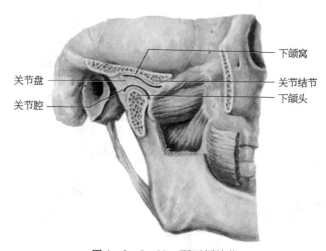

图1-2-2-32 颞下颌关节

（4）肩关节：由肱骨头、肩胛骨的关节盂组成。特点是：关节囊薄而松弛,囊壁的前、后、上均有韧带、肌腱加强,囊内有肱二头肌长头腱(图1-2-2-33)。

（5）肘关节：关节囊内有肱尺关节、肱桡关节、桡尺近侧关节。桡骨环状关节面周围有桡骨环状韧带。关节囊由内侧的尺侧副韧带、外侧的桡侧副韧带加强(图1-2-2-34)。

（6）桡腕关节：桡骨下端的腕关节面、尺骨下端的关节盘、手舟骨、月骨和三角骨。

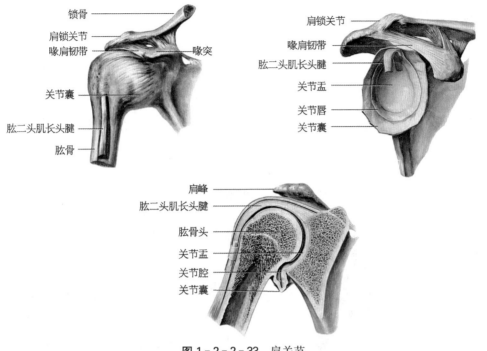

图1-2-2-33 肩关节

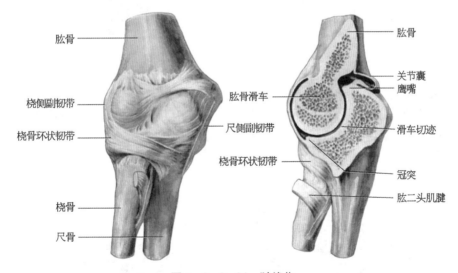

图1-2-2-34 肘关节

(7) 骨盆：界线(岬、弓状线、耻骨梳、耻骨联合上缘)、骨盆下口(尾骨尖、骶棘韧带、骶结节韧带、坐骨结节、耻骨联合下缘)、耻骨下角、骶髂关节、耻骨联合。体会男、女骨盆的不同特点(图1-2-2-35)。

(8) 髋关节：由髋臼、股骨头组成。特点是：关节囊厚而坚韧，前方包绕股骨颈，后方包绕股骨颈内侧2/3，前由髂股韧带加强，髋臼周缘有髋臼唇，髋臼切迹被髋臼横韧带封闭，囊内有

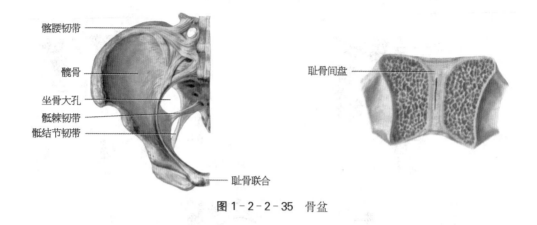

图 1-2-2-35 骨盆

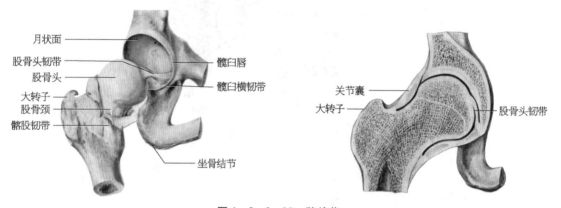

图 1-2-2-36 髋关节

股骨头韧带(图 1-2-2-36)。

(9) 膝关节：由股骨下端、胫骨上端和髌骨组成。特点是：前壁有股四头肌腱、髌骨、髌韧带，两侧有副韧带，囊内有前、后交叉韧带和内、外侧半月板(图 1-2-2-37)。

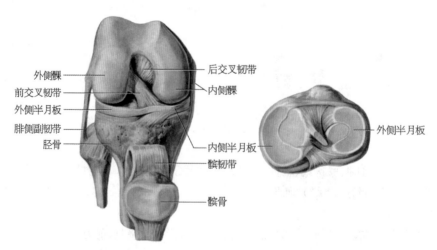

图 1-2-2-37 膝关节

(10) 距小腿关节：胫、腓骨下端与距骨滑车。

二、观察和触摸人体关节的骨性标志

任务三 骨骼肌大体结构观察

一、大体结构观察

1. 头颈肌

(1) 在头颈部解剖标本上，结合解剖图谱观察颅顶的枕额肌及帽状腱膜、眼轮匝肌、口轮匝肌与颊肌等(图1-2-2-38)。

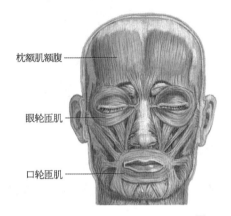
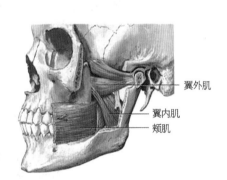

图1-2-2-38 头肌

(2) 在咀嚼肌标本上，分别观察咬肌、颞肌、翼内肌和翼外肌的位置、起止点，分析其在咀嚼运动中的作用(图1-2-2-38)。

(3) 在颈部解剖标本上，逐层观察颈阔肌、胸锁乳突肌、舌肌上肌群、舌肌下肌群及前、中、后斜角肌的位置、层次、起止点，分析其作用(图1-2-2-39)。

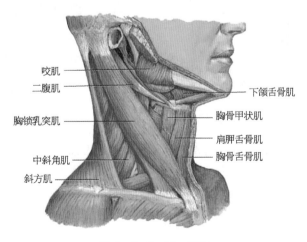

图1-2-2-39 颈肌

2. 躯干肌

(1) 在背肌解剖标本上,观察背肌浅、深群的位置、层次、形态与起止点。主要观察斜方肌、背阔肌、菱形肌、肩胛提肌、竖脊肌及胸腰筋膜等(图 1-2-2-40)。

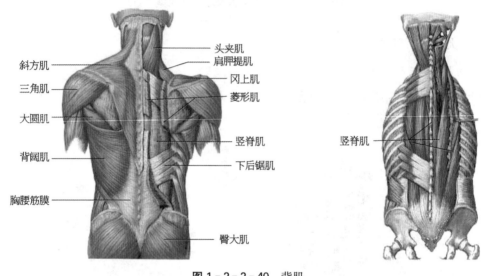

图 1-2-2-40 背肌

(2) 在胸壁解剖标本上,观察胸大肌、胸小肌、前锯肌、肋间肌的层次、位置、起止点等,分析各肌的作用,特别是在呼吸运动中的作用(图 1-2-2-41)。

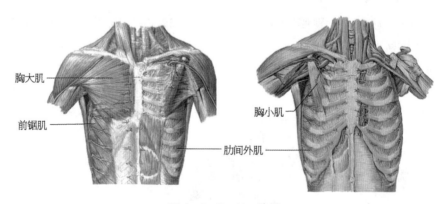

图 1-2-2-41 胸肌

(3) 在膈标本上,观察膈的各部附着情况、裂孔的位置及通过的结构,分析膈在呼吸运动中的作用(图 1-2-2-42)。

(4) 在腹前外侧壁和腹后壁解剖标本上,观察腹外斜肌、腹内斜肌、腹横肌、腹直肌、腰方肌的位置、层次、肌束的方向。观察腹直肌鞘的组成、腹股沟管的构成(图 1-2-2-43)。

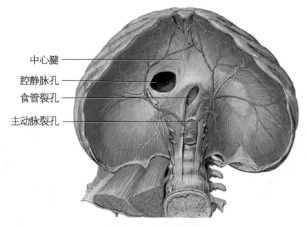

中心腱
腔静脉孔
食管裂孔
主动脉裂孔

图 1-2-2-42 膈

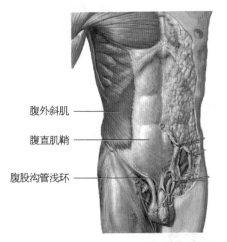

腹外斜肌
腹直肌鞘
腹股沟管浅环

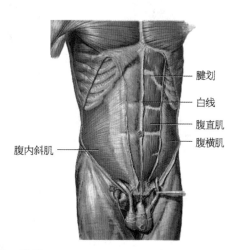

腱划
白线
腹直肌
腹横肌
腹内斜肌

图 1-2-2-43 腹肌

3. 上肢肌

（1）在上肢肌的解剖标本和模型上，首先观察上肢肌的分部（肩肌、臂肌、前臂肌和手肌），然后观察各部肌的分群和层次，各重要肌的位置、形态、起止点，并分析其作用。

（2）在肩肌标本上，观察以下结构（图 1-2-2-44）：①三角肌的位置与肩关节的位置关系，观察其起止点。②在肩胛骨背面从上向下依次观察冈上肌、冈下肌、小圆肌和大圆肌起止点，分析各肌在肩运动中的作用。③在肩胛骨前面观察

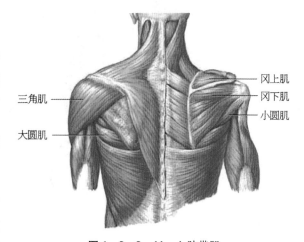

三角肌
大圆肌
冈上肌
冈下肌
小圆肌

图 1-2-2-44 上肢带肌

肩胛下肌起止点,并分析其作用。

(3) 在臂肌标本上,先观察臂肌分前、后两群,然后依次观察前群的喙肱肌、肱二头肌和肱肌,以及后群的肱三头肌,观察各肌的起止点,并分析其作用(图1-2-2-45)。

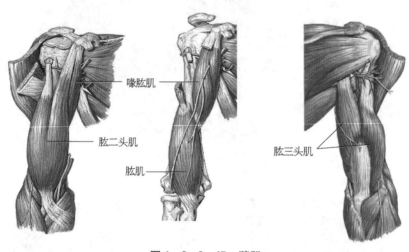

喙肱肌

肱二头肌

肱肌

肱三头肌

图1-2-2-45 臂肌

(4) 在前臂肌标本上,先观察各分群,再观察各群的排列层次和位置关系。在标本上观察各肌肌腹和肌腱在前臂的位置,特别是在腕部的位置关系(图1-2-2-46)。

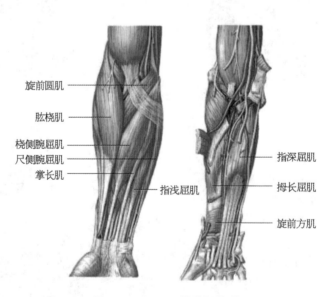

旋前圆肌

肱桡肌

桡侧腕屈肌

尺侧腕屈肌

掌长肌

指浅屈肌

指深屈肌

拇长屈肌

旋前方肌

图1-2-2-46 前臂肌前群

1) 前群:浅层有6块,自桡侧向尺侧依次为肱桡肌、旋前圆肌、桡侧腕屈肌、掌长肌、指浅屈肌和尺侧腕屈肌;深层有3块,即位于桡侧的拇长屈肌、尺侧的指深屈肌以及深面的旋前方肌。

2) 后群：浅层有 5 块,自桡侧向尺侧依次为桡侧腕长伸肌、桡侧腕短伸肌、指伸肌、小指伸肌和尺侧腕伸肌;深层也有 5 块,自近侧向远侧依次为旋后肌、拇长展肌、拇短伸肌、拇长伸肌和指伸肌(图 1‐2‐2‐47)。

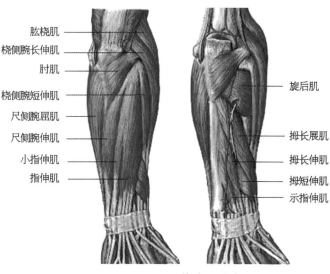

图 1‐2‐2‐47 前臂肌后群

(5) 在手肌标本上,观察外侧群(鱼际)、内侧群(小鱼际)和中间群,辨认各肌,并分析其作用(图 1‐2‐2‐48)。

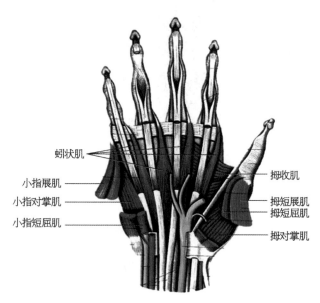

图 1‐2‐2‐48 手肌

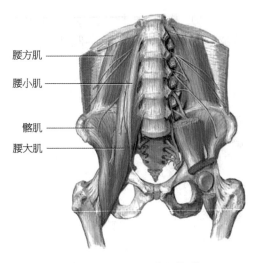

腰方肌

腰小肌

髂肌

腰大肌

图 1-2-2-49 髂肌前群

4. 下肢肌

(1) 在下肢肌解剖标本和模型上,首先观察下肢肌的各个分部,然后按分部依次观察。

(2) 在髋肌标本上,先观察其分群,然后按群观察其各肌的位置和起止点,并分析其作用。前群包括髂腰肌和阔筋膜张肌;后群位于臀部,又称臀肌,包括浅层的臀大肌、中层的臀中肌和梨状肌以及深层的臀小肌等(图 1-2-2-49)。

(3) 在大腿肌标本上,先观察其分群(前群、内侧群和后群),然后分别观察各肌群(图 1-2-2-50)。

1) 前群:包括缝匠肌和股四头肌。缝匠肌位于浅层,观察其起止点和走行。股四头肌起端有 4 个头:即股直肌、股外侧肌、股内侧肌和股中间肌,依次观察 4 个头的附着位置。

2) 内侧群:共 5 块,包括位于最内侧、最表浅的股薄肌,其余 4 块分 3 层排列:浅层外上方的为耻骨肌,内下方的为长收肌;中层为短收肌,深层为大收肌。

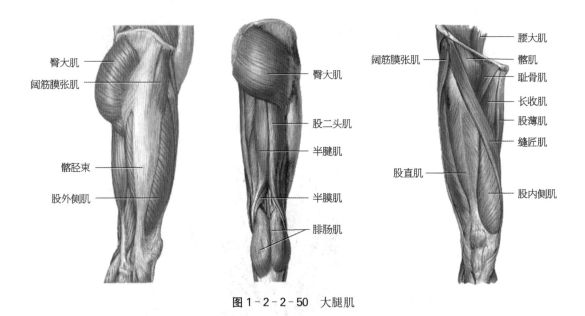

臀大肌

阔筋膜张肌

髂胫束

股外侧肌

臀大肌

股二头肌

半腱肌

半膜肌

腓肠肌

阔筋膜张肌

股直肌

腰大肌

髂肌

耻骨肌

长收肌

股薄肌

缝匠肌

股内侧肌

图 1-2-2-50 大腿肌

3) 后群:包括位于外侧的股二头肌、位于内侧浅层的半腱肌和深层的半膜肌,观察其起止点,并分析其作用。

(4) 在小腿肌解剖标本上,先观察分群,然后观察各肌群的层次和形态(图 1-2-2-51)。

1) 前群:由内侧向外侧依次为胫骨前肌、踇长伸肌、趾长伸肌,观察各肌腱与距小腿关节

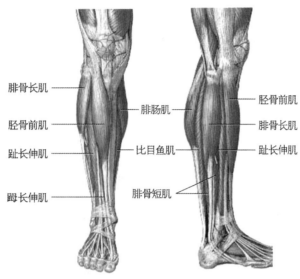

图 1 - 2 - 2 - 51 小腿肌前群和外侧群

的位置关系,并分析其作用。

2) 外侧群位于腓骨的外侧,包括浅层的腓骨长肌与深层的腓骨短肌,观察此二肌肌腱与外踝的关系。

3) 后群分浅、深两层,浅层为小腿三头肌,由腓肠肌和比目鱼肌构成,观察其起止点及跟腱的形成和附着部位;翻开小腿三头肌,从内侧向外侧依次辨认趾长屈肌、胫骨后肌和跚长屈肌,注意三肌肌腱与内踝的位置关系(图 1 - 2 - 2 - 52)。

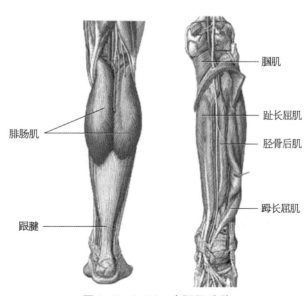

图 1 - 2 - 2 - 52 小腿肌后群

(5) 在足肌标本上观察足背肌和足底肌。足背肌较薄弱,包括踇短伸肌和趾短伸肌。足底肌的配布情况和作用与手肌相似,也分为内侧群、外侧群和中间群,依次观察各肌。

二、观察和触摸人体四肢主要骨骼肌腹和肌腱轮廓

(1) 三角肌的轮廓。

(2) 腕部前臂肌各肌腱的位置及其排列。

(3) 小腿三头肌的肌腹和跟腱的轮廓。

(卞　杰,顾　峻)

实验三　消化系统观察

【实验目的】

1. 消化系统大体结构观察

(1) 能在模型上指出消化系统的组成、各个器官的位置。

(2) 能区分上、下消化道的组成;能认知食管的 3 个狭窄的位置。

(3) 小肠、大肠的分部以及形态特点;阑尾的形态、位置及体表投影点。

(4) 能在模型上指出肝、胆、胰腺的位置,描述其形态特点并理解其功能。

2. 消化系统组织结构观察　能在镜下识别胃、小肠、肝脏、胰腺的微细结构。

3. 消化系统病理变化观察

(1) 能独立观察并思考胃溃疡、肝硬化的镜下病变特点。

(2) 能观察胃溃疡、十二指肠溃疡、病毒性肝炎、门脉性肝硬化、坏死后肝硬化等的大体标本特点并注意区分。

【实验材料】

1. 消化系统大体结构观察　尸体(示教消化器官);消化器官的各分离标本和模型(食管,主动脉与气管,胃、空肠、回肠和大肠,盲肠与阑尾,直肠);人体半身模型;头颈正中矢状切面模型和标本;各类牙和牙构造的模型和标本;咽腔和咽壁模型和标本;男、女盆腔正中矢状切面模型和标本;3 对唾液腺、肝脏、胆、胰腺及十二指肠模型和标本;多媒体设备,消化系统正常和异常的大体结构图片和视频。

2. 消化系统组织结构观察　食管、胃、小肠(十二指肠、空肠、回肠)、肝脏、胰腺的组织切片。

3. 消化系统病理变化观察

(1) 病理标本:慢性萎缩性胃炎、胃溃疡、急性黄色肝萎缩、门脉性肝硬化、坏死后肝硬化、食管癌、胃弥漫浸润性癌、结肠腺癌、溃疡型结肠癌、原发性肝癌。

(2) 病理切片:门脉性肝硬化、慢性萎缩性胃炎、慢性胃溃疡、急性普通型肝炎、急性重型肝炎、食管鳞癌、肝细胞性肝癌。

【思考】

(1) 如何确定食管的 3 个生理性狭窄的位置？

(2) 误吞硬币后,硬币通过什么途径最终排出体外？

(3) 胆汁产生和排出的途径是什么？

(4) 以十二指肠为例,说一说小肠的微细组织结构分为几层,各有什么特点？

(5) 想一想正常的肝小叶结构有哪些？

(6) 十二指肠溃疡的好发部位及病理变化特点有哪些？

(7) 病毒性肝炎的常见类型有哪些？ 各型肝炎有何病变特点？

(8) 肝硬化的病理变化特点是什么？ 门脉高压症有哪些表现？

任务一　消化系统大体结构观察

一、大体结构观察(图 1-2-3-1)

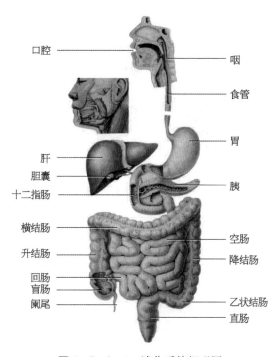

图 1-2-3-1　消化系统概观图

1. **口腔**　口腔前庭、固有口腔、硬腭、软腭、腭垂、腭舌弓、腭咽弓、腭扁桃体、咽峡、舌系带、舌乳头(图 1-2-3-2),以及腮腺、下颌下腺与舌下腺(图 1-2-3-3)。

2. **牙**　形态、构造、数目、排列(牙质、牙釉质、牙骨质、牙腔)(图 1-2-3-4)。

3. **咽**　位置、分部与交通。结构:①鼻咽:咽鼓管咽口、咽隐窝、咽鼓管圆枕、咽扁桃体。②口咽:腭扁桃体。③喉咽:梨状隐窝(图 1-2-3-5 和图 1-2-3-6)。

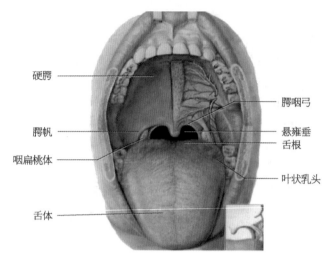

硬腭

腭帆

咽扁桃体

舌体

腭咽弓

悬雍垂

舌根

叶状乳头

图 1-2-3-2　口腔

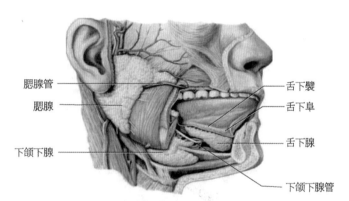

腮腺管

腮腺

下颌下腺

舌下襞

舌下阜

舌下腺

下颌下腺管

图 1-2-3-3　腮腺、下颌下腺及舌下腺

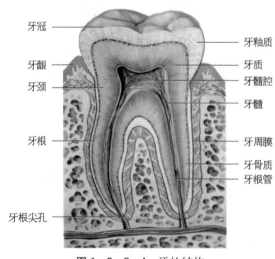

牙冠

牙龈

牙颈

牙根

牙根尖孔

牙釉质

牙质

牙髓腔

牙髓

牙周膜

牙骨质

牙根管

图 1-2-3-4　牙的结构

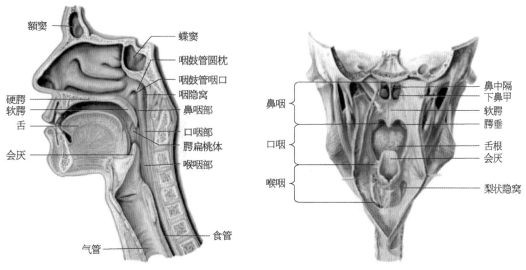

图 1-2-3-5　头颈部正中矢状切面　　　　图 1-2-3-6　咽腔(切开咽后壁)

4. **食管**　食管的位置,食管与气管和支气管的关系,食管的 3 个狭窄及其和中切牙的距离(图 1-2-3-7)。

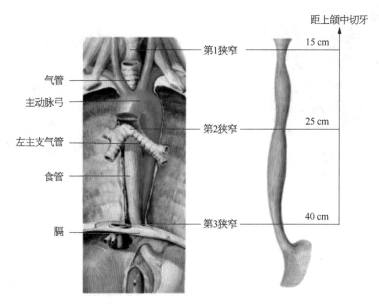

图 1-2-3-7　食管的位置及 3 个狭窄

5. **胃**　胃的位置、形态(幽门、贲门、胃大弯、胃小弯、角切迹、胃窦)、分部(胃底、胃体、幽门部、贲门部)(图 1-2-3-8)。

6. **小肠**　小肠各部位置及十二指肠的分部和十二指肠大乳头。

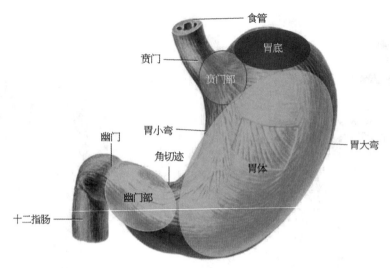

图 1-2-3-8 胃的形态和分部

7. **大肠** 盲肠和阑尾的位置、回盲瓣;结肠的分部、各部的位置和外形特征(结肠带、结肠袋、肠脂垂);直肠的位置和弯曲(骶曲和会阴曲)(图 1-2-3-9 和图 1-2-3-10)。

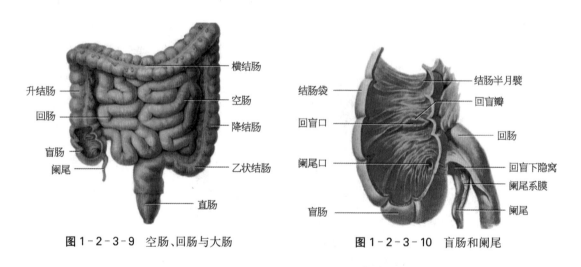

图 1-2-3-9 空肠、回肠与大肠　　　　　图 1-2-3-10 盲肠和阑尾

8. **肛管** 肛门、肛柱、肛瓣、肛窦、齿状线、肛梳、白线、肛门内括约肌、肛门外括约肌。

9. **肝** 肝的位置;肝的形态:肝镰状韧带、肝左叶、肝右叶、方叶、尾状叶、肝门的位置和出入肝门的结构(门静脉、肝固有动脉、左右肝管等),胆囊窝及胆囊,肝圆韧带、静脉韧带、腔静脉沟及下腔静脉(图 1-2-3-11 和图 1-2-3-12)。

10. **胆囊与输胆管道**

(1) 胆囊:位置、分部及胆囊底的体表投影(图 1-2-3-13)。

(2) 输胆管道:左肝管、右肝管、肝总管、胆囊管、胆总管,肝胰壶腹及其开口部位、肝胰壶腹括约肌(图 1-2-3-13)。

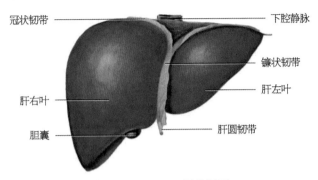

图 1 - 2 - 3 - 11 肝的膈面

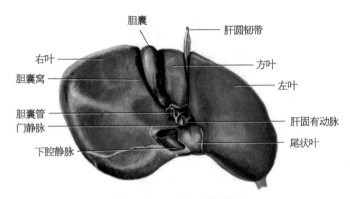

图 1 - 2 - 3 - 12 肝的脏面

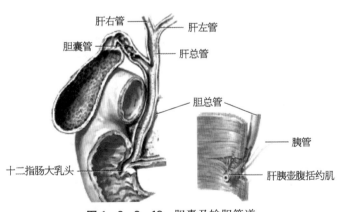

图 1 - 2 - 3 - 13 胆囊及输胆管道

11. **胰** 胰的位置、分部(胰头、胰体、胰尾)、胰管的开口(十二指肠大乳头)。

二、在人体上触摸和观察器官和部位

人体上触摸和观察下列器官和部位:舌乳头、舌系带、舌下阜、舌下襞、咽峡、牙的排列程序、腭扁桃体、阑尾的体表投影、胆囊底及肝上下界的体表投影。

(王从荣)

任务二 消化系统组织结构观察

一、食管

1. **染色** HE染色。

2. **肉眼观察** 食管横切面,其腔内一层呈深紫色的带状结构为上皮,上皮外是管壁的其他各层。

3. **低倍镜观察** 由管腔面依次向外观察(图1-2-3-14)。

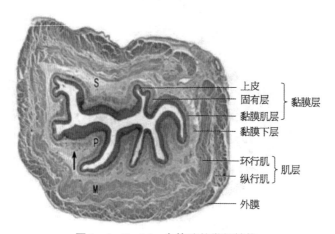

图1-2-3-14 食管壁的微细结构

(1) 黏膜:上皮为未角化的复层扁平上皮,较厚。上皮基底部不平整,固有层突入上皮基底部形成乳头。固有层着粉红色,纤维细密,内有小血管与食管腺导管,导管上皮为复层扁平上皮,外周常有淋巴细胞聚集,黏膜肌层为一层较厚的纵行平滑肌。

(2) 黏膜下层:为疏松结缔组织,呈粉红色,内有食管腺导管、黏液性和混合性的食管腺腺泡及黏膜下神经丛等。

(3) 肌层:根据取材部位不同而肌组织类型不同。一般可分为内环行、外纵行两层,肌层间有少量结缔组织及肌间神经丛。

(4) 外膜:由疏松结缔组织组成,其中含有较大的血管、神经丛等。

4. **高倍镜观察** 黏下神经丛或肌间神经丛内可见几个神经元胞体,胞质被染成紫蓝色,核大而圆,染色浅,核仁明显。神经元周围有较多无髓神经纤维和神经胶质细胞。

二、胃

1. **染色** HE染色。

2. **肉眼观察** 标本为长条形,一面呈高低不平着蓝色的部分为黏膜,深面染色浅的是黏膜下层,在其深面被染成红色的为肌层,外表是着色浅的薄层浆膜。

3. **低倍镜观察** 分清胃壁的4层结构(图1-2-3-15)。

（1）黏膜：表面由单层柱状上皮覆盖，有许多较浅的上皮凹陷，称为胃小凹。上皮下为固有层，内有大量排列紧密的胃底腺，由单层上皮围成。腺体之间的结缔组织少，而胃小凹之间则较多。固有层深面是黏膜肌层，由两层平滑肌组成，呈内环行、外纵行排列。

（2）黏膜下层：位于黏膜肌层深面，由疏松结缔组织组成，内含血管等。

（3）肌层：较厚，由三层平滑肌构成，呈内斜行、中环行、外纵行排列，在环行与纵行平滑肌之间有肌间神经丛。

（4）浆膜：位于肌层外面，在疏松结缔组织表面覆有一层间皮。

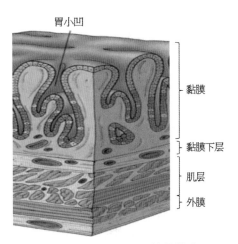

图 1-2-3-15　胃壁的结构模式图

4. 高倍镜观察　着重观察黏膜层的结构（图1-2-3-16）。

（1）上皮：为单层柱状上皮，顶部胞质内充满黏原颗粒，不易着色，呈现透明区。

（2）胃底腺：固有层内有许多不同断面的胃底腺，呈圆形、卵圆形、长条形等，腺腔狭小。选择胃底腺的纵切面观察下列细胞（图1-2-3-17）。

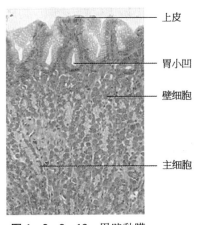

图 1-2-3-16　胃壁黏膜

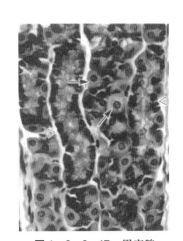

图 1-2-3-17　胃底腺

◁主细胞；→壁细胞

1）主细胞：数量较多，分布于胃底腺的体部和底部。细胞呈矮柱状，胞核呈圆形，位于细胞的基底部。胞质呈嗜碱性，顶部胞质呈空泡状，这是由于酶原颗粒被溶解所致。

2）壁细胞：较主细胞少，多分布于胃底腺的颈部和体部。胞体较大，呈圆形或三角形，胞核呈圆形，位于细胞的中央，少数细胞有双核，胞质呈嗜酸性，着深红色。

3）颈黏液细胞：数量少，分布于胃底腺的颈部，细胞呈柱状或烧瓶状，胞质染色浅，需仔细观察方可辨认。

三、十二指肠

1. **染色**　HE 染色。

2. **肉眼观察**　肠腔面有许多细小的突起,为绒毛,根据着色的不同,可分辨管壁的 4 层结构。

3. **低倍镜观察**　分辨十二指肠管壁的 4 层结构。

(1) 黏膜:黏膜表面有许多伸向肠腔的突起,即小肠绒毛,绒毛的纵切面呈叶状,横切面呈卵圆形,由上皮和固有层组成。固有层中有不同断面的小肠腺。黏膜肌层呈内环行、外纵行排列。

(2) 黏膜下层:由疏松结缔组织组成,含小血管、淋巴管及十二指肠腺。

(3) 肌层:由内环、外纵两层平滑肌组成。两层之间有少量结缔组织及肌间神经丛。

(4) 浆膜:由疏松结缔组织和间皮构成。

4. **高倍镜观察**　着重观察小肠绒毛、小肠腺和十二指肠腺的结构。

(1) 小肠绒毛:覆盖绒毛表面的为单层柱状上皮,柱状细胞的游离面有细微纹状、着亮红色的一层,此为纹状缘。柱状细胞间夹有空泡状的杯状细胞,胞核位于细胞基底部。绒毛的中轴为结缔组织,内有纵行的中央乳糜管(毛细淋巴管),由内皮构成,管腔较毛细血管大。还有毛细血管和分散的平滑肌纤维,沿绒毛纵轴排列,还可见到淋巴细胞。

(2) 小肠腺:为单管状腺,由相邻绒毛基底部之间的上皮向固有层内陷而形成。选择一个与绒毛上皮相连续的小肠腺纵切面进行观察。小肠腺开口于相邻绒毛之间。构成小肠腺的主要细胞有:①柱状细胞形态与绒毛的柱状细胞相同,位于小肠腺的上半部。②杯状细胞形态与绒毛的杯状细胞相同,位于小肠腺的上半部。

(3) 十二指肠腺:位于黏膜下层,为复管状腺。腺细胞呈矮柱状,胞核呈圆形或扁圆形,靠近细胞基底部,胞质着色深,为黏液性腺细胞。腺导管由单层柱状上皮组成,管腔较大,穿过黏膜肌,开口于肠腺的底部。

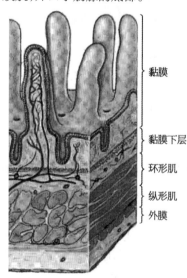

图 1-2-3-18　小肠壁的结构模式图

黏膜

黏膜下层

环形肌

纵形肌

外膜

四、空肠

1. **染色**　HE 染色。

2. **肉眼观察**　肠腔面有许多细小的绒毛,可分辨管壁的 4 层结构。

3. **低倍镜观察**　分辨管壁的 4 层结构,观察黏膜和黏膜下层,注意与十二指肠及回肠相区别(图 1-2-3-18~图 1-2-3-20)。

(1) 绒毛:为舌状。绒毛上皮中的杯状细胞数量较十二指肠多,但比回肠少(图 1-2-3-21)。

(2) 淋巴组织:小肠固有层内均含孤立淋巴小结,但以小肠远侧部为多。

(3) 黏膜下层:无腺体。

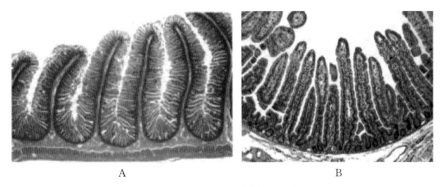

图 1-2-3-19 小肠纵切面

A. 环形皱襞;B. 小肠绒毛

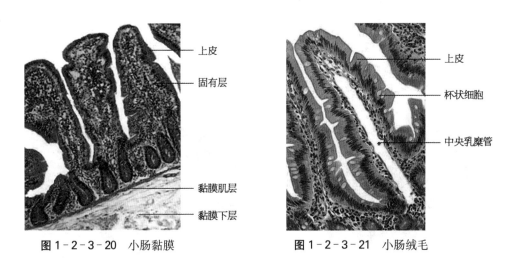

图 1-2-3-20 小肠黏膜

图 1-2-3-21 小肠绒毛

五、回肠

1. **染色** HE 染色。

2. **肉眼观察** 肠腔面有许多细小的绒毛,可分辨管壁的 4 层结构,黏膜下层内有一团蓝紫色的集合淋巴小结。

3. **低倍镜观察** 分辨管壁的 4 层结构,观察黏膜与黏膜下层,注意与十二指肠及空肠相区别。

(1)绒毛:呈指状突起。绒毛上皮中的杯状细胞多。

(2)淋巴组织:固有层内有由数个淋巴小结集合在一起而形成的集合淋巴小结,并可侵入黏膜下层。

(3)黏膜下层:无腺体。

六、肝

1. **染色** HE 染色。

2. **肉眼观察** 肝被分成许多小区,即肝小叶。

3. 低倍镜观察

(1) 被膜：在肝的一侧有薄层被膜，由致密结缔组织构成。

(2) 肝小叶：呈多边形或不规则形，由于肝小叶之间的结缔组织较多，故肝小叶界限清楚。横切面的肝小叶中央有一条中央静脉。以中央静脉为中心，肝细胞呈索状向四周放射状排列，称为肝索。肝索之间的腔隙为肝血窦(图1-2-3-22)。

(3) 肝门管区：在相邻的几个肝小叶之间，结缔组织较多，其中有小叶间动脉、小叶间静脉和小叶间胆管的断面。

(4) 小叶下静脉：位于两小叶之间，是一条单独走行的静脉，管径大，管壁完整。

4. 高倍镜观察　进一步观察肝小叶和门管区的结构。选择肝小叶的横切面进行观察。

(1) 肝小叶：①肝索，由单行的肝细胞排列而成，肝索互相连接成网。肝细胞体积较大，呈多边形，有1个或2个细胞核，核仁明显，胞质被染成粉红色。②肝血窦，为肝索之间的空隙。窦壁由内皮细胞组成。内皮细胞核呈扁圆形，染色较深，胞质少，不易辨认。窦内有库普弗(Kupffer)细胞(肝巨噬细胞)。体积较大，形状不规则，常以突起与窦壁相连，胞核染色较浅，胞质丰富。③中央静脉，管壁薄，由内皮和少量结缔组织构成。由于肝血窦开口于中央静脉，故管壁不完整(图1-2-3-23)。

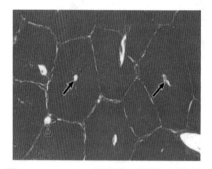

图1-2-3-22　肝的微细结构(低倍镜)

→中央静脉；△门管区

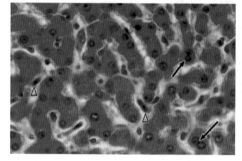

图1-2-3-23　肝的微细结构(高倍镜)

→Kupffer细胞；△双核肝细胞

(2) 肝门管区：在肝小叶之间的结缔组织中有3种相互伴行的管道，但每种管道的断面往往不止1个。①小叶间动脉，管腔小而圆，管壁厚，中膜有环形平滑肌。②小叶间静脉，管腔大，管壁薄，形状不规则。③小叶间胆管，由单层立方上皮构成。上皮细胞的胞质清亮，核呈圆形，着色较深。

七、胰腺

1. 染色　HE染色。

2. 肉眼观察　形状不规则、大小不等的区域为胰腺小叶。

3. 低倍镜观察　由于胰腺小叶间的结缔组织少，故胰腺小叶之间的界限不明显。

(1) 胰腺小叶：①外分泌部，有许多紫红色的腺泡及导管的各种断面。②内分泌部，为散在分布于外分泌部之间的大小不等、着色较浅的细胞团，称为胰岛。

（2）小叶间导管：胰腺小叶之间的结缔组织中有小叶间导管，管壁由单层柱状上皮构成。

4. 高倍镜观察 重点观察胰腺小叶的结构（图1-2-3-24）。

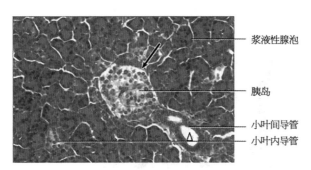

浆液性腺泡

胰岛

小叶间导管

小叶内导管

图1-2-3-24 胰腺微细结构

（1）腺泡：为浆液性腺泡。腺细胞呈锥形，顶部的胞质呈嗜酸性，基底部的胞质嗜碱性强。胞核呈圆形，位于细胞基底部。腺腔中央常见较小的泡心细胞，为单层扁平或单层立方细胞，胞核呈扁圆形或圆形，胞质着色浅。

（2）闰管：管径小，由单层扁平上皮构成。有时可见闰管与泡心细胞相连续。由于闰管长，故闰管的断面较多。

（3）小叶内导管：由单层立方上皮构成。

（4）胰岛：周围有少量结缔组织，与腺泡相分隔。腺细胞呈不规则排列，相互连接成索状或团状，细胞之间的毛细血管丰富。

（王新艳）

任务三 消化系统病理组织观察

一、大体标本观察

1. 慢性萎缩性胃炎 黏膜变薄，皱襞变平或消失，表面呈细颗粒状；正常的橘红色消失、变浅，呈灰白或灰黄；黏膜下血管清晰可见，伴渗出、糜烂（图1-2-3-25）。

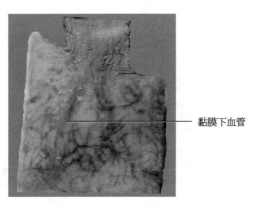

黏膜下血管

图1-2-3-25 慢性萎缩性胃炎

2. **胃溃疡** 胃小弯近幽门处的胃黏膜面有一个 1 cm×0.8 cm 的溃疡,溃疡的边缘稍高于黏膜,边缘整齐,溃疡周围皱襞增粗,呈放射状排列,溃疡的底部比较干净(图 1-2-3-26)。

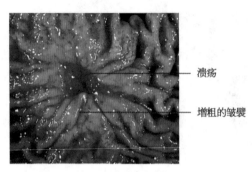

溃疡

增粗的皱襞

图 1-2-3-26 胃溃疡

3. **急性黄色肝萎缩** 肝脏体积明显缩小,包膜皱缩,质地柔软。切面见肝小叶结构消失呈模糊状(图 1-2-3-27 和图 1-2-3-28)。

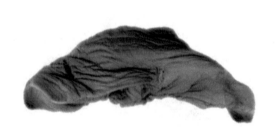

图 1-2-3-27 急性重型肝炎

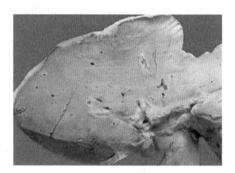

图 1-2-3-28 急性重型肝炎切面

4. **门脉性肝硬化** 肝体积缩小,重量减轻。表面及切面均遍布大小不等的结节,一般为芝麻至花生米大小,大小不等,结节间有收缩下陷的纤维组织,由于纤维组织增多,肝的质地变硬,切面的边缘锐利(图 1-2-3-29)。

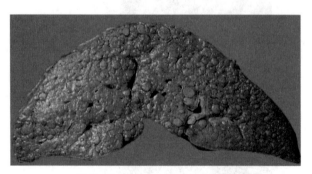

图 1-2-3-29 门脉性肝硬化

5. **坏死后肝硬化** 肝体积缩小,重量减轻,质地变硬。与门脉性肝硬化不同之处在于肝脏变形明显,肝左叶明显萎缩,结节大小悬殊,直径在 0.5～1 cm,最大结节直径可达 6 cm。切面见结节周围的纤维间隔明显增宽,并且厚薄不均(图 1-2-3-30)。

6. **食管癌** 溃疡型食管癌标本。癌组织发生在食管的一段,该段食管黏膜失去正常的皱襞,外形不整,周边隆起,底部不平,出血、坏死。切面见癌组织呈淡灰色,浸润食管壁全层,故食管壁增厚变硬而管腔狭窄。在癌肿的上段可见食管扩张(图 1-2-3-31)。

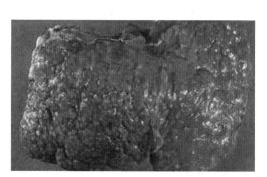

图 1-2-3-30 坏死后肝硬化

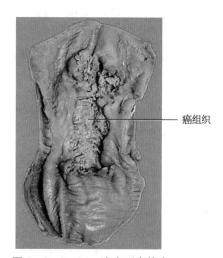

癌组织

图 1-2-3-31 溃疡型食管癌

7. **胃弥漫浸润型癌** 胃已被切开,胃壁被灰白色癌组织弥漫性浸润而增厚变硬,相应的胃黏膜皱襞消失,胃腔变狭小(图 1-2-3-32)。

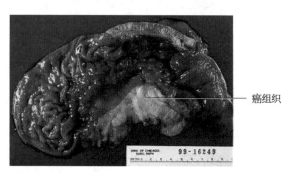

癌组织

图 1-2-3-32 进展期弥漫浸润型胃癌

8. **结肠腺癌** 结肠已被剪开,肿瘤组织呈息肉状,微红色,向肠腔突出(图 1-2-3-33)。

9. **溃疡性结肠癌** 结肠黏膜面见一约鸡蛋大小的溃疡病灶,溃疡边缘隆起伴坏死、出血,底部高低不平。由于癌组织浸润周围肠壁,故溃疡周围的肠壁增厚、变硬(图 1-2-3-34)。

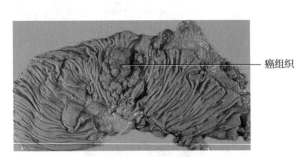

图 1-2-3-33　结肠腺癌

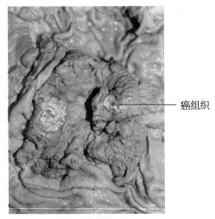

图 1-2-3-34　溃疡型结肠癌

10. **原发性肝癌**　肝表面凹凸不平,有多个大小不等的癌结节,部分癌结节已发生坏死,并向表面突破。切面上见肝右叶被一婴儿头大小的癌结节占据,癌块内有多处坏死出血灶并见小血管内有癌栓形成,肝左叶有结节性的肝硬化改变,亦有较小的癌结节形成(图 1-2-3-35)。

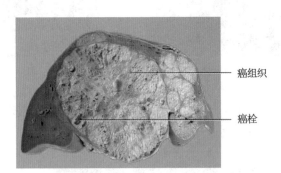

图 1-2-3-35　巨块型肝

二、镜下标本观察

1. 门脉性肝硬化

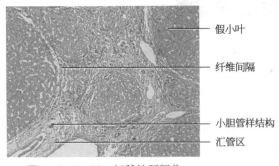

图 1-2-3-36　门脉性肝硬化

(1) 低倍镜:见肝内有广泛的结缔组织增生,将原来的肝小叶分隔,包绕成大小不一、类圆形的假小叶,肝包膜凹凸不平,并有少量慢性炎症细胞浸润。

(2) 高倍镜:见假小叶内的肝细胞不呈放射状排列,中央静脉偏位,或无中央静脉或多至 2~3 个,部分肝细胞脂肪变。有时在假小叶内可以找到汇管区,假小叶间结缔组织明显增生及有以淋巴细胞为主的炎症细胞浸润,并见许多小胆管样结构(图 1-2-3-36)。

2. **慢性萎缩性胃炎**

(1) 低倍镜:胃黏膜全层内有不同程度的炎症细胞(淋巴细胞和浆细胞)浸润,并有淋巴滤泡形成;胃固有腺体萎缩,腺体变小并有囊性扩张,腺体数量减少或消失;部分纤维组织增生。

(2) 高倍镜:可见部分胃黏膜上皮细胞被肠型腺上皮(主要为杯状细胞)替代,又称肠上皮化生。

3. **慢性胃溃疡**

(1) 低倍镜:可见溃疡的 4 层结构,最表面有一层炎症渗出物,其下可见坏死组织及大量炎症细胞浸润,坏死组织下有大量的肉芽组织垂直于创面增生,在其外周有大量的纤维组织增生(图 1-2-3-37)。

(2) 高倍镜:渗出物主要为中性粒细胞及纤维素;坏死层较薄,为红染无结构物质;肉芽组织层可见成纤维细胞、毛细血管及大量炎症细胞浸润;肉芽组织层下部为玻璃样变的胶原纤维构成的瘢痕层(图 1-2-3-38)。

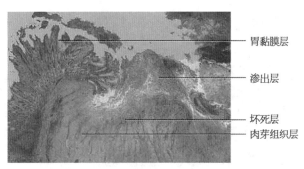

胃黏膜层

渗出层

坏死层
肉芽组织层

图 1-2-3-37 胃溃疡(低倍镜)

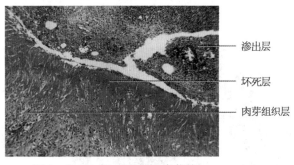

渗出层

坏死层

肉芽组织层

图 1-2-3-38 胃溃疡(高倍镜)

4. **急性普通型肝炎** 肝细胞肿大,胞质疏松呈网状、半透明,胞质疏松化。肝小叶内散在灶状肝细胞坏死,每个坏死灶仅累及一至几个肝细胞,同时该处伴炎症细胞浸润。肝炎时在门管区或肝小叶内常有程度不等的炎症细胞浸润(图 1-2-3-39)。

5. **急性重型肝炎** 肝细胞呈一次性大块坏死(坏死面积≥肝实质的 2/3)或亚大块坏死。

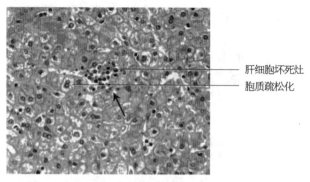

图 1-2-3-39 急性普通型肝炎

肝索解离,肝细胞溶解,仅小叶周边部残留少数变性的肝细胞。肝窦明显扩张充血并出血,库普弗细胞增生肥大,并吞噬细胞碎屑及色素。小叶内及门管区有淋巴细胞和巨噬细胞为主的炎症细胞浸润。残留的肝细胞再生现象不明显(图 1-2-3-40)。

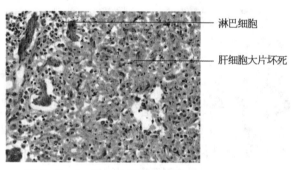

图 1-2-3-40 急性重型肝炎

6. **食管鳞癌** 具有侵袭性的细胞巢中有丰富的粉红色细胞质,细胞边界清楚,呈现出鳞状细胞癌的典型特征(图 1-2-3-41)。

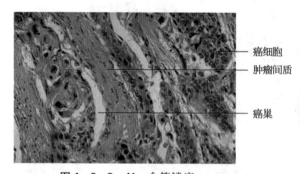

图 1-2-3-41 食管鳞癌

7. **肝细胞性肝癌** 癌细胞异型性明显,常有巨核及多核瘤细胞。有的癌细胞排列成条索状(索状型),亦可呈腺管样(假腺管型)。有时癌组织中有大量纤维组织分割(硬化型)(图 1-2-3-42)。

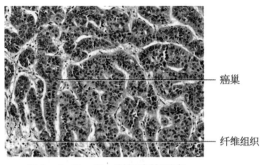

图 1 - 2 - 3 - 42　肝细胞性肝癌

（李晓芳）

实验四　呼吸系统观察

【实验目的】

1. 呼吸系统大体结构观察

（1）通过对呼吸器官的大体标本、模型的观察，掌握呼吸系统的组成、各器官的位置及毗邻。

（2）在模型、标本上指出鼻旁窦的位置及开口。

（3）区分咽的分部及各部交通；识别喉软骨并理解其运动形式。

（4）区分喉腔分部；区分左右主支气管的形态差异。

（5）认识肺的结构特点及左右肺结构差异。

（6）辨识胸膜并理解胸膜隐窝的位置和意义。

2. 呼吸系统组织结构观察　通过对组织切片的观察，熟悉气管和肺的微细结构。

3. 呼吸系统病理变化观察

（1）能独立观察大叶性肺炎和小叶性肺炎的镜下病变特点并能区分。

（2）观察大叶性肺炎、小叶性肺炎、慢性支气管炎、肺气肿、肺心病、肺结核的大体标本特点并能描述。

【实验材料】

1. 呼吸系统大体结构观察　头颈正中矢状断面标本和模型；喉软骨与喉腔标本和模型；气管与支气管标本和模型；左、右肺和肺段标本和模型；肺小叶模型；纵隔标本和模型。

2. 呼吸系统组织结构观察　气管、肺组织切片。

3. 呼吸系统病理变化观察

（1）病理标本：大叶性肺炎灰色肝样变期、小叶性肺炎、肺癌、绒毛膜上皮癌肺转移、支气管扩张、肺气肿（大疱型）、肺结核原发综合征、粟粒性结核、慢性纤维空洞型肺结核、肺结核球。

（2）病理切片：慢性支气管炎、大叶性肺炎充血水肿期、大叶性肺炎红色肝样变期、大叶性肺炎灰色肝样变期、小叶性肺炎、粟粒性肺结核。

【思考】

(1) 喉梗阻急救穿刺的部位在哪里？在活体上如何定位？

(2) 气管异物更容易坠入哪一侧气管？为什么？

(3) 观察肺的组织切片,想一想肺导气部包括哪些？变化规律如何？

(4) 观察肺的组织切片,试述肺泡的组织结构,气-血屏障分哪几层？

(5) 大叶性肺炎和小叶性肺炎的病变性质是什么？

(6) 试以大叶性肺炎各期的病理变化解释其临床的主要症状和体征。

(7) 简述小叶性肺炎的病理变化。

(8) 简述肺结核的基本病变。

任务一   呼吸系统大体结构观察

一、外鼻、鼻腔及鼻旁窦

1. **外鼻**   观察鼻根、鼻背、鼻尖、鼻翼、鼻孔。

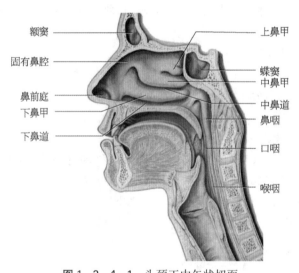

图1-2-4-1   头颈正中矢状切面

2. **鼻腔、腭-硬腭**   观察鼻前庭、固有鼻腔:上鼻甲、中鼻甲、下鼻甲;上鼻道、中鼻道、下鼻道;鼻泪管开口(图1-2-4-1和图1-2-4-2)。

3. **鼻旁窦**   观察各窦与鼻腔的位置关系(图1-2-4-3和图1-2-4-4)。

(1) 额窦:开口于中鼻道。

(2) 上颌窦:开口于中鼻道。

(3) 筛窦:前群(前筛窦)、中群(中筛窦)开口于中鼻道;后群(后筛窦)开口于上鼻道。

(4) 蝶窦:开口于蝶筛隐窝。

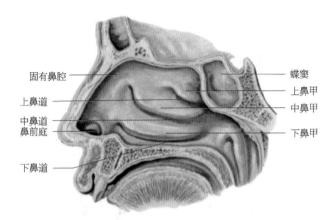

图 1-2-4-2 鼻腔外侧壁（右侧）

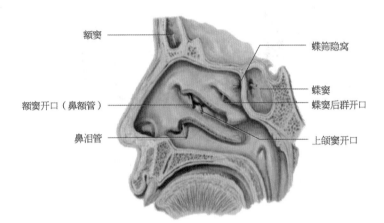

图 1-2-4-3 鼻旁窦及开口部位

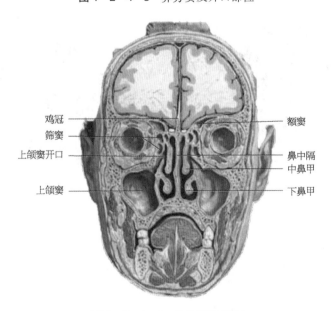

图 1-2-4-4 头部冠状切面

二、喉

1. **喉的软骨及连结** 观察构成喉的软骨的位置和形态特点。喉软骨包括甲状软骨、环状软骨、会厌软骨和杓状软骨。在人体触摸喉结、环状软骨(图1-2-4-5)。

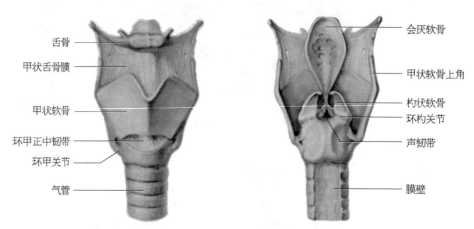

舌骨
甲状舌骨膜
甲状软骨
环甲正中韧带
环甲关节
气管

会厌软骨
甲状软骨上角
杓状软骨
环杓关节
声韧带
膜壁

图1-2-4-5 喉软骨及韧带

2. **喉腔** 上通咽腔的喉部,下接气管腔。注意会厌与喉口的位置关系。前庭襞之间为前庭裂;声襞之间为声门裂。喉腔分三部分,即喉前庭、喉中间腔和声门下腔。喉中间腔向两侧凹入为喉室(图1-2-4-6)。

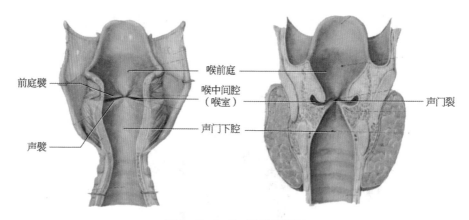

前庭襞
声襞

喉前庭
喉中间腔
(喉室)
声门下腔

声门裂

图1-2-4-6 喉冠状切面

三、气管

1. **气管** 由14～16个"C"形透明软骨环组成,缺口均朝后,且被膜性组织封闭。气管分颈、胸两部分,观察气管颈部的位置关系。

2. **主支气管** 观察左、右主支气管形态特点。左主支气管较细长,走向略水平;右主支气

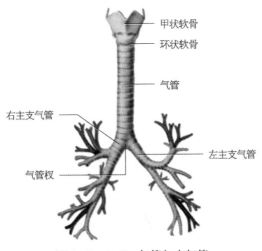

图1-2-4-7 气管与支气管

管较粗短,走向略垂直(图1-2-4-7)。

四、肺

(1) 观察肺的颜色、形态及位置。注意左、右肺外形的差异,辩认出、入肺门的主支气管及血管等重要结构。

(2) 比较肺的前缘、后缘和下缘的形态特点。

(3) 查看左肺心切迹与心的位置关系;注意肺尖与锁骨、肺底与膈的位置关系;肺的体表投影。

(4) 观察两肺的裂隙,辨认各肺叶的形态特点。肺的形态(肺尖、肺底、胸肋面、纵隔面、肺门、左肺心切迹、叶间裂)、肺分叶(左肺分上、下两叶,右肺分上、中、下三叶)(图1-2-4-8)。

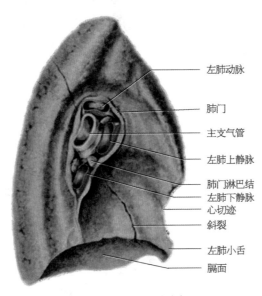

图1-2-4-8 左肺内侧面

五、胸膜

胸膜分脏胸膜、壁胸膜两部分,壁胸膜分胸膜顶、肋胸膜、膈胸膜和纵隔胸膜。观察其配布,注意观察肋胸膜与膈胸膜转折形成的肋膈隐窝,肋胸膜与膈胸膜的反折线即胸膜下界,观察胸膜下界与肺下缘的位置关系(图1-2-4-9)。

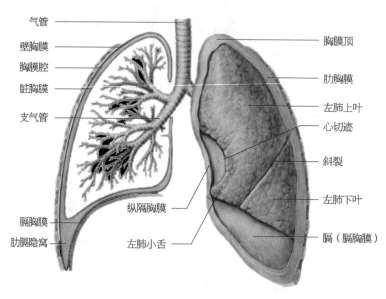

气管
壁胸膜
胸膜腔
脏胸膜
支气管
纵隔胸膜
膈胸膜
肋膈隐窝
左肺小舌

胸膜顶
肋胸膜
左肺上叶
心切迹
斜裂
左肺下叶
膈(膈胸膜)

图1-2-4-9 气管、支气管、肺和胸膜

六、纵隔

1. 分界   前界是胸骨,后界是胸椎,上界是胸廓上口,下界是膈。两侧界是纵隔胸膜。
2. 分部   通过胸骨角平面分上纵隔、下纵隔,下纵隔分前纵隔、中纵隔和后纵隔(图1-2-4-10)。

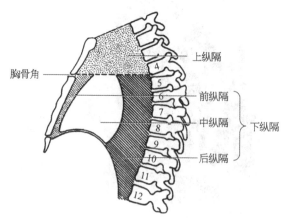

胸骨角

上纵隔
前纵隔
中纵隔   下纵隔
后纵隔

图1-2-4-10 纵隔的分部

3. 毗邻 注意观察心和食管在纵隔内的位置。

（吕叶辉）

任务二 呼吸系统组织结构观察

一、气管

1. **染色** HE 染色。
2. **肉眼观察** 标本为气管的横切面,管壁中呈"C"形被染成蓝色的是透明软骨环。
3. **低倍镜观察** 从管腔面向外依次分辨管壁的 3 层结构。必要时转高倍镜观察(图 1 - 2 -4 -11)。

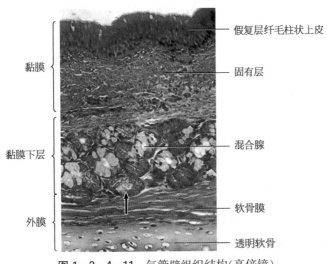

图 1 - 2 - 4 - 11 气管壁组织结构(高倍镜)

(1) 黏膜:由上皮和固有层组成。
1) 上皮:为假复层纤毛柱状上皮,夹有杯状细胞。基膜明显。
2) 固有层:由结缔组织构成,弹性纤维较多,呈亮红色,内含腺体导管、血管和淋巴组织等。
(2) 黏膜下层:由疏松结缔组织构成,内含混合腺,与固有层无明显界限。
(3) 外膜:由透明软骨环和结缔组织构成,软骨环缺口处由致密结缔组织和平滑肌纤维构成,黏膜下层的腺体可伸至此处。

二、肺

1. **染色** HE 染色。
2. **肉眼观察** 标本的大部分呈海绵样,是肺的呼吸部,还有大小不等的管腔,是肺内各级支气管和肺动、静脉分支的切面。
3. **低倍镜观察** 分辨导气部和呼吸部,注意支气管各级分支与血管的区别。在小支气管的一侧,有伴行的肺动脉分支切面,其管壁薄、管腔大(图 1 - 2 - 4 - 12)。

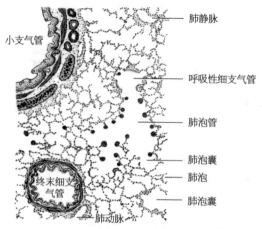

图 1-2-4-12 肺的微细结构模式图

(1) 导气部：包括小支气管、细支气管和终末细支气管。

1) 小支气管：管径粗、管壁厚，分为 3 层：①黏膜，上皮为假复层纤毛柱状上皮，有杯状细胞，固有层薄，其外可有少量分散的平滑肌纤维。②黏膜下层，为疏松结缔组织，含混合腺。③外膜，由散在的透明软骨片和结缔组织构成，内含小血管。

2) 细支气管：管径较小，管壁较薄，也分为 3 层：①黏膜，上皮为假复层或单层纤毛柱状上皮，杯状细胞少，固有层内平滑肌较多。②黏膜下层，薄，含腺体少或没有腺体。③外膜，软骨片小且少或无。

3) 终末细支气管：管径细，黏膜常有皱襞，表面为单层纤毛柱状或单层立方上皮，杯状细胞、腺体和软骨均消失，平滑肌形成完整的环行层。

(2) 呼吸部：包括呼吸性细支气管、肺泡管、肺泡囊和肺泡。呼吸性细支气管和肺泡管的管壁不完整，直接与肺泡相连通。

4. **高倍镜观察** 重点观察呼吸部(图 1-2-4-13)。

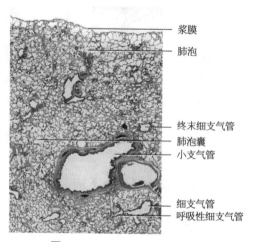

图 1-2-4-13 肺的微细结构

(1) 呼吸性细支气管：上皮部一致,被覆假复层纤毛柱状、单层柱状或单层立方上皮。上皮下仅有少量的结缔组织和平滑肌。有时可见终末细支气管、呼吸性细支气管、肺泡管、肺泡囊和肺泡相连通的纵切面。

(2) 肺泡管：由于管壁上有很多肺泡开口,故管壁自身结构很少,仅存在于相邻肺泡开口之间的部分,呈结节状膨大。其表面被覆单层立方或单层扁平上皮,其下有少量结缔组织和平滑肌。

(3) 肺泡囊：为几个肺泡共同开口的地方。

(4) 肺泡：呈多边形或不规则形,肺泡壁很薄,主要由两种肺泡上皮组成,难以分辨。相邻肺泡之间的薄层结缔组织为肺泡隔,内有丰富的毛细血管。肺泡隔和肺泡腔内常有肺泡巨噬细胞,吞噬尘粒后则称为尘细胞,其胞质内含大量的黑色颗粒。

（王新艳）

任务三 呼吸系统病理变化观察

一、大体标本观察

1. **大叶性肺炎灰色肝样变期** 左肺切面下叶的绝大部分变实,轻度肿胀(边缘外翻),色灰黄,干燥而粗糙,颗粒突起不明显;支气管及肺门的淋巴结未发现明显病变;胸膜脏层大部分已与壁层粘连,故肺膜上纤维素渗出物无法看见(图1-2-4-14)。

2. **小叶性肺炎** 灶性病变布满左、右两肺表面。切面上见各肺均布满芝麻至黄豆大小的灰黄色病灶,病灶边缘模糊,与正常组织之间界线不清,在肺尖处病灶有互相融合现象,病灶之间尚可见较正常肺组织及正常时看不见的扩张的肺泡;支气管改变不明显(图1-2-4-15)。

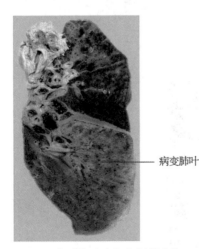

图1-2-4-14 大叶性肺炎灰色肝样变期

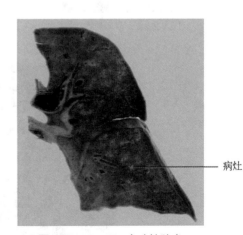

图1-2-4-15 小叶性肺炎

3. **肺癌** 切面见肺门处大块肺组织被肿瘤组织浸润,呈灰黄色,与正常肺组织分界不清;肺内支气管多数已被压迫变扁,管腔变窄,内膜处亦有肿瘤附着,甚至使管腔闭塞;部分血管内

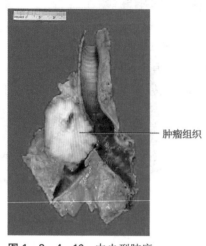

图 1-2-4-16 中央型肺癌

肿瘤组织

膜已被肿瘤组织侵蚀,肺门淋巴结亦有肿瘤组织浸润(图 1-2-4-16)。

4. **绒毛膜上皮癌肺转移** 肺表面散在分布着多个黄豆至蚕豆大小的灰黑色球形结节,呈半球状突出于肺膜表面。切面见肺实质内散布多个黑色(原暗红色,因被固定液固定后变为黑色)球形结节,与周围组织分界明显。

5. **支气管扩张** 肺的切面见支气管呈囊状或圆柱状扩张。病变广泛者,肺组织呈蜂窝状。扩张支气管黏膜充血,周围组织可有纤维化、气肿或不张。

6. **肺气肿(大疱型)** 肺组织膨大,边缘钝圆,表面可见肋骨压痕,色苍白(图 1-2-4-17)。切面因肺泡扩大呈海绵状,有的肺泡扩大并融合成肺大疱(图 1-2-4-18)。

7. **肺结核原发综合征** 左肺上叶下缘近胸膜处见一直径 0.5 cm 的病灶(图 1-2-4-19)。

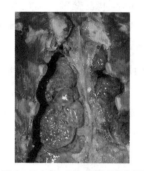

图 1-2-4-17 肺气肿表面

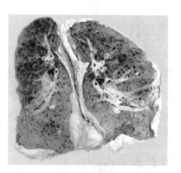

图 1-2-4-18 肺气肿切面

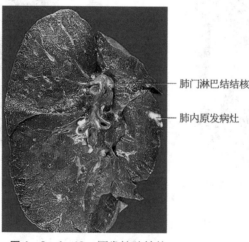

肺门淋巴结结核

肺内原发病灶

图 1-2-4-19 原发性肺结核

左肺门淋巴结显著增大,灰白色病灶为干酪样坏死。肺切面在上、下叶肺内均有散在分布的灰白色针尖大小结节,为血道播散的粟粒样结核病灶。胸膜下缘见多数灰白色小结节。结核性淋巴管炎在标本不易查见。

8. **粟粒性结核** 肝、肺、肾表面均可见多数散在分布的粟粒至绿豆大小的灰白色结核结节,肝表面可见少量纤维素附着。

9. **慢性纤维空洞型肺结核** 肺体积缩小,变硬,胸膜增厚。肺上叶切面见不规则型空洞,腔内有灰黄色的干酪样物,其中部分已脱落。空洞周围的肺组织内可见少数灰白色粟粒样病灶(图1-2-4-20)。

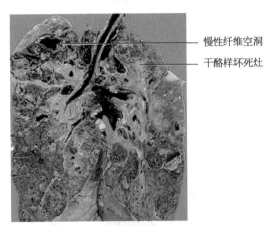

右侧标注:
慢性纤维空洞
干酪样坏死灶

图1-2-4-20 慢性纤维空洞型肺结核

10. **肺结核球** 肺叶切面肺膜下有一直径约2.5 cm、略呈球形的干酪样坏死病灶,呈洋葱皮样,病灶边缘清楚。

二、镜下标本观察

1. **慢性支气管炎** 呼吸道黏液-纤毛排送系统受损,纤毛柱状上皮变性、坏死脱落,再生的上皮杯状细胞增多,并发生鳞状上皮化生;黏膜下腺体增生肥大和浆液性上皮发生黏液腺化生,导致分泌黏液增多;管壁充血水肿,淋巴细胞、浆细胞浸润(图1-2-4-21)。

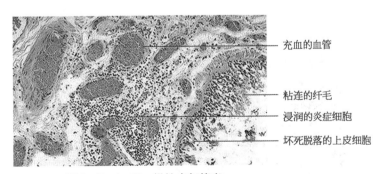

右侧标注:
充血的血管
粘连的纤毛
浸润的炎症细胞
坏死脱落的上皮细胞

图1-2-4-21 慢性支气管炎

2. **大叶性肺炎充血水肿期**　病变肺叶的肺泡壁毛细血管弥漫性扩张充血,肺泡腔内有大量浆液性渗出物,混有少量红细胞、中性粒细胞和巨噬细胞(图1-2-4-22)。

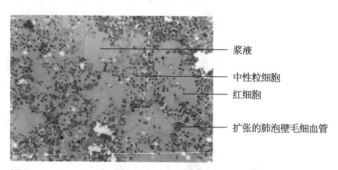

浆液

中性粒细胞

红细胞

扩张的肺泡壁毛细血管

图1-2-4-22　大叶性肺炎充血水肿期

3. **大叶性肺炎红色肝样变期**　肺泡壁毛细血管仍扩张充血,肺泡腔充满含大量红细胞及含一定量纤维素、中性粒细胞和少量巨噬细胞的渗出物(图1-2-4-23)。

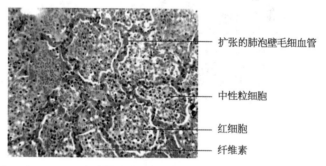

扩张的肺泡壁毛细血管

中性粒细胞

红细胞

纤维素

图1-2-4-23　大叶性肺炎红色肝样变期

4. **大叶性肺炎灰色肝样变期**

(1) 低倍镜:病变均匀地布满肺组织,全部肺泡扩张,肺泡内充满渗出物,肺泡壁完整。

(2) 高倍镜:渗出物的主要成分为纤维素和中性粒细胞(多数已变性坏死),可见纤维素在肺泡之间穿梭。肺泡壁毛细血管管腔狭窄(图1-2-4-24)。

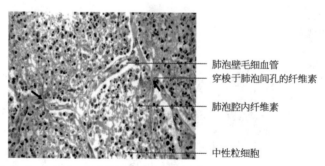

肺泡壁毛细血管
穿梭于肺泡间孔的纤维素

肺泡腔内纤维素

中性粒细胞

图1-2-4-24　大叶性肺炎灰色肝样变期

5. 小叶性肺炎

(1) 低倍镜:病变多数以小支气管为中心呈灶状分布。支气管壁充血,炎症细胞浸润,部分黏膜上皮坏死脱落,管腔内有大量炎症细胞浸润。

(2) 高倍镜:见炎症细胞以中性粒细胞及巨噬细胞为主。支气管周围的肺泡充满中性粒细胞及巨噬细胞。病灶与正常组织无明显界限(图1-2-4-25)。

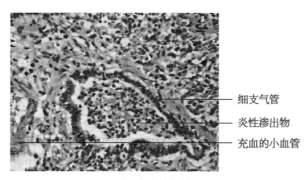

——细支气管

——炎性渗出物

——充血的小血管

图 1-2-4-25 小叶性肺炎

6. 粟粒性肺结核 肺组织中见大量散在均匀分布的结核结节,结节中心常可见类上皮细胞,呈梭形或多角形,胞质丰富,染淡伊红色,境界不清。核呈圆形或卵圆形,染色质甚少,甚至可呈空泡状,核内可有1~2个核仁。类上皮细胞可互相融合成一个朗格汉斯细胞。朗格汉斯细胞为一种多核巨细胞,直径可达300 mm,胞质丰富。其胞质突起常和上皮样细胞的胞质突起相连接,核与类上皮细胞核相似。核的数目由十几个到几十个不等,有超过百个者。核排列在胞质周围呈花环状、马蹄形或密集在胞体一端。结节外缘可见薄层纤维组织围绕,其中有少量淋巴细胞浸润(图1-2-4-26)。

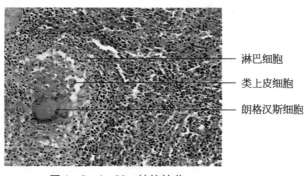

——淋巴细胞

——类上皮细胞

——朗格汉斯细胞

图 1-2-4-26 结核结节

(李晓芳)

实验五　泌尿系统观察

【实验目的】

1. 泌尿系统大体结构观察

(1) 观察正常泌尿系统的标本和模型,认知泌尿系统的组成。

(2) 辨识肾的位置、外形以及剖面结构。

(3) 认识输尿管的位置、走行、3 个狭窄的位置。

(4) 认识膀胱的位置、毗邻、分部以及内腔结构特点。

(5) 膀胱三角的位置以及结构特点。

(6) 认识女性尿道位置、长度、开口部位和特点。

2. 泌尿系统组织结构观察　观察正常的肾脏组织切片,能辨识皮质与髓质的微细结构。

3. 泌尿系统病理变化观察　能独立观察急慢性肾小球肾炎及新月体性肾炎的镜下病变特点并进行描述;观察急性肾炎、急性肾盂肾炎、慢性肾炎、慢性肾盂肾炎的大体标本特点并进行比较。

【实验材料】

1. 泌尿系统大体结构观察　泌尿系统各脏器分离标本和模型;肾的冠状切面标本和模型;男、女性盆腔正中矢状切面标本和模型;多媒体设备,正常和疾病的泌尿系统大体标本的图片、视频。

2. 泌尿系统组织结构观察　正常肾脏的组织切片;肾单位整体模型和分解模型。

3. 泌尿系统病理变化观察

(1) 病理标本:慢性肾小球肾炎、慢性肾盂肾炎、肾癌。

(2) 病理切片:慢性肾小球肾炎、弥漫性毛细血管内增生性肾小球肾炎、弥漫性新月体性肾小球肾炎、急性肾盂肾炎、慢性肾盂肾炎。

【思考】

(1) 产生原尿的结构是什么? 结构特点是什么?

(2) 重吸收的主要部位在哪里? 结构特点是什么?

(3) 指出输尿管 3 处狭窄的位置,思考其临床意义。

(4) 根据女性尿道的特点分析临床导尿时需要注意的事项。

(5) 膀胱三角为什么是疾病多发区? 试陈述其解剖基础。

(6) 急性肾小球肾炎、新月体性肾小球肾炎、膜性肾小球肾炎、慢性硬化性肾小球肾炎各有什么病理变化特点?

(7) 急性肾盂肾炎的病变特点有哪些?

(8) 试比较慢性肾小球肾炎与慢性肾盂肾炎病理变化的异同。

任务一　泌尿系统大体结构观察

一、肾

1. **位置**　在离体肾与腹膜后间隙的器官标本上观察肾的位置,辨认肾门以及出入肾门的肾动脉、肾静脉及肾盂,观察输尿管与肾盂的移行关系。在肾冠状面的标本上,分辨肾皮质和肾髓质的构造和特点。指出肾皮质和肾柱、肾锥体、肾乳头、肾小盏、肾大盏和肾盂的位置。观察肾窦及其内容物,注意肾小盏、肾大盏和肾盂的连属关系(图1-2-5-1和图1-2-5-2)。

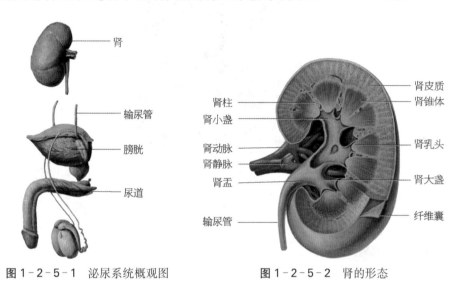

图1-2-5-1　泌尿系统概观图　　　　　图1-2-5-2　肾的形态

2. **被膜**　在通过肾中部的腹后壁横切标本上,观察肾的3层被膜。肾被膜自内向外依次为纤维囊、脂肪囊、肾筋膜(图1-2-5-3)。

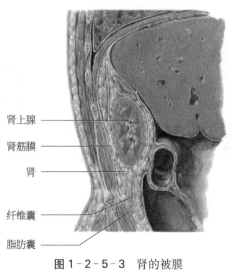

图1-2-5-3　肾的被膜

二、输尿管

取泌尿生殖概观标本,结合腹膜后间隙的器官标本,观察输尿管的位置、分部和 3 个狭窄的部位(图 1-2-5-4)。

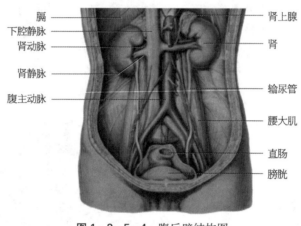

膈　　　　　　　　　　　　　肾上腺
下腔静脉
肾动脉　　　　　　　　　　　　肾
肾静脉
　　　　　　　　　　　　　　　输尿管
腹主动脉
　　　　　　　　　　　　　　　腰大肌
　　　　　　　　　　　　　　　直肠
　　　　　　　　　　　　　　　膀胱

图 1-2-5-4　腹后壁结构图

三、膀胱

1. **外部形态**　取离体膀胱标本,结合男、女性盆腔正中矢状切面标本,观察膀胱的形态、位置和毗邻(图 1-2-5-5)。

2. **内部形态**　取切开的膀胱壁标本,辨认输尿管的开口和尿道内口,观察膀胱三角的形态特点,辨认膀胱尖、膀胱体、膀胱底和膀胱颈(图 1-2-5-6)。

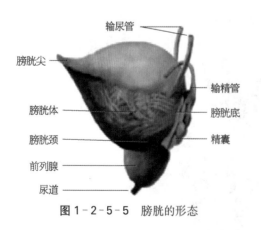

输尿管
膀胱尖
　　　　　　　输精管
膀胱体
　　　　　　　膀胱底
膀胱颈
　　　　　　　精囊
前列腺
尿道

图 1-2-5-5　膀胱的形态

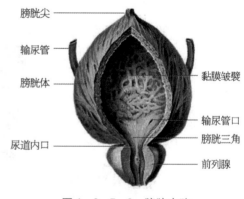

膀胱尖
输尿管
膀胱体　　　　　　黏膜皱襞
　　　　　　　　　输尿管口
尿道内口　　　　　膀胱三角
　　　　　　　　　前列腺

图 1-2-5-6　膀胱内腔

四、女性尿道

在女性骨盆腔正中矢状切面标本上,观察女性尿道的位置、长度、开口部位和特点。

(王从荣)

任务二 泌尿系统组织结构观察

肾脏

1. **染色** HE染色。

2. **肉眼观察** 标本呈扇形,表面染色较深,为皮质;深部染色较浅,为髓质。

3. **低倍镜观察**

(1) 被膜:位于肾的表面,由致密结缔组织构成。

(2) 皮质:位于被膜的深面,可见大小不等、形状不一的小管断面,其内有很多呈圆形的肾小球,而髓质内则无肾小球。此外,在皮质和髓质的交界处有较大的血管,即弓形动、静脉。

(3) 髓质:主要由肾锥体组成,可见平行的直管自肾锥体底部伸向肾乳头,肾乳头突向肾小盏内。髓质包括髓袢和集合小管。

4. **高倍镜观察**

(1) 皮质(图1-2-5-7)

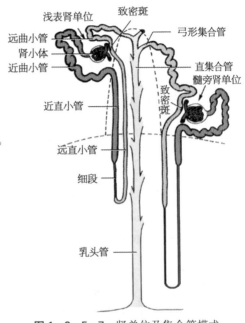

图1-2-5-7 肾单位及集合管模式

1) 肾小体:切面呈圆形,由血管球和肾小囊组成。偶见有入球微动脉和出球微动脉出入的血管极或与近端小管曲部相连的尿极。血管球由毛细血管构成,肾小囊脏层(内层)细胞紧贴毛细血管外面。内皮、肾小囊脏层及球内系膜细胞不易分辨。肾小囊壁层(外层)为单层扁平上皮,脏、壁两层细胞之间是肾小囊腔(图1-2-5-8)。

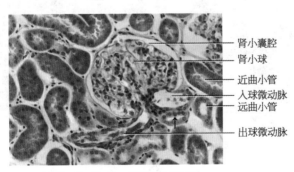

图1-2-5-8 肾的微细结构

→致密斑

2) 近端小管曲部(近曲小管):切面数目较多,管径较粗,管壁较厚,管腔小而不整齐。上皮细胞呈锥体形,界限不清;胞质嗜酸性较强,着红色;胞核呈圆形,位于细胞基底部,胞核之间的距离较大(图1-2-5-8)。

3) 远端小管曲部(远曲小管):切面较近曲小管少,管径较小,管壁较薄,管腔较大而整齐。上皮细胞呈立方形,界限较清楚;胞质嗜酸性弱,着色浅;胞核呈圆形,位于细胞中央或近腔面,胞核之间的距离较小(图1-2-5-8)。

4) 致密斑:在皮质寻找有血管极的肾小体,在此处可见远曲小管靠近肾小球血管极一侧的上皮细胞逐渐变高、变窄,排列整齐,胞核密集且靠近腔面,即为致密斑。

(2) 髓质:重点观察细段和集合小管。

1) 细段:选择肾锥体底部的细段进行观察。管径最细,管壁由单层扁平上皮构成,胞核呈卵圆形并突向管腔,胞质着色浅,界限不清。注意与毛细血管相区别。

2) 集合管:上皮细胞呈立方形或柱状,至肾乳头时呈高柱状。细胞界限清楚,胞质清晰,胞核着色较深。

(王新艳)

任务三　泌尿系统病理变化观察

一、大体标本观察

1. **慢性肾小球肾炎**　肾脏体积明显缩小,重量减轻,肾表面凹凸不平,呈颗粒状(如粟粒或芝麻大小),此外尚见小囊形成。切面皮质变薄,纹理不清,皮质与髓质之间界线不清,髓质亦缩小,血管未见明显改变,肾盂周围的脂肪组织相对增多(图1-2-5-9)。

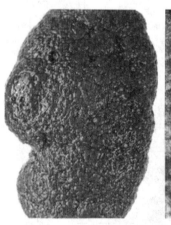
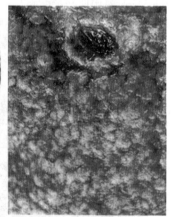

图1-2-5-9　慢性肾小球肾炎

2. **慢性肾盂肾炎**　肾脏体积缩小,重量减轻,肾包膜增厚,剥离时与肾脏有轻度粘连,肾表面有许多界线不清、形状不规则的凹陷性瘢痕,造成肾表面凹凸不平。切面皮质变薄,纹理不清,皮质与髓质交界分不清,肾盂、肾盏均扩张,肾盂黏膜增厚,粗糙,肾乳头萎缩(图1-2-5-10)。

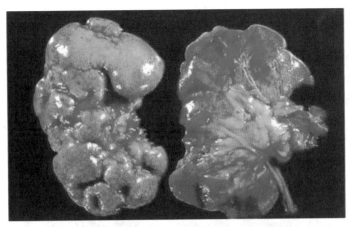

图 1 - 2 - 5 - 10　慢性肾盂肾炎

3. **肾癌**　切面可见单个灰白色圆形肿物,肿瘤边界清楚,蔓延至肾盏、肾盂。

二、镜下标本观察

1. **慢性肾小球肾炎**

(1) 低倍镜:见肾小球大小不等,数量减少,肾小管部分扩张、部分萎缩甚至消失。

(2) 高倍镜:见萎缩的肾小球呈不同程度的纤维样变或玻璃样变,囊壁亦见增厚,其所属肾小管萎缩,甚至消失。部分肾小球代偿性肥大(部分有轻度纤维组织增生及玻璃样的倾向),所属肾小管则扩张,腔内见蛋白质管型。间质纤维组织增生,血管扩张充血,多有淋巴细胞浸润(图 1 - 2 - 5 - 11)。

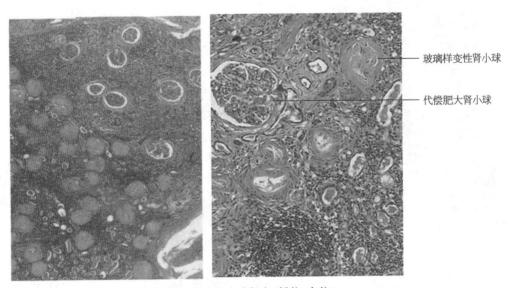

玻璃样变性肾小球

代偿肥大肾小球

图 1 - 2 - 5 - 11　慢性肾小球肾炎(低倍、高倍)

2. **弥漫性毛细血管内增生性肾小球肾炎**

(1) 低倍镜:可见病变弥漫累及几乎所有肾小球,肾小球内细胞数目增多,肾小球体积增大,肾间质充血和炎症细胞浸润。

(2) 高倍镜:肾小球内血管内皮细胞和系膜细胞增生肿胀伴少量中性粒细胞及单核细胞浸润,毛细血管腔甚至闭塞,很少见到红细胞,肾小球呈贫血状态;肾小管尤其是近曲小管的上皮细胞肿胀,颗粒变性,部分肾小管内可见蛋白质及白细胞管型;肾间质毛细血管扩张充血及炎症细胞浸润(图1-2-5-12)。

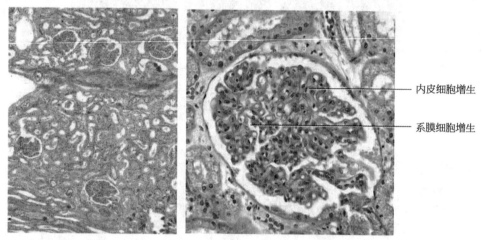

内皮细胞增生

系膜细胞增生

图1-2-5-12 弥漫性毛细血管内增生性肾小球肾炎(低倍、高倍)

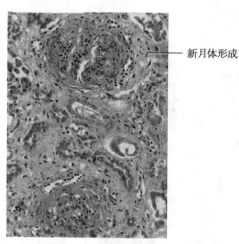

新月体形成

图1-2-5-13 新月体性肾小球肾炎

3. **弥漫性新月体性肾小球肾炎**

(1) 低倍镜:多数肾小球内可见新月体和环状体形成。

(2) 高倍镜:可见肾小球囊壁层上皮细胞高度增生成多层,状如新月(即新月体),有细胞性、纤维细胞性和纤维性3种形式,重者包绕整个血管丛,构成环状体;部分肾小球毛细血管丛与增生的新月体相互粘连,肾小球囊或肾小球毛细血管丛受新月体压迫而塌陷并纤维化或完全玻璃样变性,其所属的肾小管亦发生萎缩;部分肾小球正常或代偿性肥大,所属肾小管亦扩大;间质纤维组织增生伴少量淋巴细胞浸润(图1-2-5-13)。

4. **急性肾盂肾炎**

(1) 低倍镜:可见局限于肾间质的炎性病灶,随后可能累及肾小管,导致小管结构破坏,脓肿形成。

(2) 高倍镜:早期可见大量中性粒细胞浸润,血管充血,累及肾小管时常可见中性粒细胞管型。

5. 慢性肾盂肾炎

(1) 低倍镜：可见病变灶性分布，夹杂于相对正常的肾组织之间，肾间质内有大量的纤维组织增生和较多的慢性炎症细胞浸润。

(2) 高倍镜：可见肾间质内有淋巴细胞、浆细胞和少量中性粒细胞浸润及纤维组织增生；部分肾小球、肾小管也被累及而纤维化和萎缩，少数肾小管扩张，其中有均匀红染的胶样蛋白，个别腔内见中性粒细胞；肾盂黏膜增厚，局部上皮脱落或鳞化。

（简蓉蓉）

实验六　生殖系统与腹膜观察

【实验目的】

1. 生殖系统大体结构观察

(1) 能在模型上指出男、女性生殖器官的位置及组成。

(2) 能描述睾丸的位置、结构特点与功能。

(3) 能在模型上指出输精管道的位置、分部；能在模型上认识男性尿道的长度、分部、弯曲和狭窄。

(4) 能在模型上指出前列腺的位置、描述结构特点并陈述其功能。

(5) 能描述卵巢位置、形态、功能；能阐明输卵管、子宫的位置和分部。

(6) 能识别阴道穹隆，并能在模型上指出阴道后穹的位置，理解其临床意义。

(7) 能在模型上指出腹膜形成的结构。

(8) 观察乳房外形及剖面结构。

2. 生殖系统组织结构观察

(1) 能在镜下认识睾丸、卵巢的组织结构特点。

(2) 识别不同发育阶段的精子与卵子。

3. 生殖系统病理变化观察

(1) 能独立观察葡萄胎的镜下病变特点并进行描述。

(2) 观察葡萄胎、恶性葡萄胎、子宫肌瘤、子宫绒毛膜上皮癌等大体标本的病变特点。

【实验材料】

1. 生殖系统与腹膜大体结构观察　男性生殖器的模型和标本；男、女性盆腔正中矢状切面模型和标本；女性生殖器的模型和标本；盆底肌及会阴的模型和标本；腹腔器官及腹膜模型与标本；多媒体设备，生殖系统的大体模型和标本的图片和视频。

2. 生殖系统组织结构观察　卵巢组织切片；睾丸组织切片；子宫内膜(增生期、分泌期)组织切片；多媒体设备，生殖系统微细结构的图片和视频。

3. 生殖系统病理变化观察

(1) 病理标本：子宫颈管内膜息肉、子宫腺肌病、葡萄胎、侵袭性葡萄胎、绒毛膜上皮癌、子宫颈癌。

(2) 病理切片：子宫腺肌病、葡萄胎、侵袭性葡萄胎、绒毛膜癌、乳腺浸润性导管癌、慢性子宫颈炎。

【思考】

(1) 在标本上确认前列腺的位置,并从结构上理解前列腺增生并发症产生的原因。

(2) 男性尿道分为几个部分? 有哪些狭窄和弯曲? 临床意义是什么?

(3) 输卵管分为哪几部分? 各有什么临床意义?

(4) 子宫的固定装置有哪些? 各自主要的作用是什么?

(5) 在切片上识别不同发育阶段的卵泡并描述结构差别。

(6) 月经周期中,子宫壁的结构发生了哪些改变?

(7) 试以子宫颈癌为例,阐述恶性肿瘤的扩散与转移。

(8) 试以乳腺癌为例,说明恶性肿瘤的生长与扩散。

任务一　生殖系统与腹膜大体结构观察

一、男性生殖系统

1. **睾丸与附睾**　能在模型上确认睾丸与附睾的位置并描述形态特点(图 1 - 2 - 6 - 1～图 1 - 2 - 6 - 3)。

2. **输精管与精索**　能在模型上指出输精管的行程,识别精索的组成、射精管的形成和开口(图 1 - 2 - 6 - 1)。

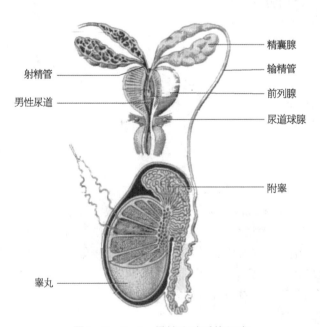

图 1 - 2 - 6 - 1　男性生殖系统组成

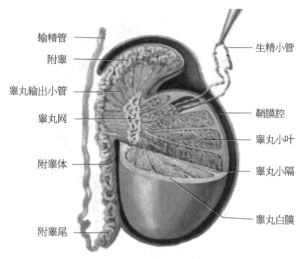

输精管
附睾
睾丸输出小管
睾丸网
附睾体
附睾尾

生精小管
鞘膜腔
睾丸小叶
睾丸小隔
睾丸白膜

图 1-2-6-2 睾丸和附睾(剖面)

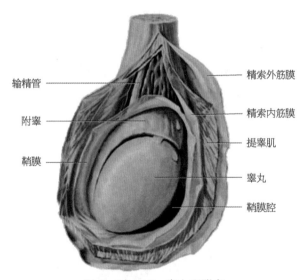

输精管
附睾
鞘膜

精索外筋膜
精索内筋膜
提睾肌
睾丸
鞘膜腔

图 1-2-6-3 睾丸和附睾

   3. **精囊与前列腺** 能在模型上指出精囊与前列腺的位置,认识精囊与输精管壶腹和直肠的关系(图 1-2-6-1)。

   4. **阴囊与阴茎** 在模型上确认阴囊的位置,理解其结构特点,指出阴茎的分部,以及识别阴茎海绵体和尿道海绵体(图 1-2-6-4)。

   5. **男性尿道** 在模型上指出男性尿道的位置、长度、分部、弯曲和狭窄(图 1-2-6-4)。

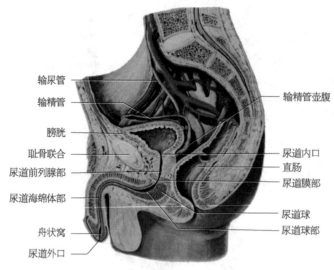

图1-2-6-4 男性盆腔正中矢状切面

二、女性生殖系统结构

1. **卵巢** 在模型上指出卵巢位置并描述其形态(图1-2-6-5和图1-2-6-6)。

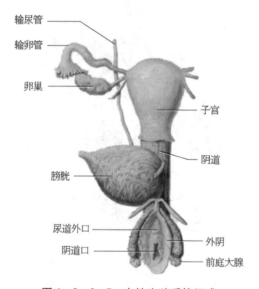

图1-2-6-5 女性生殖系统组成

2. **输卵管** 在模型上指出输卵管位置、分部(输卵管子宫部、输卵管峡部、输卵管壶腹部、输卵管漏斗部、输卵管伞)(图1-2-6-6)。

3. **子宫** 在模型上指出:子宫位置和毗邻关系;子宫形态和分部(子宫底、子宫体、子宫颈),子宫腔,子宫颈管,子宫口;子宫阔韧带和子宫圆韧带(图1-2-6-6)。

4. **阴道** 指出阴道位置、阴道穹隆及阴道后穹和直肠子宫陷凹关系、阴道开口位置(图1-2-6-7)。

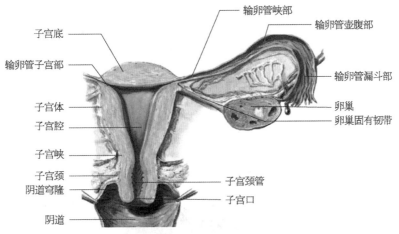

图 1-2-6-6　子宫及其附件

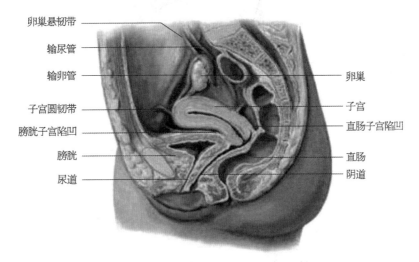

图 1-2-6-7　女性盆腔正中矢状切面

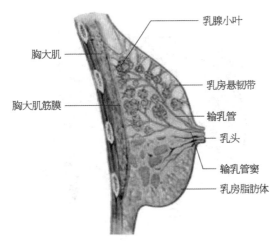

图 1-2-6-8　乳房矢状切面

5. **女阴** 指出阴道前庭位置、尿道口和阴道口的位置关系。

6. **会阴** 指出会阴(广义和狭义)的范围、尿生殖膈和盆膈的组成及穿过的结构。

7. **乳房** 由皮肤、乳腺、脂肪组织和纤维构成(图1-2-6-8)。

三、腹膜

在模型上指出腹膜壁层、腹膜脏层、腹膜腔、腹膜形成的结构(肠系膜、小网膜、大网膜、网膜孔、陷凹),描述腹膜与脏器的关系(内位器官、间位器官、外位器官)(图1-2-6-9~图1-2-6-12)。

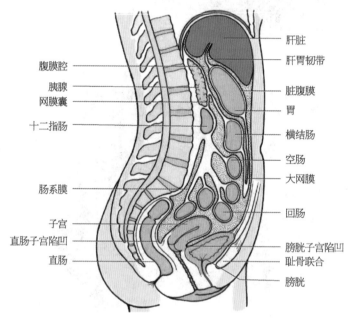

图1-2-6-9 女性腹腔正中矢状切面

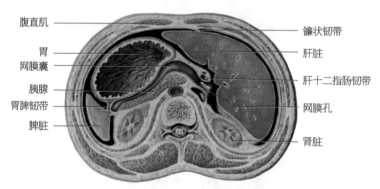

图1-2-6-10 腹腔横切面(平网膜孔)

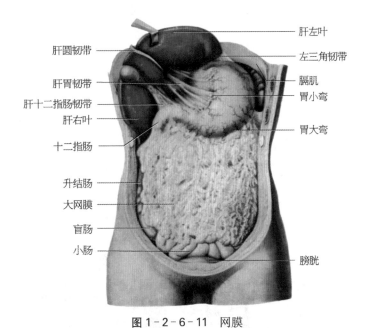

肝左叶
肝圆韧带
左三角韧带
肝胃韧带
膈肌
肝十二指肠韧带
胃小弯
肝右叶
十二指肠
胃大弯
升结肠
大网膜
盲肠
小肠
膀胱

图 1-2-6-11 网膜

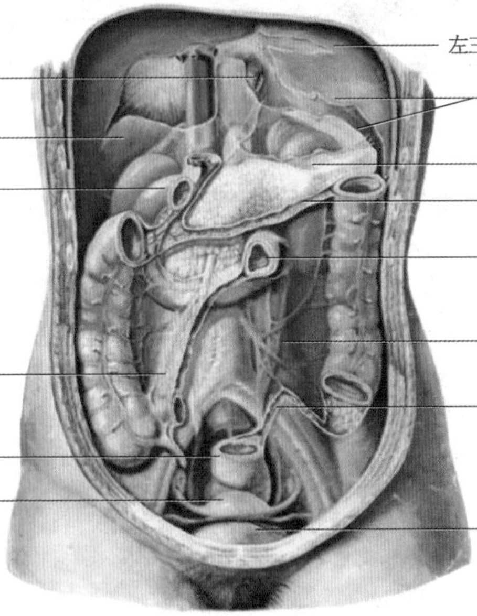

食管
左三角韧带
右三角韧带
脾肾韧带
十二指肠降部
胰腺
横结肠系膜
空肠
输尿管
肠系膜
乙状结肠系膜
直肠
子宫
膀胱

图 1-2-6-12 腹后壁腹膜的配布

（姚 磊）

任务二 生殖系统组织结构观察

一、睾丸

1. **染色** HE染色。

2. **肉眼观察** 标本中呈椭圆形的为睾丸,它的一侧有一个长条形的组织,为附睾。

3. **低倍镜观察** 表面是由致密结缔组织构成的睾丸白膜,其深面有很多不同切面的生精小管,生精小管的基部为一层粉红色的基膜,基膜以内的管壁为数层大小不等的细胞。紧贴基膜外的梭形细胞为肌样细胞。生精小管之间的结缔组织中血管丰富,并含体积较大的间质细胞。

4. **高倍镜观察** 生精小管管壁由生精上皮构成,分为生精细胞和支持细胞两种(图1-2-6-13)。

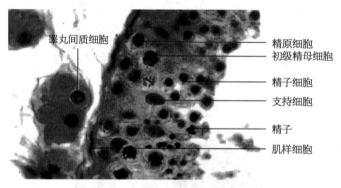

图1-2-6-13 生精上皮与睾丸间质

(1)生精细胞:按发育过程有秩序地排列,从外向内可见以下细胞。

1)精原细胞:位于基膜上,细胞较小,呈立方形或椭圆形;胞核呈圆形,着色较深。

2)初级精母细胞:位于精原细胞内侧,为数层体积较大的圆形细胞,胞核呈圆形,较大。细胞常处于有丝分裂前期,胞核内有粗大、着深蓝色的染色体交织成球状。

3)次级精母细胞:位于初级精母细胞内侧,细胞较小,胞核呈圆形,着色较深。由于其存在时间较短,故在切片中不易见到。

4)精子细胞:靠近腔面,细胞更小,胞核圆且小,染色较深。

5)精子:精子头呈芝麻粒形,成群聚集在支持细胞顶端,尾部不清。

(2)支持细胞:位于生精细胞之间,其形状难以辨认,胞核较大,多呈三角形,其长轴与管壁垂直,染色质很少,着色浅,核仁明显。

(3)间质细胞:位于生精小管间的结缔组织内,常三五成群,细胞体积较大,呈圆形或多边形,胞核常偏位,着色浅,核仁明显,胞质呈嗜酸性,泡沫样,内含小脂滴。

二、卵巢

1. **染色** HE染色。

2. **肉眼观察** 标本为卵圆形,周围部分为皮质,可见大小不等的空泡,为发育中的卵泡。中央着色较浅的狭窄部分为髓质。

3. **低倍镜观察**

(1) 被膜:由表面的单层扁平或立方上皮及深面薄层结缔组织形成的白膜组成。

(2) 皮质:占卵巢的大部分,有许多大小不一的各期卵泡,卵泡间为结缔组织(图1-2-6-14)。

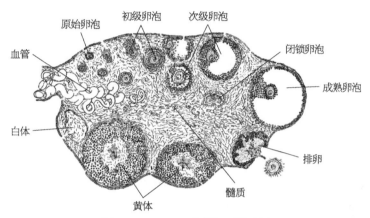

图1-2-6-14 卵巢切面模式图

(3) 髓质:狭小,由疏松结缔组织构成,血管较多。皮质和髓质无明显的界限。

4. **高倍镜观察** 重点观察发育各期的卵泡(图1-2-6-15)。

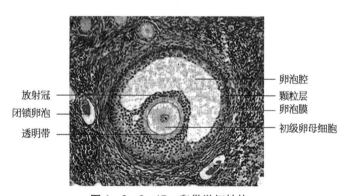

图1-2-6-15 卵巢微细结构

(1) 原始卵泡:位于皮质浅部,数量很多。体积小,由中央一个初级卵母细胞和周围一层扁平的卵泡细胞构成。初级卵母细胞较大,胞核大而圆,呈空泡状,核仁明显。卵泡细胞的界限不清楚,胞核为扁圆形。

(2) 初级卵泡:中央仍为初级卵母细胞,体积稍大,周围是单层立方或矮柱状多层卵泡细胞,在初级卵母细胞与卵泡细胞间有一层嗜酸性的透明带。

（3）次级卵泡：卵泡细胞间出现大小不一的腔隙或合并成一个大腔，即卵泡腔，内含卵泡液。初级卵母细胞和周围的一些卵泡细胞被挤至卵泡一侧，形成卵丘。初级卵母细胞增大，紧靠初级卵母细胞的一层卵泡细胞成为柱状，呈放射状排列，即放射冠。另一部分卵泡细胞分布在卵泡壁的腔面，称为颗粒层。卵泡壁外面为卵泡膜，由结缔组织构成。分内、外两层，内层含较多细胞和小血管，外层含纤维多。

（4）成熟卵泡：是卵泡发育的最后阶段，体积增大至直径1 cm左右，向卵巢表面突出。

（5）闭锁卵泡：即退化的卵泡，可发生在卵泡发育的各期，故闭锁卵泡的结构不完全相同。表现为卵细胞形状不规则或萎缩消失、透明带皱缩、卵泡壁塌陷等。

（6）间质腺：次级卵泡退化时，卵泡膜内层细胞变肥大，呈多边形，胞质为空泡状，着色浅。这些细胞被结缔组织和血管分隔成细胞团或索，即间质腺。

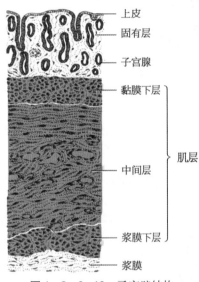

图1-2-6-16　子宫壁结构

（上皮、固有层、子宫腺、黏膜下层、肌层、中间层、浆膜下层、浆膜）

三、子宫（增生期）

1. **染色**　HE染色。

2. **肉眼观察**　标本呈长方形，一端被染成紫色的为内膜，其余部分很厚，被染成红色的为肌层。

3. **低倍镜观察**　分辨子宫壁的内膜、肌层和浆膜层（图1-2-6-16）。

（1）内膜：由单层柱状上皮和较厚的固有层组成。固有层中含子宫腺，为单管状腺，数量不多。螺旋动脉较少。

（2）肌层：很厚，由许多平滑肌束和结缔组织构成。肌纤维排列方向不一致，中部的结缔组织中含较多血管。

（3）浆膜：由薄层结缔组织和间皮构成。

4. **高倍镜观察**　重点观察内膜。

（1）子宫腺：较直，腺腔较小且无分泌物，腺上皮与内膜上皮相同，亦为单层柱状上皮。

（2）基质细胞：数量多，呈梭形或星形，细胞界限不清楚，胞核较大，呈卵圆形。

四、子宫（分泌期）

1. **染色**　HE染色。

2. **肉眼观察**　标本呈长方形，一侧被染成紫色的为内膜，其余被染成红色的为肌层。

3. **低倍镜观察**　可见子宫腔面的子宫内膜较增生期厚。固有层内的子宫腺更多，腺腔更大，不规则，腺腔内充满分泌物。

4. **高倍镜观察**　重点观察内膜，注意与增生期内膜相比较，内膜的固有层内结缔组织疏松。细胞较增生期更多而肥大，血管更丰富。

（王新艳）

任务三 生殖系统病理变化观察

一、大体标本观察

1. **子宫颈管内膜息肉** 息肉 6 cm×2.5 cm×2.5 cm 大小,蒂连结于颈管外口与内口之间,呈灰白色或黑褐色,质软(图 1-2-6-17)。

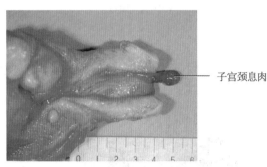

　　子宫颈息肉

图 1-2-6-17 子宫颈息肉

2. **子宫腺肌病(弥漫型)** 子宫均匀增大,切面可见增厚的子宫壁中弥漫性散在大小不等的小腔,呈灰白色,结构疏松。小腔隙周围可见平滑肌纤维呈旋涡状排列,与平滑肌瘤相似,故有腺肌瘤之称。与周围肌层的分界不如平滑肌瘤明显。

3. **葡萄胎** 呈葡萄状的水泡组织,2 cm×1 cm 大小,呈灰白色,半透明状,且大小不等,大者如黄豆大小,小的如针尖大小(图 1-2-6-18)。

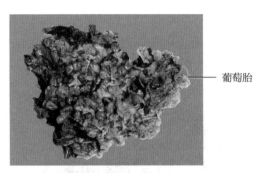

　　葡萄胎

图 1-2-6-18 葡萄胎

4. **侵蚀性葡萄胎** 子宫全切标本,已切开,12 cm×10 cm×4 cm 大小。切面可见子宫壁肌层内有大小不等、深浅不同的水泡状组织,有出血,有几处可见穿透子宫浆膜(图 1-2-6-19)。

5. **绒毛膜上皮癌** 癌肿呈结节状,单个。结节呈黑、灰色,质软脆,颇似血肿,直径约

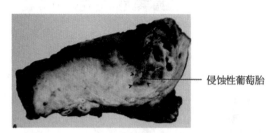

图 1-2-6-19 侵蚀性葡萄胎

9 cm。子宫体积明显增大。

　　6. **子宫颈癌** 子宫标本一个,体积明显增大。宫颈增大显著,呈灰白色,菜花状(图 1-2-6-20)。

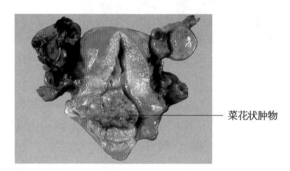

图 1-2-6-20 子宫颈癌(外生菜花型)

二. 镜下标本观察

　　1. **子宫腺肌病** 子宫肌层中出现子宫内膜腺体及间质,呈岛状分布,其周围有肥大的平滑肌纤维。异位的腺体往往呈增生期改变(图 1-2-6-21)。

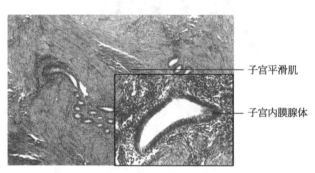

图 1-2-6-21 子宫腺肌病

2. **葡萄胎**(图1-2-6-22) 绒毛高度水肿,间质内充满淡红色水肿液。间质血管消失。滋养细胞增生,部分可见成堆的滋养细胞。

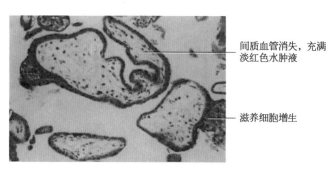

间质血管消失,充满
淡红色水肿液

滋养细胞增生

图1-2-6-22 葡萄胎

3. **侵蚀性葡萄胎** 绒毛肿大,滋养层细胞增生,增生的细胞异型性明显(图1-2-6-23)。绒毛侵入子宫肌层(诊断依据)。

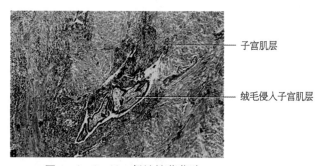

子宫肌层

绒毛侵入子宫肌层

图1-2-6-23 侵蚀性葡萄胎

4. **绒毛膜癌** 切片取自子宫肌壁,见肌层中大量成片的滋养细胞浸润,无血管和间质,无绒毛结构。滋养细胞异型性大,细胞形态、大小、染色深浅不甚一致,部分细胞核呈圆形,核膜、核仁清楚,胞质分界较清楚的称为郎格汉斯细胞;部分细胞融合成片,胞质丰富红染,核为多个。切片见郎格汉斯细胞增生明显,并有显著出血坏死(图1-2-6-24)。

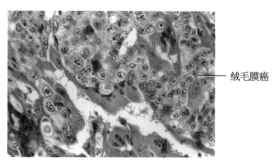

绒毛膜癌

图1-2-6-24 绒毛膜癌

5. **乳腺浸润性导管癌**   组织学形态多种多样,癌细胞排列成巢状、团索状或伴有少量腺样结构。可保留部分原有的导管内原位癌结构,或完全缺如。癌细胞大小形态各异,一般多形性明显,核分裂象多见,常见局部肿瘤细胞坏死。癌细胞周围间质有致密的纤维组织增生,癌细胞在纤维间质内浸润生长。

6. **慢性子宫颈炎**   子宫颈黏膜充血水肿,间质内有淋巴细胞、浆细胞和单核细胞等炎症细胞浸润(图1-2-6-25)。

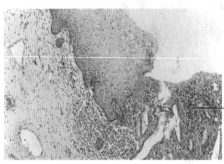

淋巴细胞、浆细胞和单核细胞等炎症细胞浸润

图1-2-6-25   慢性子宫颈炎

（相   霞）

实验七   血液系统观察

【实验目的】

1. 血涂片制作与观察

(1) 掌握微量采血及血涂片的制作方法。

(2) 能在显微镜下辨认红细胞,并描述其结构特点。

(3) 能在显微镜下区分白细胞的种类。

(4) 能在显微镜下识别中性粒细胞、淋巴细胞、单核细胞、嗜酸性粒细胞、嗜碱性粒细胞的结构特点。

2. 血液系统病理变化观察

(1) 能独立观察霍奇金淋巴瘤的镜下病变特点。

(2) 观察并讨论各种血液系统疾病器官的大体标本病变特点。

【实验材料】

1. 血涂片制作与观察   医用采血针、酒精棉球、载玻片、血推片、瑞氏染液、蒸馏水、光学显微镜。

2. 血液系统病理变化观察

(1) 病理标本: 霍奇金淋巴瘤、非霍奇金淋巴瘤。

（2）病理切片：霍奇金淋巴瘤、非霍奇金淋巴瘤。

【思考】

（1）血涂片制作的关键环节是什么？

（2）请描述观察到的镜下各种血细胞的颜色、形态和数量。

（3）每个人对血细胞分类的结果与本组其他人使用同一标本的同学是否一致，分析原因。

（4）细菌感染时白细胞分类中哪项细胞会增高？

（5）比较急性非特异性淋巴结炎和慢性非特异性淋巴结炎的区别。

（6）简述霍奇金淋巴瘤的类型及病变特点。

（7）列举 3 种非霍奇金淋巴瘤，并叙述其病变特点。

任务一 血细胞涂片制作与观察

一、实训步骤和方法

（1）取末梢血（指尖或耳垂）一滴置于载玻片的一端，左手持载玻片，右手以边缘平滑的血推片的一端从血滴前方后移接触血滴，血滴即沿血推片散开。然后使血推片与载玻片的夹角保持 30°～45°平稳地向前移动，载玻片上留下一薄层血膜（图 1－2－7－1）。

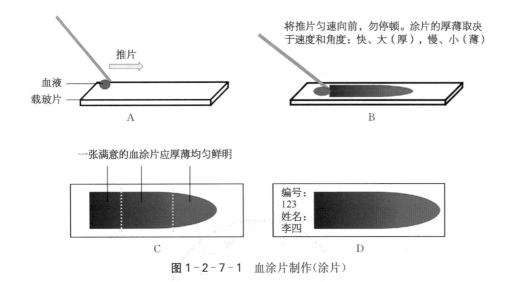

图 1－2－7－1 血涂片制作（涂片）

（2）血涂片制成后可手持载玻片在空气中挥动，使血膜迅速干燥，以免血细胞皱缩。用蜡笔在血膜两侧划线，以防染液溢出，然后将血膜平放在染色架上。加瑞氏染液 2～3 滴，使其覆盖整个血膜，固定 0.5～1.0 分钟。滴加等量或稍多的新鲜蒸馏水，与染料混匀染色 5～10 分钟（图 1－2－7－2）。

（3）用清水冲去染液，待自然干燥或用吸水纸吸干后，即可置血涂片于显微镜下进行镜检。

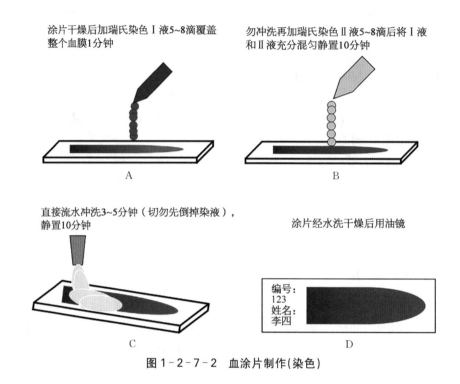

涂片干燥后加瑞氏染色Ⅰ液5~8滴覆盖整个血膜1分钟

勿冲洗再加瑞氏染色Ⅱ液5~8滴后将Ⅰ液和Ⅱ液充分混匀静置10分钟

直接流水冲洗3~5分钟（切勿先倒掉染液），静置10分钟

涂片经水洗干燥后用油镜

编号：
123
姓名：
李四

图1-2-7-2 血涂片制作(染色)

二、镜下观察血涂片

分别用低倍镜、高倍镜和油镜观察血涂片,注意观察不同的血细胞的形态和其镜下数量的区别。

1. **低倍镜** 选择涂片的体尾交界处染色良好的区域,涂片上白细胞多被推向边缘。故观察时注意选择部位。

2. **高倍镜** 分辨红细胞、各种白细胞、血小板。图1-2-7-3为油镜下正常的血涂片。在正常情况下血膜外观为粉红色,在显微镜下红细胞呈肉红色。白细胞胞质能显示各种细胞

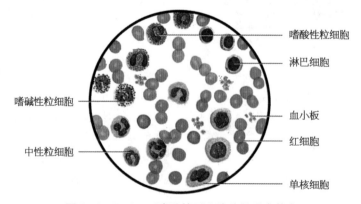

嗜酸性粒细胞

淋巴细胞

嗜碱性粒细胞

血小板

红细胞

中性粒细胞

单核细胞

图1-2-7-3 正常油镜下血涂片的形态特点

特有的色彩:嗜酸性颗粒为碱性蛋白质,与酸性染料伊红结合,被染成粉红色,称为嗜酸性物质;细胞核蛋白和淋巴细胞胞质为酸性,与碱性染料亚甲蓝(美蓝)结合,被染成紫蓝色,称为嗜碱性物质;中性颗粒呈等电状态与伊红和亚甲蓝均可结合,被染成淡紫色,称为中性物质。根据色彩及形态不同可区分出各类血细胞(图1-2-7-3)。

(1) 红细胞(erythrocyte):数量多,为小而圆的无核细胞,染成粉红色。在涂片上多为正面观,由于红细胞成双凹盘状,故细胞边缘染色比中央的深。

(2) 中性粒细胞(neutrophilic granulocyte, neutrophil):是白细胞数量最多的一种,占白细胞50%~70%,胞质呈淡红色,有细而分布均匀的中性颗粒,被染成粉紫色,核多分叶,可为杆状或2~5叶,以3叶最多,被染成紫色。

(3) 嗜酸性粒细胞(eosinophilic granulocyte, eosinophil):比中性粒细胞稍大,占0.5%~3%,较难找。胞质呈粉红色,含有粗大而分布均匀的嗜酸性颗粒,被染成红色。细胞核多为两叶。

(4) 嗜碱性粒细胞(basophilic granulocyte, basophil):数量最少,占0~1%,不易找到。胞质被染成淡粉色,含有大小不等、分布不均匀的嗜碱性颗粒,为深紫蓝色,充满胞质,常常遮盖胞核。胞核性状不规则或呈半月形,位于细胞中央。

(5) 淋巴细胞(lymphocyte):较多,占20%~30%,体积大小不等,以小淋巴细胞为多,其体积似红细胞。大淋巴细胞体积大。淋巴细胞胞核占胞体大部分,染色深,呈深紫色。胞质很少呈天蓝色,围绕在核的周围。

(6) 单核细胞(monocyte):是血液中最大的细胞,数量较少,占3%~8%,核呈马蹄形或肾形,染色质较少,故核染色较浅而比较明亮。胞质为浅蓝灰色,含噬天青颗粒,分散分布,较少。

(7) 血小板(blood platelet, thrombocyte):形状不规则,成群存在于红细胞之间,呈小的粉红色点状结构。

三、实训结果和分析

观察油镜下的各种血细胞,根据血细胞的形态特点区分辨别不同血细胞的名称。指出哪种血细胞数量最多,哪种血细胞数量其次,哪种血细胞数量较少,哪种血细胞数量最少?

四、注意事项

(1) 载玻片的清洗:新载玻片常有游离碱质,因此应用清洗液或10%盐酸浸泡24小时,然后再彻底清洗。用过的载玻片可放入适量肥皂水或合成洗涤剂的清水中煮沸20分钟,再用热水将肥皂和血膜洗去,用自来水反复冲洗,必要时再置于95%乙醇中浸泡1小时,然后擦干或烤干备用。使用载玻片时只能手持载玻片边缘,切勿触及载玻片表面,以保持载玻片清洁、干燥、中性、无油腻。

(2) 细胞染色对氢离子浓度十分敏感,配制瑞氏染液必须用优质甲醇,稀释染液必须用缓冲液,冲洗用水应近中性,否则各种细胞染色反应异常,致使细胞的识别困难,甚至造成错误。

(3) 一张良好的血涂片,要求厚薄适宜,头、体、尾分明,分布均匀,边缘整齐,两侧留有空隙。血涂片制好后最好立即固定染色,以免细胞溶解和发生退行性变。

(4) 血膜未干透,细胞尚未牢固附在载玻片上,在染色过程中容易脱落,因此血膜必须充分干燥。

（5）染液不可过少,以防蒸发,干燥染料沉着于血涂片上难冲洗干净。

（6）冲洗时应用流水将染液冲去,不能先倒掉染液,以免染料沉着于血涂片上。

（吴学平）

任务二 血液系统病理变化观察

一、大体标本观察

1. **霍奇金淋巴瘤** 病变的淋巴结肿大,早期可活动,随着病程的进展,相邻肿大的淋巴结相互粘连,融合成大的肿块。肿块常呈结节状,正常的淋巴结结构被破坏,被瘤组织取代。切面灰白色呈鱼肉状,可有灶性坏死。随着纤维化程度的增加,肿块质地由软变硬(图 1-2-7-4)。

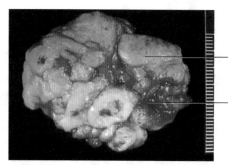

肿瘤呈鱼肉状,增生成大小不等的结节

肿瘤有灶性坏死,并引起出血

图 1-2-7-4 霍奇金淋巴瘤

2. **非霍奇金淋巴瘤** 非霍奇金淋巴瘤大多数原发于淋巴结,少部分首发于淋巴结外器官或组织,表现为局部淋巴结肿大和局部肿块。图 1-2-7-5 为发生于肠系膜淋巴结的非霍奇金淋巴瘤,肠管被瘤组织所包裹,淋巴结的正常结构被肿瘤破坏,瘤组织融合成肿块;切面呈灰白色,多有出血、坏死(图 1-2-7-5)。

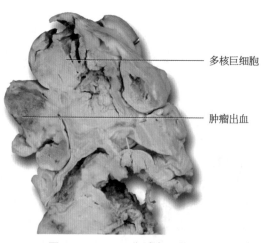

多核巨细胞

肿瘤出血

图 1-2-7-5 非霍奇金淋巴瘤

二、镜下标本观察

1. **霍奇金淋巴瘤** 在以淋巴细胞为主的多种炎症细胞混合浸润的背景上,有不等量的 R-S 细胞及其变异细胞散布。经典型的 R-S 细胞(诊断性 R-S 细胞)是一种直径 20~50 mm 或更大的双核或多核的瘤巨细胞。瘤细胞呈圆形或椭圆形,胞质丰富,略嗜酸性或嗜碱性,细胞核呈圆形或椭圆形,为双核或多核。染色质粗糙,沿核膜聚集呈块状,核膜厚而清楚。核内有一大而醒目的、直径与红细胞相当的、嗜酸性的中位的核仁,呈包含体样,核仁周围有空晕。典型的 R-S 细胞的双核面对面地排列,彼此对称,形成所谓的镜影细胞(mirror image cell)。具有上述形态的单核瘤巨细胞称为霍奇金细胞。除了经典的 R-S 细胞外,还有变异的霍奇金细胞也可以出现,分别为核多叶有褶皱的陷窝细胞、体积巨大的多核瘤巨细胞、多个分叶核的爆米花细胞和凋亡红色的木乃伊细胞(图 1-2-7-6)。

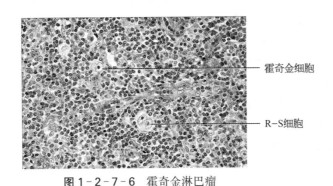

霍奇金细胞

R-S细胞

图 1-2-7-6 霍奇金淋巴瘤

2. **非霍奇金淋巴瘤** 弥漫性大 B 细胞淋巴瘤为弥漫增生的大 B 细胞恶性肿瘤,是最常见的非霍奇金淋巴瘤。淋巴结结构或结外组织被弥漫性的肿瘤组织所侵占取代。瘤细胞体积大,直径为小淋巴细胞的 4~5 倍,细胞形态多样,核呈圆形或卵圆形,染色质边集,有单个或多个核仁(图 1-2-7-7)。

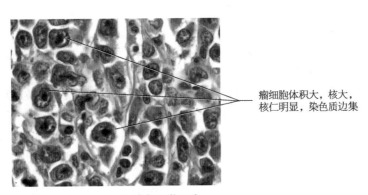

瘤细胞体积大,核大,核仁明显,染色质边集

图 1-2-7-7 非霍奇金淋巴瘤

(李 慧)

实验八　脉管系统观察

【实验目的】

1. 脉管系统大体结构观察

(1) 能在模型上描述脉管系统的组成与功能;能阐明体循环、肺循环的途径与功能。

(2) 能描述心的位置、外形、心腔的结构;能了解心的传导系统;能在模型上指出心的营养血管及心的静脉;能在标本上描述心包的结构。

(3) 能在模型上指出和描述肺循环的血管。

(4) 能指出主动脉的起始、行程及主要分支;能阐明头颈、上肢、胸部的动脉主干的起始、位置及分布范围;能阐明腹部、盆部、下肢动脉主干的起止、位置及主要分支的分布范围。

(5) 能描述上、下腔静脉的组成、位置、属支和收集范围;能阐明陈述颈内、外静脉的起始、位置、收集范围和注入部位,静脉角的概念,面静脉的结构特点及与颅内静脉窦的交通;能在模型上指出上、下肢浅静脉的起始、行程和注入部位;能描述奇静脉的位置、收集范围和注入部位;能指出门静脉的组成、位置、主要属支、收集范围;能在模型上指出门静脉与上、下腔静脉吻合途径。

(6) 能描述淋巴系统组成;能描述淋巴导管的名称、功能;能指出全身主要淋巴结的位置、功能;能指出脾的位置、形态。

2. 脉管系统组织结构观察

(1) 通过观察动脉、静脉的组织切片,认识血管壁组织结构,并理解动脉与静脉功能的组织学基础。

(2) 通过观察心脏的组织切片,了解心壁的层次及各层结构的组织学特点。

3. 脉管系统病理变化观察

(1) 独立观察风湿性心肌炎及冠状动脉粥样硬化的镜下病变特点。

(2) 能独立观察绒毛心、风湿性心内膜炎、动脉粥样硬化、心肌梗死、高血压性心脏病的大体标本特点。

【实验材料】

1. 脉管系统大体结构观察　人体半身模型及标本;大、小心脏模型,心脏标本,心包与纵隔模型及标本;躯干后壁的动脉、静脉标本及模型;头颈动脉、静脉标本及模型;上肢动脉、静脉标本和模型;胸、腹部动脉、静脉标本和模型;男、女性盆部(矢状切开)及下肢动脉、静脉标本及模型;肝门静脉标本和模型;全身淋巴管和淋巴结模型1套;全身淋巴管和淋巴结灌注的标本;胸腔器官的淋巴管和淋巴结标本;腹腔器官的淋巴管和淋巴结标本;腹股沟浅淋巴管和浅淋巴结标本。

2. 脉管系统组织结构观察　人大动脉、中动脉、小动脉组织切片;人大静脉、中静脉、小静脉组织切片;犬心脏组织切片。

3. 脉管系统病理变化观察

(1) 病理标本:风湿性心内膜炎、二尖瓣狭窄、主动脉粥样硬化、心肌梗死、高血压性心脏病、原发性颗粒性固缩肾。

(2)病理切片:风湿性心肌炎、高血压细动脉硬化、冠状动脉粥样硬化、病毒性心肌炎。

【思考】

(1)通过观察心脏的模型,指出心腔的表面分界是什么?

(2)与四个心腔相通的血管有哪些? 描述血液流动方向。

(3)心脏内有哪些瓣膜? 描述其结构特点和开口方向。

(4)对照标本和模型说明手背静脉网注入抗生素通过什么途径到达胆囊炎病灶?

(5)对照模型,指出大隐静脉血栓最容易堵塞在哪里? 途径是什么?

(6)门静脉高压会产生什么症状? 对照标本解释其形成的解剖学基础。

(7)扁桃体发炎、乳腺肿瘤、胃癌晚期可能引起哪些淋巴结肿大? 在标本上指出其位置。

(8)大动脉与中动脉在组织结构上有何异同? 这与它们在功能上的不同有何联系?

(9)动脉与静脉在组织结构上的主要区别是什么? 如何在切片上区分动脉、静脉?

(10)二尖瓣狭窄是如何产生的? 它如何引起血流动力学的改变? 会引起哪些后果?

(11)试述动脉粥样硬化症的基本病变。

(12)冠状动脉、脑动脉粥样硬化可引起哪些后果?

(13)请对本实验的大体标本和切片标本做出病理诊断。

(14)风湿病的基本病理变化有哪些?

任务一　脉管系统大体结构观察

一、心脏

1. **心脏的位置和外形**　观察胸腔解剖标本,可见心脏位于中纵隔内,膈的上方,被心包包裹。心的2/3位于正中线左侧,心尖朝向左前下方。心脏表面的冠状沟、前室间沟及后室间沟因被血管及脂肪充填,故不甚明显(图1-2-8-1)。

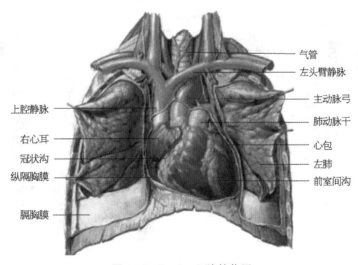

图1-2-8-1　心脏的位置

2. **心腔的形态** 取切开心壁暴露心腔的标本观察,心脏有 4 个腔,即右心房、左心房、右心室和左心室。左、右两心房和左、右两心室间分别由房间隔和室间隔分隔,同侧心房与心室之间有房室口相通(图 1-2-8-2)。

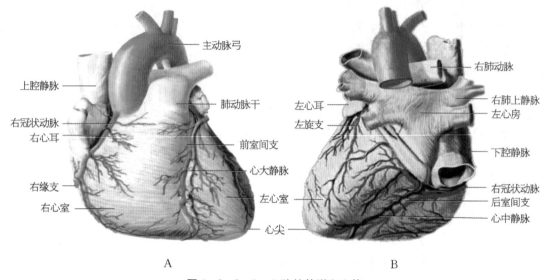

图 1-2-8-2 心脏的外形和血管

A. 前面观;B. 后面观

(1) 右心房:观察其上壁有上腔静脉口,下壁有下腔静脉口,与右心室相通的孔道即右房室口,右房室口与下腔静脉口之间有一较小的开口即冠状窦口。在房间隔的下部注意辨认卵圆窝。

(2) 右心室:辨认右房室口周缘附着的三尖瓣,三尖瓣向下突入右心室。注意观察连于瓣膜的腱索及与腱索相连的乳头肌。右心室左上方的开口为肺动脉口,口周缘有 3 片半月形的瓣膜,即肺动脉瓣。在与肺动脉口之间的右室壁上,注意辨认室上嵴(图 1-2-8-3)。

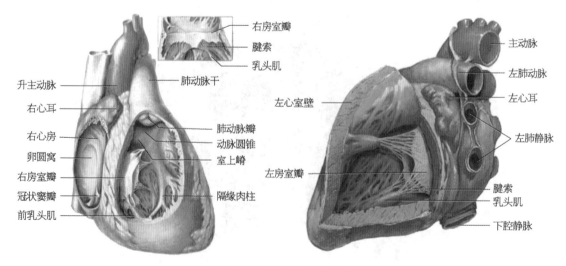

图 1-2-8-3 心脏的内腔

（3）左心房：观察其突向右前方的部分即左心耳，其后部两侧各有两个开口，为两侧肺静脉的开口，左心房前下方的开口即左房室口（图1-2-8-3）。

（4）左心室：辨认左房室口周缘附着的二尖瓣，左房室口的内侧有流出道的出口，即主动脉口，口周围也附着3片半月形的瓣膜即主动脉瓣（图1-2-8-3和图1-2-8-4）。

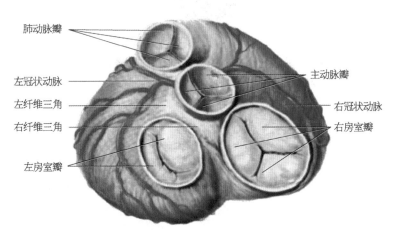

图1-2-8-4　心瓣膜和纤维环（上面观）

3. **心脏的血管**　观察心脏血管标本。

（1）动脉：左、右冠状动脉为营养心脏的两条动脉主干。两动脉均起始于升主动脉，行于心外膜深面（图1-2-8-2）。

（2）静脉：主要有心大、中、小静脉，3条静脉均汇入冠状沟后部的冠状窦，后者开口于右心房（图1-2-8-2）。

4. **心包**　心包是包在心的外面及大血管根部的囊状结构。辨认纤维性心包及浆膜性心包，区分浆膜性心包的脏层和壁层，注意观察心包腔的形成。

5. **心脏的传导系统**　窦房结、房室结、房室束、左束支、右束支、浦肯野纤维（图1-2-8-5）。

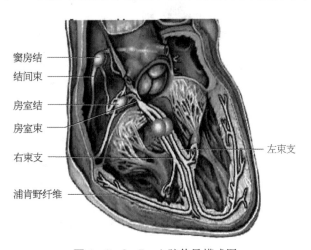

图1-2-8-5　心脏传导模式图

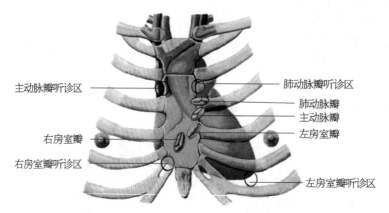

主动脉瓣听诊区

肺动脉瓣听诊区
肺动脉瓣
主动脉瓣
左房室瓣

右房室瓣

右房室瓣听诊区

左房室瓣听诊区

图 1-2-8-6 心脏的体表投影及听诊区

6. **心脏的体表投影及听诊区** 能在自己身体上确认心的边界以及听诊区(图 1-2-8-6)。

(姚 磊)

二、全身动脉

1. **肺动脉及其分支** 取离体心模型,对照胸腔解剖标本观察。肺动脉为一短而粗的血管干,起始于右心室,向左上方走行,至主动脉弓下方分为 2 支,即左、右肺动脉。观察它们的行径,寻认动脉韧带。

2. **主动脉及其分支** 结合离体心标本及胸腔解剖标本,观察躯干后壁动脉标本。主动脉为最粗大的动脉干,它由左心室发出后,斜向右上方,继向左后方弯曲,沿脊柱下降,至第 4 腰椎体下缘水平分为左、右髂总动脉(图 1-2-8-7)。

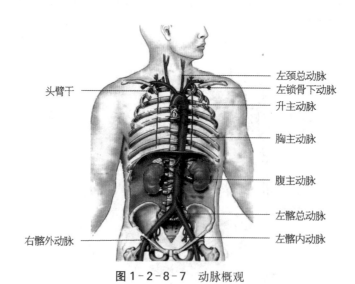

头臂干

左颈总动脉
左锁骨下动脉
升主动脉

胸主动脉

腹主动脉

左髂总动脉

右髂外动脉

左髂内动脉

图 1-2-8-7 动脉概观

(1) 头颈部的动脉：头颈部的动脉主干是颈总动脉。注意观察左、右颈总动脉起点的差别,可见颈总动脉经胸锁关节后方,沿气管和食管两侧上升,至甲状软骨上缘分成两终支,即颈内动脉和颈外动脉。观察左、右颈外动脉的分支甲状腺上动脉、舌动脉、面动脉、颞浅动脉,上颌动脉的行程及分布。颈外动脉还发出枕动脉和耳后动脉,向后上行走,分布到枕顶部和耳后部;咽升动脉,沿咽侧壁上升至颅底,分布至咽、颅底等处。注意同侧颈外动脉分支之间、同侧与对侧颈外动脉分支之间亦有丰富的动脉吻合。颈外动脉与颈内动脉、锁骨下动脉的许多分支之间亦有比较丰富的吻合。当一侧颈外动脉或其分支被结扎后,可通过上述吻合建立比较充分的侧支循环(图1-2-8-8)。

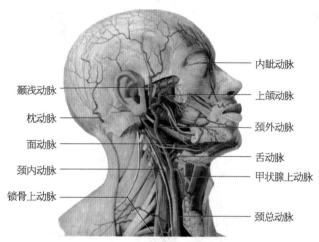

图1-2-8-8 头颈部右侧动脉

(2) 锁骨下动脉及上肢的动脉：结合胸腔解剖标本和上肢血管标本,注意观察左、右锁骨下动脉起始的差别。锁骨下动脉起始后斜向上行,经胸膜顶前方,向外穿斜角肌间隙至第1肋外侧缘,移行为腋动脉(图1-2-8-9)。腋动脉行于腋窝深部,至大圆肌下缘移行为肱动脉。锁骨下动脉的主要分支有：椎动脉、胸廓内动脉、甲状颈干。腋动脉的主要分支有：胸肩峰动脉、胸外侧动脉、肩胛下动脉、旋肱前动脉、旋肱后动脉。肱动脉：在大体标本上注意观察肱动脉沿肱二头肌内侧下行至肘窝,平桡骨颈高度,分为桡动脉和尺动脉。肱动脉位置表浅,在活体能触及其搏动,当前臂和手部出血时,可在臂中部将该动脉压向肱骨以暂时止血。在大体标本前臂的深层肌表面辨认桡、尺动脉及其分支。在手掌注意观察掌浅弓和掌深弓的位置、组成(图1-2-8-10和图1-2-8-11)。

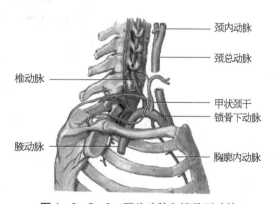

图1-2-8-9 颈总动脉和锁骨下动脉

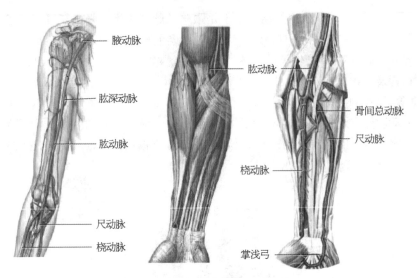

图 1 - 2 - 8 - 10　上肢的动脉

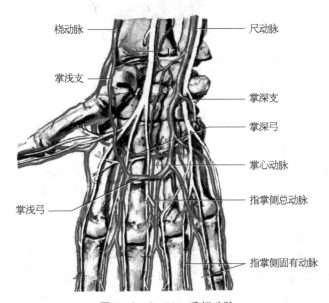

图 1 - 2 - 8 - 11　手部动脉

（3）胸部的动脉：胸部的动脉主干为胸主动脉。取躯干后壁动脉标本，观察胸主动脉壁支在肋间隙内的走行概况（图 1 - 2 - 8 - 12）。

（4）腹部的动脉：腹部的动脉主干为腹主动脉。动脉标本观察，可见腹主动脉壁支主要为 1 对膈下动脉（分布于膈和肾上腺）和 4 对腰动脉。腹主动脉的脏支有肾动脉、肾上腺中动脉、睾丸动脉（女性为卵巢动脉）和腹腔干、肠系膜上动脉、肠系膜下动脉等（图 1 - 2 - 8 - 13～图 1 - 2 - 8 - 15）。

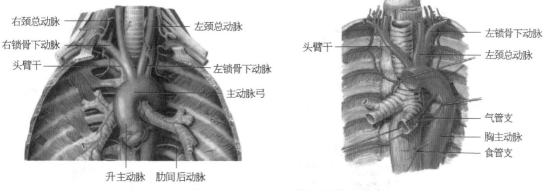

右颈总动脉
右锁骨下动脉
头臂干
左颈总动脉
左锁骨下动脉
主动脉弓

升主动脉 肋间后动脉

头臂干
左锁骨下动脉
左颈总动脉
气管支
胸主动脉
食管支

图 1 - 2 - 8 - 12 主动脉及其分支

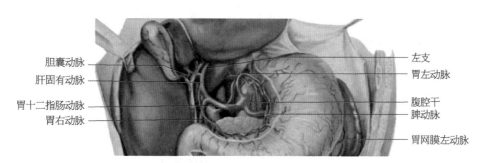

胆囊动脉
肝固有动脉
胃十二指肠动脉
胃右动脉

左支
胃左动脉
腹腔干
脾动脉
胃网膜左动脉

图 1 - 2 - 8 - 13 腹腔干及其分支

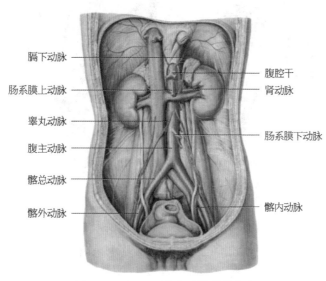

膈下动脉
肠系膜上动脉
睾丸动脉
腹主动脉
髂总动脉
髂外动脉

腹腔干
肾动脉
肠系膜下动脉
髂内动脉

图 1 - 2 - 8 - 14 腹主动脉及其分支

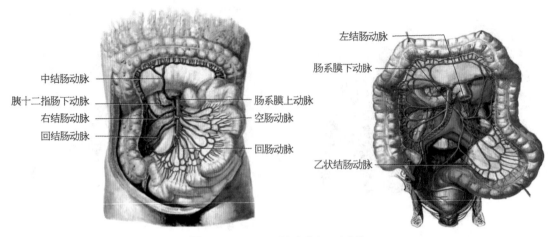

图 1 - 2 - 8 - 15　肠系膜上、下动脉

在主动脉裂孔的稍下方,自腹主动脉前臂发出的一条短而粗的血管为腹腔干,它立即分为3 支,即胃左动脉、肝总动脉和脾动脉。在腹腔干的稍下方,起自腹主动脉前壁的动脉即肠系膜上动脉,它向下经胰头和十二指肠水平部之间。肠系膜下动脉约在第 3 腰椎水平起自腹主动脉的前壁,向左下方走行。

(5) 盆部及下肢的动脉:观察盆部及下肢动脉标本,可见在骶髂关节的前方,髂总动脉分为 2 支,下降入骨盆的 1 支为髂内动脉,沿腰大肌内侧缘下行的为髂外动脉(图 1 - 2 - 8 - 16)。

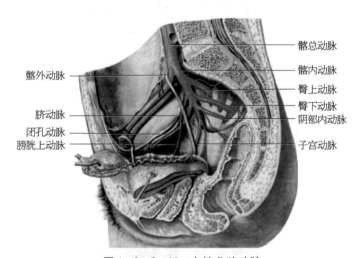

图 1 - 2 - 8 - 16　女性盆腔动脉

髂总动脉的分支包括脏支和壁支两支:①壁支:包括闭孔动脉、臀上动脉、臀下动脉、髂腰动脉、骶外侧动脉。闭孔动脉在穿闭膜管之前还发出耻骨支,在股环附近,可与腹壁下动脉的分支吻合,形成异常闭孔动脉,在股疝手术时应注意。②脏支:包括脐动脉、膀胱下动脉、直肠下动脉、子宫动脉、阴部内动脉等。注意观察子宫动脉与输尿管的关系:子宫动脉沿盆侧壁向内下方走行,进入子宫阔韧带两层之间,跨输尿管的前上方,接近子宫颈处发出阴道支,其本干沿子宫侧缘迂曲上行至子宫底,分支营养子宫、输卵管和卵巢。

髂外动脉沿腰大肌内侧缘下行,经腹股沟韧带中点稍内侧的后方入股部,移行为股动脉。髂外动脉的主要分支为腹壁下动脉,该动脉在腹股沟韧带上方发自髂外动脉,向内上分布于腹直肌。股动脉在股三角内下行,至股三角下方穿收肌管和收肌腱裂孔转向背侧,入腘窝,改名为腘动脉。在腘窝下部,腘动脉分为胫前动脉与胫后动脉,下降入小腿(图 1 - 2 - 8 - 17 和图 1 - 2 - 8 - 18)。

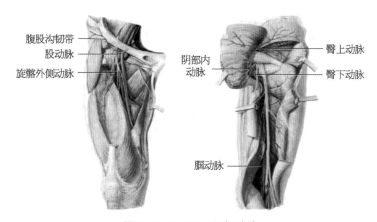

图 1 - 2 - 8 - 17　股部动脉

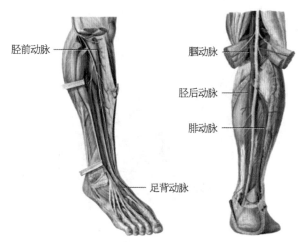

图 1 - 2 - 8 - 18　小腿及足部动脉

结合教材内容对照图谱、模型、尸体标本,观察各部动脉的起止、位置、分部及各部发出的分支。尸体、活体对照体会各部动脉的体表投影。

（刘　丽）

三、全身静脉(图1-2-8-19)

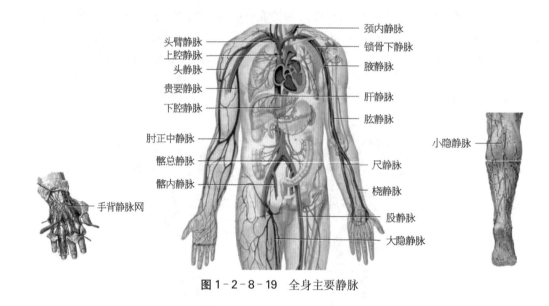

图1-2-8-19　全身主要静脉

1. **肺静脉**　观察胸腔解剖标本和离体心标本。每侧肺有两条肺静脉,离开肺门后,横行向内,注入左心房。

2. **头颈部的静脉**　取头颈部标本观察静脉,可见颈部两条主干,即颈内静脉与颈外静脉(图1-2-8-20)。

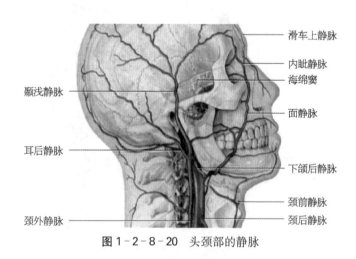

图1-2-8-20　头颈部的静脉

(1) 颈内静脉:起自颅底的颈静脉孔,初伴颈内动脉,继而伴颈总动脉下行,至胸锁关节后方,与锁骨下静脉汇合形成头臂静脉,观察两静脉汇合处所形成的静脉角。颈内静脉的属支包括颅内支及颅外支,本实验仅观察颅外支中的面静脉、下颌后静脉、咽静脉、舌静脉和甲状腺上静脉、甲状腺中静脉等。

1）面静脉：在眼内眦处起自内眦静脉，与面动脉伴行至下颌角下方与下颌后静脉的前支汇合，下行至舌骨大角处注入颈内静脉。

2）下颌后静脉：由颞浅静脉与上颌静脉在腮腺内汇合而成，下行达腮腺下端，分为前、后两支。前支向前下方汇合成面静脉；后支与耳后静脉及枕静脉合成颈外静脉。颞浅静脉和上颌静脉均收纳同名动脉分布区的静脉血。

（2）颈外静脉：沿胸锁乳突肌表面下降，注入锁骨下静脉。

3. **上肢的静脉**

（1）上肢的深静脉：上肢的深静脉与同名动脉伴行，最后合成腋静脉。腋静脉在第1肋骨外侧缘延续为锁骨下静脉。锁骨下静脉与锁骨下动脉伴行。

（2）上肢的浅静脉：有两条主干，即桡侧的头静脉和尺侧的贵要静脉，两静脉在肘窝处借正中静脉相连。

1）头静脉：起于手背静脉网的桡侧，逐渐转至前臂屈侧，初沿前臂桡侧皮下，经肘部，继沿肱二头肌外侧上行，过三角肌胸大肌间沟，穿深筋膜，注入腋静脉。收纳手和前臂桡侧掌面和背面的浅静脉的血液。

2）贵要静脉：起于手背静脉网的尺侧，逐渐转至前臂的屈侧，沿着前臂尺侧皮下，经肘窝继续沿肱二头肌内侧上行，至上臂中点稍下方，穿深筋膜汇入肱静脉，或伴随肱静脉向上注入腋静脉。收集手和前臂尺侧的浅静脉的血液。

3）肘正中静脉：粗而短，变异甚多，斜位于肘窝皮下，常连接贵要静脉和头静脉。临床上常通过肘部浅静脉进行药物注射、输血或采血(图1-2-8-19)。

4. **胸部的静脉** 在已打开的上纵隔内确认与右心房相连的上腔静脉，寻找上腔静脉至心房后壁的奇静脉，观察奇静脉的各级属支，确定其收集静脉血的范围。观察躯干后壁的静脉标本，可见奇静脉沿胸椎体右侧上行至第4胸椎处弯曲向前方，注入上腔静脉。

上腔静脉为上腔静脉系的主干，是一条粗短的静脉，由左、右头臂静脉合成，位于升主动脉的右侧，注入右心房。在胸锁关节后方，左、右颈内静脉与左、右锁骨下静脉分别汇合成左、右头臂静脉，汇合处为静脉角，颈内静脉的属支与颈外动脉的分支同名且伴行。

5. **腹部的静脉** 腹部的静脉有直接注入下腔静脉的肾静脉、睾丸静脉(女性为卵巢静脉)和肝静脉等。肝门静脉由肠系膜上静脉与脾静脉在胰头、体交界处后方汇合而成，斜向右上方走行，进入肝十二指肠韧带，经肝固有动脉和胆总管之间的后方，至肝门，分左、右支入肝，出肝后注入下腔静脉。注意观察肝门静脉的主要属支：肠系膜上静脉、脾静脉、肠系膜下静脉、胃左静脉、胃右静脉、胆囊静脉、附脐静脉。肠系膜上静脉和肠系膜下静脉均与同名动脉伴行(图1-2-8-21和图1-2-8-22)。

6. **盆部的静脉** 盆部与下肢的静脉主干是髂总静脉。髂总静脉与同名动脉伴行，在骶髂关节的前方由同侧的髂内静脉及髂外静脉汇合而成。

观察躯干后壁的静脉标本，可见两侧总静脉约在第5腰椎高度合成下腔静脉。下腔静脉为下腔静脉系的主干，是全身最粗大的静脉，位于腹主动脉的右侧。收集盆部回流血液的主干是髂内静脉，髂内静脉与髂内动脉伴行。

7. **下肢的静脉** 下肢的深静脉均与同名动脉相伴，最后汇入股静脉。下肢的浅静脉有两条主干，即大隐静脉和小隐静脉。大隐静脉沿途收集小腿和大腿内侧浅静脉外，在穿隐静脉裂

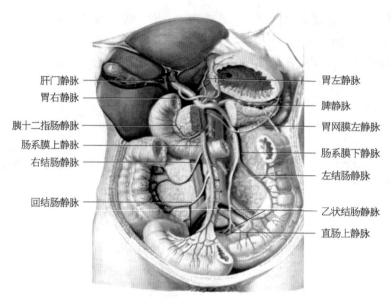

图 1-2-8-21 门静脉及其属支

肝门静脉
胃右静脉
胰十二指肠静脉
肠系膜上静脉
右结肠静脉
回结肠静脉

胃左静脉
脾静脉
胃网膜左静脉
肠系膜下静脉
左结肠静脉
乙状结肠静脉
直肠上静脉

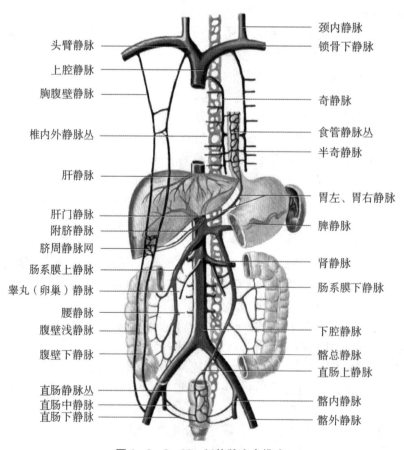

图 1-2-8-22 门静脉吻合模式

头臂静脉
上腔静脉
胸腹壁静脉
椎内外静脉丛
肝静脉
肝门静脉
附脐静脉
脐周静脉网
肠系膜上静脉
睾丸(卵巢)静脉
腰静脉
腹壁浅静脉
腹壁下静脉
直肠静脉丛
直肠中静脉
直肠下静脉

颈内静脉
锁骨下静脉
奇静脉
食管静脉丛
半奇静脉
胃左、胃右静脉
脾静脉
肾静脉
肠系膜下静脉
下腔静脉
髂总静脉
直肠上静脉
髂内静脉
髂外静脉

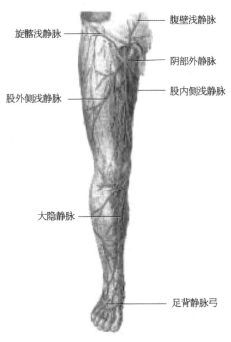

图 1 - 2 - 8 - 23 大隐静脉及其属支

孔前还接纳以下 5 条浅静脉：股内侧浅静脉、股外侧浅静脉、阴部外静脉、腹壁浅静脉和旋髂浅静脉。大隐静脉在内踝前上方处，位置表浅，临床常在此做静脉穿刺或切开(图 1 - 2 - 8 - 23)。

（刘　丽）

四、人体的淋巴管和淋巴器官

1. **淋巴管道** 淋巴管道包括毛细淋巴管、淋巴管、淋巴干和淋巴导管(图 1 - 2 - 8 - 24)。

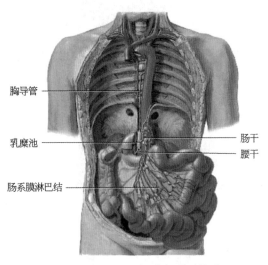

图 1 - 2 - 8 - 24 胸、腹部淋巴管道

(1) 淋巴管由毛细淋巴管汇集而成,位于全身皮下和深部动、静脉周围,可分为浅淋巴管和深淋巴管,此种标本只能在小儿灌注标本和牛心的淋巴灌注标本中观察到。

(2) 淋巴干全身共有9条,它们位于每一个重要局部。都由淋巴管汇集而成。易于观察到的部位是乳糜池的左、右腰干和肠干;右淋巴导管注入右静脉角处的右颈干、右锁骨下干和右支气管纵隔干以及胸导管注入左静脉角处的左颈干、左锁骨下干和左支气管纵隔干。

(3) 右淋巴导管和胸导管:①右淋巴导管:短,约1.5 cm长,此淋巴导管可以不是由3条淋巴干组成的,可以是2条,甚至是3条淋巴干分别注入锁骨下静脉、静脉角等部位。②胸导管是全身最长、最粗大的淋巴导管,收纳约全身3/4的淋巴回流。常在第1腰椎体前方由左、右腰干和肠干汇入,形成囊状膨大的乳糜池,然后向上经过膈主动脉裂孔入胸腔,注入左静脉角,注入处观察左颈干、左支气管纵隔干和左锁骨下干。

2. 淋巴器官 淋巴结的形态大小差别很大,但一般都有1个凸缘和1个凹缘,凸缘是输入淋巴管的进入处;而凹缘则是输出淋巴管的离开处,同时也是血管神经进入处,故凹缘称为淋巴结门。脾是人体最大的淋巴器官,位于左季肋区,胃底与膈之间,第9～11肋的深面,长轴与第10肋一致,分为膈、脏两面,前、后两端和上、下两缘。

3. 头颈部的淋巴管和淋巴结

(1) 头部的淋巴结:主要有枕淋巴结、乳突淋巴结、腮腺淋巴结、下颌下淋巴结和颏下淋巴结(图1-2-8-25)。

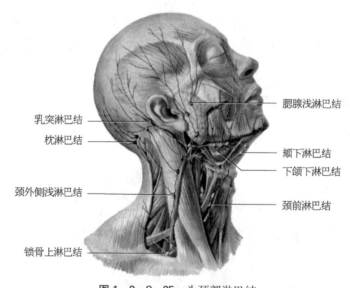

乳突淋巴结
枕淋巴结
颈外侧浅淋巴结
锁骨上淋巴结

腮腺浅淋巴结
颏下淋巴结
下颌下淋巴结
颈前淋巴结

图1-2-8-25 头颈部淋巴结

(2) 颈部的淋巴结:分为颈前淋巴结和颈外侧淋巴结两组。颈外侧淋巴结又分为颈外侧浅淋巴结(颈外静脉周围)和颈外侧深淋巴结,后者主要配布在颈内静脉周围。重点掌握和观察咽后淋巴结和锁骨上淋巴结(图1-2-8-25)。

4. 上肢的淋巴导管和淋巴结

(1) 肘淋巴结:位于肱骨内上髁上方。

（2）腋淋巴结：位于腋窝内，可分为5群，包括外侧淋巴结、胸肌淋巴结、肩胛下淋巴结、中央淋巴结和腋尖淋巴结(图1-2-8-26)。

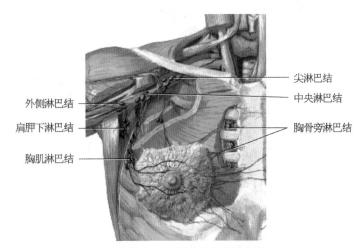

外侧淋巴结
肩胛下淋巴结
胸肌淋巴结
尖淋巴结
中央淋巴结
胸骨旁淋巴结

图1-2-8-26 乳腺的淋巴管和腋淋巴结

5. **胸部的淋巴管和淋巴结** 包括胸壁的淋巴结和胸腔器官的淋巴结两种(图1-2-8-27)。

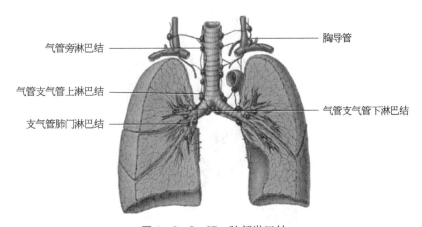

气管旁淋巴结
气管支气管上淋巴结
支气管肺门淋巴结
胸导管
气管支气管下淋巴结

图1-2-8-27 肺部淋巴结

（1）胸壁的淋巴结包括胸骨旁淋巴结、肋间淋巴结和膈上淋巴结等。

（2）胸腔器官的淋巴结包括纵隔前淋巴结、纵隔后淋巴结、肺门淋巴结、气管支气管淋巴结和气管旁淋巴结。

6. **腹部的淋巴管和淋巴结** 包括腹壁的淋巴结和腹腔脏器的淋巴结(图1-2-8-28)。

（1）腹壁的淋巴管和淋巴结：脐平面以上腹前壁的淋巴管一般注入腋淋巴结，脐平面以下腹前壁的淋巴管一般注入腹股沟浅淋巴结；腹后壁的淋巴结主要是腰淋巴结，此群淋巴结数量多，淋巴结大，分布在腹主动脉和下腔静脉周围。

（2）腹腔器官的淋巴结：主要有腹腔淋巴结、肠系膜上淋巴结和肠系膜下淋巴结。

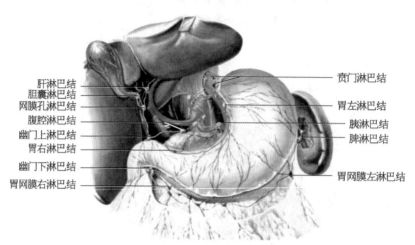

肝淋巴结
胆囊淋巴结
网膜孔淋巴结
腹腔淋巴结
幽门上淋巴结
胃右淋巴结
幽门下淋巴结
胃网膜右淋巴结

贲门淋巴结
胃左淋巴结
胰淋巴结
脾淋巴结
胃网膜左淋巴结

图 1-2-8-28 胃的淋巴管和淋巴结

7. **盆部的淋巴管和淋巴结** 盆部的淋巴管和淋巴结分为 4 群,包括左右对称的髂总淋巴结、髂内淋巴结、髂外淋巴结和单一的骶淋巴结(图 1-2-8-29)。

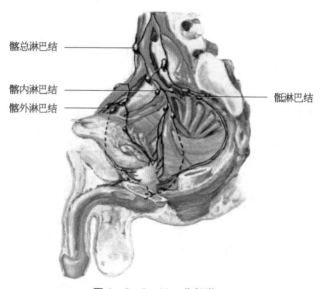

髂总淋巴结
髂内淋巴结
髂外淋巴结
骶淋巴结

图 1-2-8-29 盆部淋巴

8. **下肢的淋巴管和淋巴结** 下肢的淋巴管和淋巴结主要有腹股沟浅淋巴结(两群,即腹股沟浅淋巴结上群,位于腹股沟韧带下方;腹股沟浅淋巴结下群,位于大隐静脉末端周围)和腹股沟深淋巴结(位于股动、静脉根部周围)。

(刘 丽)

任务二 脉管系统组织结构观察

一、中动、静脉

肉眼观察：此标本上有两个血管的横切面,腔小而圆、壁厚者是动脉,腔大、壁薄者是静脉。

(一) 中动脉

1. **低倍镜观察** 管壁较厚,管腔较小而圆。由管腔面向外逐层观察：内膜最薄,其中内弹性膜染色红而亮,呈波纹状;中膜较厚,主要为数层环行排列的平滑肌;外膜与中膜等厚,主要由结缔组织构成(图1-2-8-30和图1-2-8-31)。

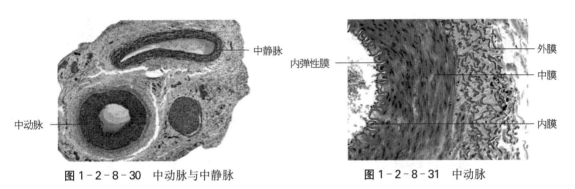

图1-2-8-30 中动脉与中静脉　　　　图1-2-8-31 中动脉

2. **高倍镜观察**

(1) 内膜：可分为3层(图1-2-8-31)。

内皮：由单层扁平上皮构成,核呈扁圆形,突向腔面,胞质不清。

内皮下层：极薄,由疏松结缔组织构成,多数不明显。

内弹性膜：为波纹状的薄膜,结构均匀,染色红而亮。

(2) 中膜：较厚,为多层环形平滑肌,纵切面的肌纤维之间为结缔组织,其间夹杂着弯曲状的弹性纤维,较细。

(3) 外膜：与中膜厚度相似,主要由结缔组织构成。在与中膜交界处,弹性纤维较多,构成数层不完整的外弹性膜。在外弹性膜之外为疏松结缔组织,内有小血管(营养血管)和神经分布。

(二) 中静脉

低倍镜观察 注意观察各层结构,并与中等动脉相比较(图1-2-8-32)。

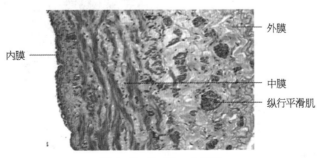

图1-2-8-32 中静脉

（1）内膜：内皮细胞的构成与动脉同；内皮下层不清，无内弹性膜。

（2）中膜：平滑肌不发达，排列较疏散，大部分呈环形排列，平滑肌间的结缔组织较多。

（3）外膜：最厚，与血管周围的结缔组织相移行。

二、大动脉

1. **肉眼观察** 此标本系大动脉壁的一段。较平坦的一侧为腔面，对侧为管壁的外面。

2. **低倍镜观察** 内、中、外三层膜的界限不清，内膜较薄，中膜最厚，外膜的结缔组织中有小血管的断面。

3. **高倍镜观察**（图1-2-8-33～图1-2-8-35）

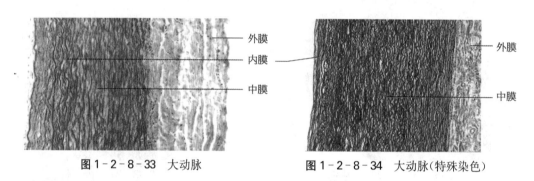

图1-2-8-33 大动脉　　　　　　图1-2-8-34 大动脉（特殊染色）

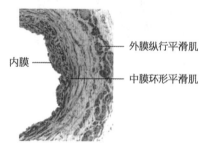

图1-2-8-35 大静脉

（1）内膜：可见内皮、内皮下层。内皮下层的结缔组织中散在着纵行平滑肌和弹性纤维，内弹性膜不明显，因此与中膜的分界不清。

（2）中膜：最厚，以弹性膜为主，其间夹有平滑肌和结缔组织。

（3）外膜：较薄，由结缔组织构成，含有弹性纤维、胶原纤维、营养血管和神经。

三、大静脉

1. **肉眼观察** 此标本系大静脉壁的一段。较平坦的一侧为腔面，对侧为管壁的外面。

2. **低倍镜观察** 大静脉的结构与中静脉相似，但管腔更大，管壁相对更薄。三层膜分界不清。中膜环形平滑肌少而排列疏松，外膜非常厚，占整个管壁厚度的大半，内有许多成束的纵行平滑肌。

> 附：请在大动脉外膜内找到小动、静脉进行观察对比（图1-2-8-36）。

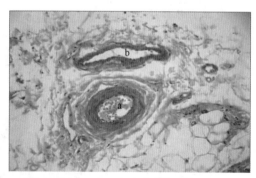

图1-2-8-36 大动脉外膜结缔组织内小动脉（a）和小静脉（b）

（1）小动脉：管腔小，管壁相对较厚。内膜除内皮外,其余两层不明显;中膜较厚,由几层平滑肌构成;外膜与周围的结缔组织相移行。

(2)小静脉:管腔较大,管壁甚薄,除内皮外,只有1～2层平滑肌和少量结缔组织。

四、心脏

1. **肉眼观察** 内、外膜很薄,染色浅;肌层很厚,有分层。

2. **低倍镜观察** 心内膜很薄,靠近腔面,染色浅。肌层厚,染色深。由大量走行方向不同的心肌纤维组成。心外膜在肌层之外,为心包脏层,由疏松结缔组织和间皮构成,其中含有较多的脂肪细胞、血管和神经(图1-2-8-37)。

3. **高倍镜观察**(图1-2-8-38)

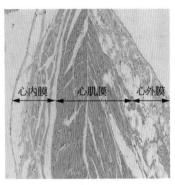

图1-2-8-37 心脏

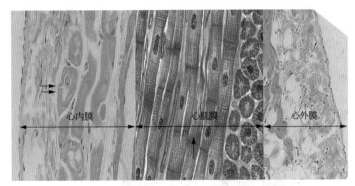

图1-2-8-38 心脏(高倍)

↑ ↑浦肯野纤维;↑闰盘

(1)心内膜:内皮位于腔面,其下为内皮下层,较薄,由结缔组织构成,在靠近心肌膜处为心内膜下层,在其内的疏松结缔组织中有时可见到一些斜切的染色较深、直径较大的束细胞(Purkinje fiber),束细胞的结构与心肌纤维相似,但较心肌纤维略短而粗,染色较浅淡。

(2)心肌膜:很厚,由多种切面的心肌纤维和结缔组织构成,结缔组织内有丰富的毛细血管。纵切的心肌纤维,呈细长形,有分支和明暗相间的横纹,核呈长圆形,位于肌纤维中央;相邻两心肌纤维的连接处为心肌闰盘。横切的心肌纤维为多边形,中央有一个圆形核。

(3)心外膜(心包脏层):由结缔组织构成,最外被覆一层间皮,表面光滑的结缔组织中有脂肪细胞、血管和神经分布。

(吴学平)

任务三 脉管系统病理变化观察

一、大体标本观察

1. **风湿性心内膜炎** 成人心脏,左心已被切开,二尖瓣瓣膜呈灰白色,明显增厚,变硬,瓣

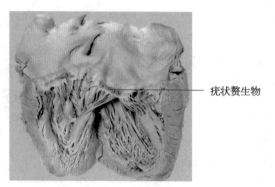

疣状赘生物

图 1-2-8-39 风湿性心内膜炎

膜的心房面关闭缘上有排列成行的赘生物,由粟粒至芝麻大小,呈淡棕黄色,腱索增粗、缩短,乳头肌亦比正常的肥大,左心室壁肥厚(图 1-2-8-39)。

2. **二尖瓣狭窄(风湿性心内膜炎)** 成人心脏,左心房已被剪开,二尖瓣瓣膜呈灰白色,增厚、变硬,两块瓣膜交界处有轻度粘连,瓣口变窄,左心房明显扩张(图 1-2-8-40)。

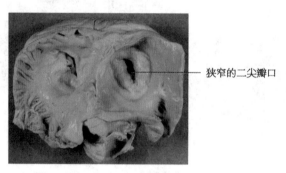

狭窄的二尖瓣口

图 1-2-8-40 二尖瓣狭窄

3. **主动脉粥样硬化** 动脉已被剪开,动脉内膜不光滑,可见点状条纹状突起的病灶,多数病灶为斑块状,呈灰黄色,部分为灰白色,其中以肋间动脉开口处的病变最严重,个别病灶已开始溃破(图 1-2-8-41)。

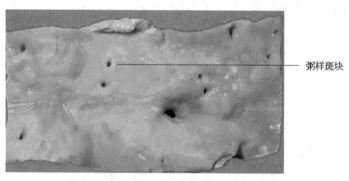

粥样斑块

图 1-2-8-41 动脉粥样硬化

4. 心肌梗死 心肌梗死灶的形状不规则,一般于梗死 6 小时后肉眼才能辨认。梗死灶呈苍白色,8～9 小时后呈黄色或土黄色,干燥,较硬,失去正常光泽。第 4 天在梗死灶周边出现明显充血、出血带,2～3 周后由于肉芽组织增生而呈红色。5 周后梗死灶逐渐被瘢痕组织所取代,呈灰白色(陈旧性梗死灶)(图 1-2-8-42)。

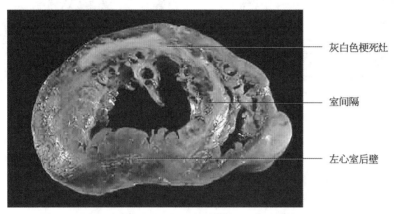

灰白色梗死灶

室间隔

左心室后壁

图 1-2-8-42 心肌梗死

5. 高血压性心脏病 成人心脏,左心室已被切开,左心室壁肥厚达 1.5 cm 左右(正常人左心室壁厚为 0.8～1 cm),乳头肌肥大,腱索增粗,心室无明显扩张(图 1-2-8-43)。

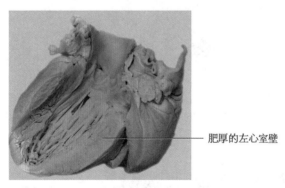

肥厚的左心室壁

图 1-2-8-43 高血压性心脏病

6. 原发性颗粒性固缩肾(高血压性肾病) 成人肾脏,已被切开,肾脏缩小(不太明显),肾包膜已剥离,包膜与实质之间无粘连现象,肾表面弥散性布满粟粒大小的颗粒,大小一致,呈灰褐色。肾切面可见皮质变薄,厚度 0.3～0.4 cm(正常 0.5～0.7 cm),髓质无明显改变,弓形动脉管壁明显增厚,管口哆开(图 1-2-8-44 和图 1-2-8-45)。

二、镜下标本观察

1. 风湿(Aschoff)小体

(1) 低倍镜:病变主要在心肌间质的结缔组织内,形成散在性小病灶,多数病灶位于血

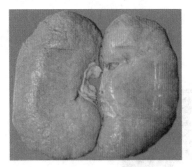

图1-2-8-44 颗粒性固缩肾(表面)

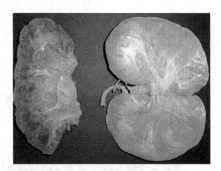

图1-2-8-45 颗粒性固缩肾(切面)

管旁。

(2)高倍镜:观察一个小病灶,主要由纤维样坏死物质及风湿细胞(Aschoff cell)组成。风湿细胞体积较大,呈圆形或多边形,胞质丰富,嗜碱性,核大呈圆形或椭圆形,单核或多核,核膜清楚,因为有少量细胞核染色质集中于中央,故横切面状如枭眼,纵切面如毛虫。灶内可见少量淋巴细胞。心肌纤维无明显病理改变(图1-2-8-46和图1-2-8-47)。

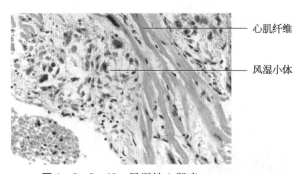

心肌纤维

风湿小体

图1-2-8-46 风湿性心肌炎

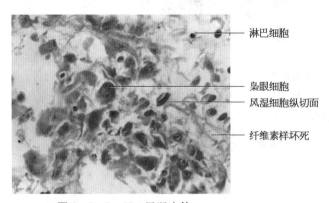

淋巴细胞

枭眼细胞

风湿细胞纵切面

纤维素样坏死

图1-2-8-47 风湿小体

2. **高血压细动脉硬化** 高血压病时,脾细动脉内膜缺血受损后通透性增高,血浆蛋白渗入内膜下,在内皮细胞下凝固,呈均匀、嗜伊红、无结构的物质。上述改变可使细小动脉管壁增厚、变硬,管腔狭窄,甚至闭塞(图 1-2-8-48)。

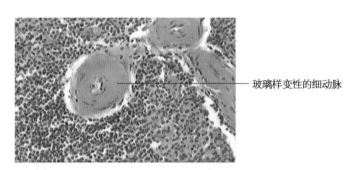

图 1-2-8-48 高血压细动脉硬化

3. **冠状动脉粥样硬化**

(1) 低倍镜:冠状动脉内膜呈半月形增厚,管腔偏心性狭窄。

(2) 高倍镜:斑块表层为玻璃变性的纤维帽,其下为坏死组织,内有胆固醇结晶(针状空隙)及少量钙盐沉着(HE 染色呈蓝色)(图 1-2-8-49 和图 1-2-8-50)。

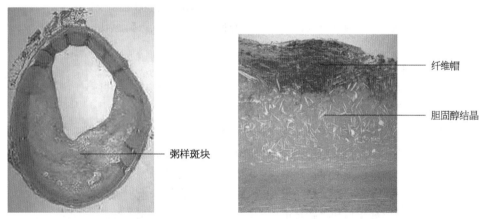

图 1-2-8-49 冠状动脉粥样硬化(低倍镜)　　图 1-2-8-50 粥样斑块(高倍镜)

4. **病毒性心肌炎** 病毒性心肌炎有以心肌病变为主的实质病变和以间质病变为主的间质性病变。典型改变是心肌间质增生、水肿及充血,内有多量炎症细胞浸润等。

(李晓芳)

实验九 感觉器观察

【实验目的】

1. 感觉器的大体结构观察

（1）视器：通过对眼球大体标本、模型的观察，掌握眼球壁3层结构的名称及结构特点，眼球内容物的组成及结构特点；能在模型上指出屈光系统的组成及光线进入眼球的途径；指出房水产生的部位及循环途径；识别眼外肌的位置并示范肌肉的功能；识别泪器的组成；了解眼睑的结构特点与功能。

（2）位听器：通过对模型和标本的观察，识别耳的三部分的位置及组成；在模型上指出外耳的组成、外耳道的走向特点、鼓膜的位置与结构特点；识别鼓室的位置及六壁结构，识别3块听小骨并理解听小骨链的传导；在模型上区分骨迷路和膜迷路，认识其结构组成特点；能在模型上指出骨传导和空气传导的途径。

2. 感觉器的组织结构观察 通过对感觉器镜下标本的观察了解感觉器的组织结构特点。

【实验材料】

1. **感觉器的大体结构观察** 眼肌的模型与标本；眼球模型；前庭蜗器模型与标本；内耳模型；中耳模型，听小骨标本或模型；多媒体设备，感觉器官的图片和视频。

2. **感觉器的组织结构观察** 人或猴眼球矢状切面；人眼睑纵切面；豚鼠内耳。

【思考】

（1）外来光线达到视网膜上需要通过哪些结构？在模型上加以说明。

（2）在模型上指出房水产生的部位和循环途径。

（3）在亮光和暗光下瞳孔如何变化？结构学基础是什么？

（4）眼球各个方向的运动分别由哪些眼外肌协同完成？

（5）为什么滴过多的眼药水会流入鼻腔？途径是什么？

（6）外界声波由空气如何传导到内耳感觉器？在模型上指出传导途径。

（7）试着理解角膜和晶状体的组织结构特点与功能的相关性。

任务一 感觉器大体结构观察

一、视器的大体结构

1. 眼球（图1-2-9-1和图1-2-9-2）

（1）观察眼球外形，寻认视神经附着部位。切成前、后两半观察晶状体、玻璃体、睫状体、睫状小带，可见虹膜、瞳孔、角膜、眼球前房、眼球后房。

（2）观察眼球壁的三层膜：由内向外为视网膜（图1-2-9-3和图1-2-9-4）、眼球血管膜及眼球纤维膜。

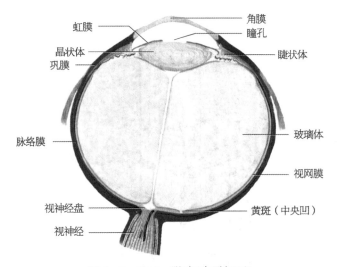

虹膜
晶状体
巩膜
脉络膜
视神经盘
视神经
角膜
瞳孔
睫状体
玻璃体
视网膜
黄斑（中央凹）

图 1-2-9-1 眼球（水平切面）

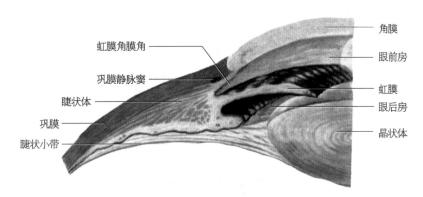

虹膜角膜角
巩膜静脉窦
睫状体
巩膜
睫状小带
角膜
眼前房
虹膜
眼后房
晶状体

图 1-2-9-2 眼前部（水平断面）

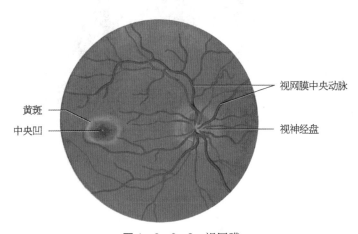

黄斑
中央凹
视网膜中央动脉
视神经盘

图 1-2-9-3 视网膜

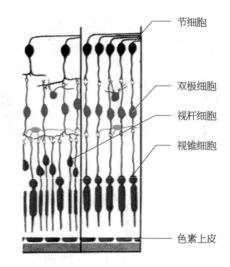

图 1-2-9-4　视网膜神经细胞示意图

（3）能在模型上指出房水产生和循环的途径。

（4）在活体上指出角膜、巩膜、虹膜、瞳孔及眼球前房等结构。

2. 眼副器

（1）睑和结膜：观察上睑、下睑、睑缘、睫毛、内眦、外眦、泪点、结膜上穹、结膜下穹。

（2）在泪器标本上指出泪腺、泪点、泪小管、泪囊、鼻泪管的形态位置（图 1-2-9-5）。

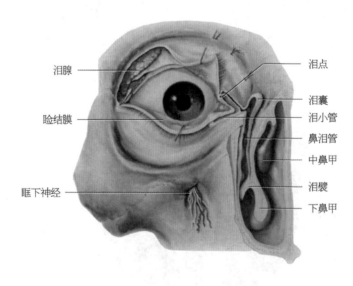

图 1-2-9-5　泪器（右侧）

(3) 通过眼球外肌标本观察肌束的位置、方向,理解它们的作用(图1-2-9-6)。

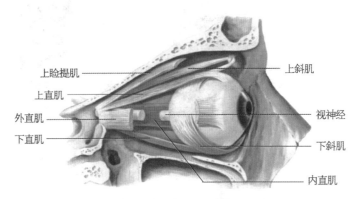

上睑提肌

上直肌

外直肌

下直肌

上斜肌

视神经

下斜肌

内直肌

图1-2-9-6 眼球外肌

二、前庭窝器的大体结构观察

1. **外耳** 在耳的模型上观察:①耳廓形态。②外耳道弯曲。③鼓膜的位置、形态和分部(图1-2-9-7)。

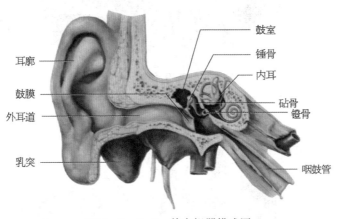

鼓室

锤骨

内耳

砧骨

镫骨

耳廓

鼓膜

外耳道

乳突

咽鼓管

图1-2-9-7 前庭蜗器模式图

2. **中耳** 通过耳的模型和听小骨标本观察:①鼓室六壁、鼓室毗邻:上壁为颅中窝的一部分;下壁与颈内静脉毗邻;前壁通咽鼓管;后壁上方通过乳突窦和乳突小房相通;内侧壁即内耳的外侧壁,有前庭窗和窝窗;外侧壁为外耳的鼓膜。②听小骨的形态及连接。③咽鼓管:注意其方向与连通(图1-2-9-8)。

3. **内耳** 在耳的模型上观察:①骨迷路:观察分部及连通关系。分为骨半规管、前庭、耳蜗三部分。②膜迷路:观察位置、分部及连通关系。分为膜半规管、椭圆囊和球囊、蜗管(图1-2-9-9和图1-2-9-10)。

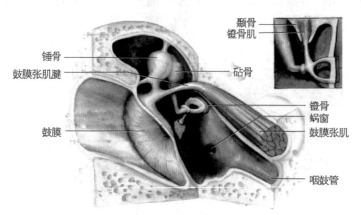

图 1-2-9-8　鼓膜张肌与镫骨肌

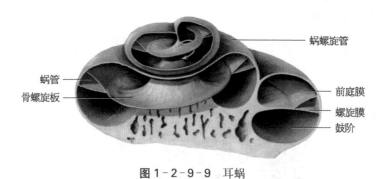

图 1-2-9-9　耳蜗

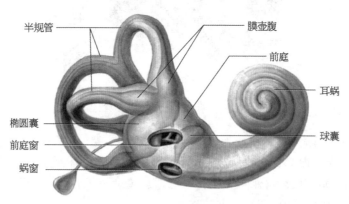

图 1-2-9-10　骨迷路和膜迷路

（顾　峻）

任务二 感觉器组织结构观察

一、眼球

1. **染色** HE染色。
2. **肉眼观察** 依次辨认角膜、虹膜、睫状体、晶状体、视神经、巩膜、脉络膜、视网膜等。
3. **低倍镜观察**

(1) 角膜: 由前向后依次观察。角膜上皮为未角化的复层扁平上皮,细胞排列整齐,基部平整。上皮下方有一层无细胞的均质层为前界层。深部角膜基质较厚,由大量与表面平行排列的胶原板层组成,内含许多胶原原纤维和扁平的成纤维细胞。后界层与前界层的形态相似,角膜内表面的一层扁平上皮即角膜内皮(图1-2-9-11)。

(2) 巩膜: 为致密结缔组织,内含少量血管、成纤维细胞和色素细胞,前部有球结膜覆盖,其表面的复层上皮与角膜上皮相延续。巩膜与角膜交界处为角膜缘(limbus cornea),其内侧部有一狭长的不规则腔隙,为巩膜静脉窦,腔面衬有内皮。在巩膜静脉窦内侧,巩膜组织略向前突起即巩膜距(scleral spur),其前方与筛状的小梁网相连,网间的腔隙即小梁间隙(图1-2-9-12)。

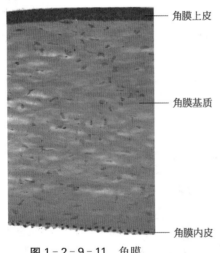

图1-2-9-11 角膜

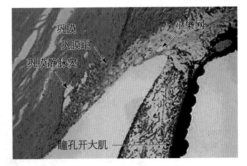

图1-2-9-12 巩膜

(3) 虹膜: 前表面覆盖由不连续的成纤维细胞和色素细胞组成的前缘层,在前方角处与角膜内皮相延续,其深部的虹膜基质由富含毛细血管和色素细胞的疏松结缔组织构成,后表面为两层虹膜上皮,前层已特化为肌上皮细胞,分别为近瞳孔缘的环形排列的瞳孔括约肌和其外侧呈放射状排列的瞳孔开大肌。后层为立方形的色素细胞(图1-2-9-13)。

(4) 睫状体: 是血管膜增厚的部分。前段肥厚并伸出放射状的睫状突,后段渐平坦,终止于锯齿缘。睫状突与晶状体之间有睫状小带相连,切片中已被切断。睫状体内表面衬有由视网膜延伸而来的两层立方细胞,为睫状体上皮,外层为立方形色素细胞,内层为立方形或矮柱

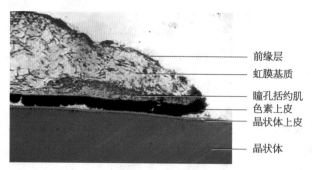

图 1-2-9-13 虹膜与晶状体

状的非色素细胞。睫状体内除色素细胞和小血管外,还有大量子滑肌,称睫状肌,肌纤维的 3 种排列方向不易分辨。

(5)脉络膜:为疏松结缔组织,可见许多管腔狭长的血管和一些色素细胞。

(6)视网膜:与睫状体上皮相移行的部分称锯齿缘。视网膜主要由色素上皮和视细胞、双极细胞及节细胞构成。由外向内依次排列如下。

1)色素上皮:紧贴脉络膜,为单层立方上皮,富含色素。

2)视细胞:由视杆细胞和视锥细胞组成。数层细胞核紧密排列形成外核层,于色素上皮之间的红色纵纹为两种细胞的树突,即视锥视杆层。

3)双极细胞:位于视细胞内侧。细胞核也排列紧密,构成内核层。此层除双极细胞外,还有水平细胞和无长突细胞等,切片中难以区别。树突向外伸入外网层,轴突向内参与构成内网层,均呈红色网状。

4)节细胞:细胞较少,胞体较大,构成节细胞层。树突向外伸入内网层,轴突向内形成神经纤维层(图 1-2-9-14)。

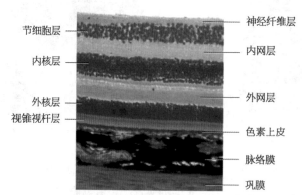

图 1-2-9-14 眼球后部(视网膜、脉络膜与巩膜)

外界膜与内界膜均为一条红色细线状结构,难以辨认。

(7)视神经:于眼球后部穿出,为有髓神经纤维。视神经出眼球处的视网膜无细胞成分,为视神经盘(图 1-2-9-15)。

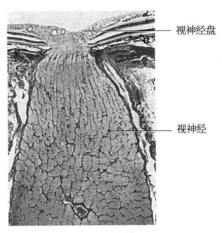

图 1 - 2 - 9 - 15　视神经

(8) 晶状体：表面包有一层红色均质状的晶状体囊,前表面在囊下方有一层低立方的晶状体上皮。晶状体赤道部的上皮细胞变长,并伸入中心成为呈同心圆状排列的晶状体纤维,中心的晶状体核部纤维的细胞核消失。

(9) 玻璃体：充填于晶状体后方的空腔内,已在制片时脱落。

(10) 眼房：以虹膜为界分为前房和后房。

二、眼睑

1. **染色**　HE染色。

2. **低倍镜转高倍镜观察**

(1) 皮肤：较薄,真皮内毛囊细小。可见皮脂腺和汗腺。睑缘处有几列粗大的睫毛,无立毛肌,其根部皮脂腺较小称睑缘腺(又称 Zeis 腺)。真皮深部有管腔较大的汗腺,即睫腺(又称 Moll 腺),由单层立方上皮构成,胞质染色较红(图 1 - 2 - 9 - 16)。

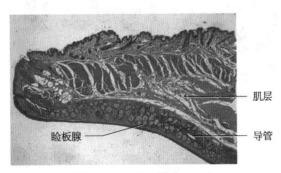

图 1 - 2 - 9 - 16　眼睑

(2) 皮下组织：为薄层疏松结缔组织,与皮肤分界不明显。

(3) 肌层：包括环行的眼轮匝肌和纵行的提上睑肌,均系骨骼肌。若见到部分平滑肌则为睑肌。

（4）睑板：为致密结缔组织，含有许多分支的皮脂腺，即睑板腺，其导管腔大，开口于睑缘。
睑结膜：上皮为复层柱状细胞，有杯状细胞，呈空泡状。上皮下固有层为薄层结缔组织，部分切
片内可见副泪腺，腺泡成团，胞质嗜酸性。

三、内耳

1. **染色**　HE 染色。

2. **肉眼观察**　通过耳蜗骨性蜗轴的垂直切面、两侧各有 3～4 个耳蜗的横切面观察。耳蜗
周围为颞骨骨组织，内有半规管和前庭部的切面。

3. **低倍镜观察**

（1）蜗轴：由骨松质构成，内含螺旋神经节（图 1-2-9-17）和神经纤维。蜗轴骨组织突
入耳蜗管形成骨螺旋板，染色深红（图 1-2-9-18）。

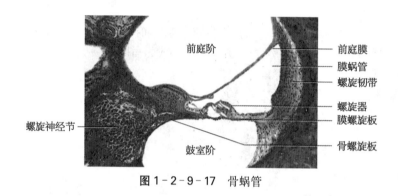

图 1-2-9-17　骨蜗管

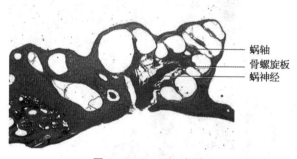

图 1-2-9-18　内耳

（2）耳蜗：选择一个完整的切面观察。外侧壁骨膜增厚成螺旋韧带，并向内形成膜螺旋
板，与骨螺旋板相连。骨螺旋板向外上方斜行的一层薄膜为前庭膜。耳蜗管被分成三部分，中
间为膜蜗管，前庭膜上方为前庭阶，膜螺旋板下方为鼓室阶（图 1-2-9-17）。

4. **高倍镜观察**

（1）膜蜗管：前庭膜中间为薄层结缔组织，两面覆以单层扁平上皮。外侧壁上皮为复层柱
状，内含毛细血管，故称血管纹。下壁骨螺旋板的起始部骨膜增厚，突入膜蜗管形成螺旋缘。

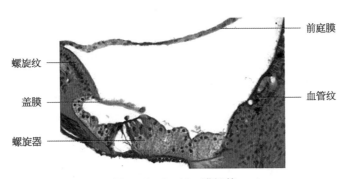

图 1 - 2 - 9 - 19 膜蜗管

由表面上皮细胞分泌形成红色均质性的盖膜,覆盖在螺旋器上方(图 1 - 2 - 9 - 19)。

(2) 螺旋器:膜螺旋板(又称基底膜)由 3 层结构组成:中间为薄层固有层,下方为单层扁平上皮与鼓室阶相邻。蜗管面的上皮较厚,称螺旋器,内有支持细胞和毛细胞。

1) 支持细胞:主要有柱细胞和指细胞。柱细胞排列为内、外两行,分别称内柱细胞和外柱细胞,核位于基部,其基部较宽,胞体中部细而长,顶部彼此嵌合,围成三角形内隧道;内、外指细胞为长柱形,分别位于柱细胞两侧,内指细胞有一列,上托一行内毛细胞;外指细胞有 3~5 列,上托 3~5 行外毛细胞。在指细胞周围还有其他支持细胞与外侧壁上皮相连(图 1 - 2 - 9 - 20)。

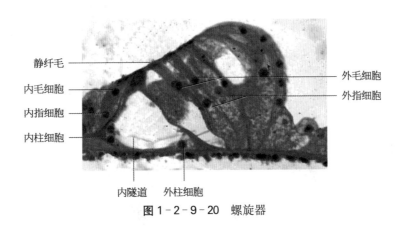

图 1 - 2 - 9 - 20 螺旋器

2) 毛细胞:内、外毛细胞分别位于内、外指细胞上方,顶部有静纤毛,染色较红(图 1 - 2 - 9 - 20)。

四、位觉斑(示教)

1. **染色** HE 染色。

2. **高倍镜观察** 前庭膜迷路的椭圆囊或球囊壁的一侧黏膜增厚,呈斑状隆起,上皮为柱状,其上覆以淡红色薄层位砂膜。上皮中毛细胞位于浅层,核略大,高低不等,顶部有纤毛。支持细胞位于基底部,核仁明显。位砂膜表面的位砂不易被见到(图 1 - 2 - 9 - 21)。

五、壶腹嵴(示教)

1. **染色** HE 染色。

2. **观察** 半规管切面局部黏膜呈嵴状隆起,表面覆以高柱状上皮,内有毛细胞和支持细胞,毛细胞顶部纤毛伸入表面浅红色圆顶状壶腹帽内(图1-2-9-22)。

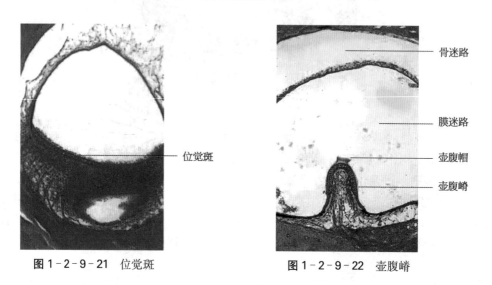

图1-2-9-21 位觉斑

图1-2-9-22 壶腹嵴

（吴学平）

实验十 神经系统观察

【实验目的】

1. **神经系统大体结构观察**

(1) 了解神经系统的组成。

(2) 观察脊髓的位置、外形,观察脊髓横断面,了解脊髓的内部结构。

(3) 确认脑干的位置、辨识脑干分部,观察脑干的外形,了解内部核团以及传导束。

(4) 观察小脑的位置、外形及第四脑室的位置和交通。

(5) 观察间脑的位置、分部、第三脑室的位置和交通。

(6) 观察端脑标本与模型,认识大脑半球的外形、内部结构、功能以及侧脑室的位置和交通。

(7) 能描述脑脊被膜、血管及脑脊液循环途径。

(8) 能在模型上认识脊神经的主要分支以及支配概况。

(9) 能阐明四大神经丛的分支、分布范围及损伤后的临床表现。

(10) 对照模型结合人体认识胸神经前支的分布规律。

(11) 对照模型描述12对脑神经的名称、性质、分布及损伤后的症状。

(12) 能描述交感和副交感神经的结构、功能及其生理意义。

（13）能描述脑和脊髓的传导通路。

2. 神经系统病理变化观察

（1）能独立观察流行性脑脊髓膜炎及乙型脑炎的镜下病变特点并进行区别。

（2）能观察流脑、乙脑、脑肿瘤大体标本的病变特点。

【实验材料】

1. 神经系统大体结构观察　脑的全貌、大脑的水平切面的模型与标本；脑干放大模型及脑干的标本；基底神经核和脑室的模型与标本；电动透明脑干模型；脊髓的全貌、脊髓横断面的模型与标本；小脑、丘脑与下丘脑的模型与标本；全身脊神经的模型与标本；脑神经的模型与标本；内脏神经的模型；多媒体设备，神经系统的图片和视频等。

2. 神经系统病理变化观察

（1）病理标本：流行性脑脊髓膜炎、流行性乙型脑炎、大脑胶质瘤、脑膜瘤、脑积水。

（2）病理切片：化脓性脑膜炎、乙型脑炎、胶质母细胞瘤。

【思考】

（1）临床脊髓穿刺的部位一般在哪里？从解剖学角度进行分析。

（2）与脑干相连的脑神经有哪些？请在标本上指出连接的部位并陈述功能。

（3）大脑皮质有哪些功能定位区？功能特点是什么？

（4）在模型上指出内囊的位置、分部以及传导束的分布。

（5）试述流行性脑脊髓膜炎的病变特点。

（6）试述流行性乙型脑炎的病变特点。

任务一　神经系统大体结构观察

一、中枢神经系统

中枢神经系统的分部见图 1-2-10-1。

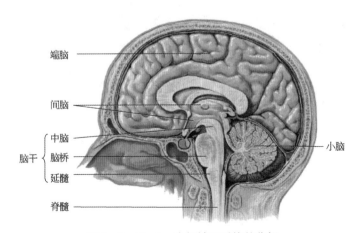

图 1-2-10-1　中枢神经系统的分部

1. **脊髓整体**

(1) 位置：椎管内。

(2) 外形：颈膨大、腰骶膨大、脊髓圆锥、终丝、马尾、脊髓表面纵行沟裂、脊神经前根和后根(脊神经节)(图1-2-10-2)。

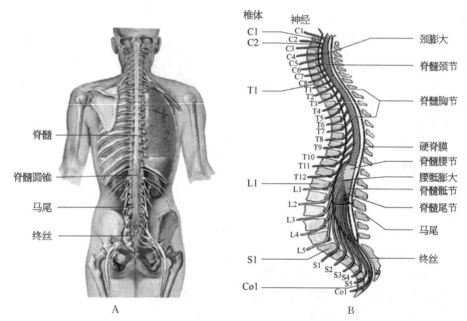

图1-2-10-2　脊髓原位及脊髓节段位置

A. 后面观；B. 侧面视

2. **脊髓横断面**　脊神经前根、后根、脊神经节、中央管、灰质(前角、后角、侧角)、白质(前索、后索、侧索)(图1-2-10-3～图1-2-10-5)。

3. **脊髓内部结构**　中央管、灰质核团和白质纤维束。

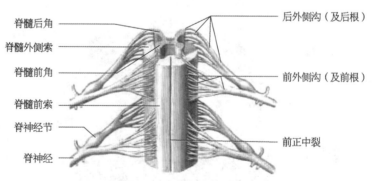

图1-2-10-3　脊髓外形(节段示意图)

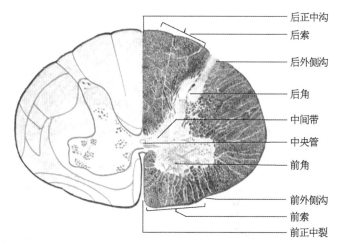

图 1 - 2 - 10 - 4 脊髓横切面示意图——脊髓沟裂及结构概况

后正中沟
后索
后外侧沟
后角
中间带
中央管
前角
前外侧沟
前索
前正中裂

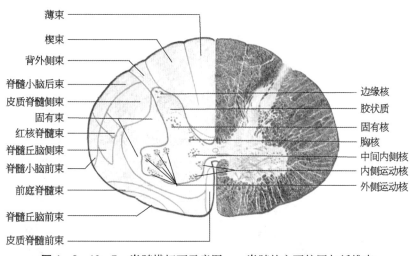

薄束
楔束
背外侧束
脊髓小脑后束
皮质脊髓侧束
固有束
红核脊髓束
脊髓丘脑侧束
脊髓小脑前束
前庭脊髓束
脊髓丘脑前束
皮质脊髓前束

边缘核
胶状质
固有核
胸核
中间内侧核
内侧运动核
外侧运动核

图 1 - 2 - 10 - 5 脊髓横切面示意图——脊髓的主要核团与纤维束

4. 脑干外形(图 1 - 2 - 10 - 6)

(1) 延髓:锥体、锥体交叉、橄榄、薄束结节、楔束结节、第Ⅸ、Ⅹ、Ⅺ、Ⅻ对脑神经根。

(2) 脑桥:基底沟、小脑中脚、延髓与脑桥背面的菱形窝(髓纹、正中沟、内侧隆起、面神经丘、舌下神经三角、迷走神经三角、前庭区、听结节)、小脑下脚。第Ⅴ、Ⅵ、Ⅶ、Ⅷ对脑神经根。

(3) 中脑:大脑脚、脚间窝、上丘、下丘。第Ⅲ、Ⅳ对脑神经根。

5. **透明脑干模型** 观察脑神经核的分布概况和规律(图 1 - 2 - 10 - 7)。

6. **典型脑干横切面**

(1) 经锥体交叉(图 1 - 2 - 10 - 8)。

(2) 经丘系交叉(图 1 - 2 - 10 - 9)。

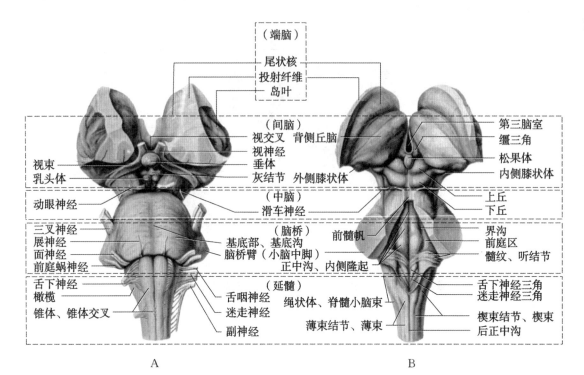

图 1-2-10-6 脑干的外形

A. 前面观；B. 后面观

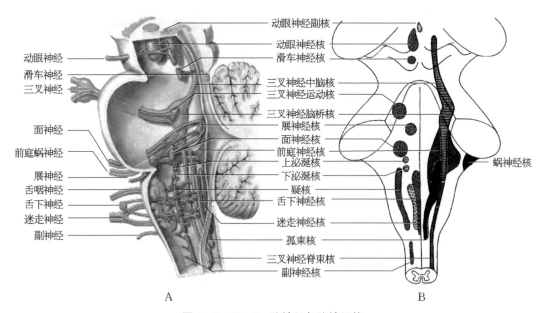

图 1-2-10-7 脑神经与脑神经核

A. 脑神经；B. 脑神经核

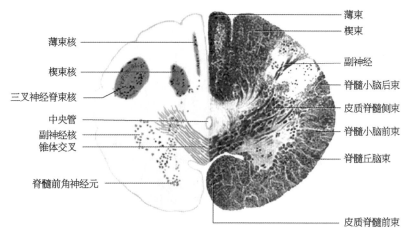

薄束核
楔束核
三叉神经脊束核
中央管
副神经核
锥体交叉
脊髓前角神经元

薄束
楔束
副神经
脊髓小脑后束
皮质脊髓侧束
脊髓小脑前束
脊髓丘脑束
皮质脊髓前束

图 1-2-10-8 脑干代表性切面（经锥体交叉）

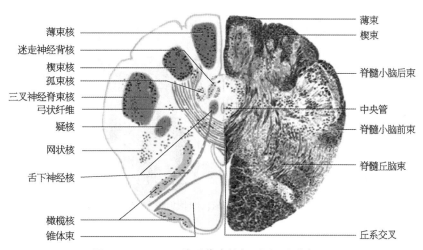

薄束核
迷走神经背核
楔束核
孤束核
三叉神经脊束核
弓状纤维
疑核
网状核
舌下神经核
橄榄核
锥体束

薄束
楔束
脊髓小脑后束
中央管
脊髓小脑前束
脊髓丘脑束
丘系交叉

图 1-2-10-9 脑干代表性切面（经丘系交叉）

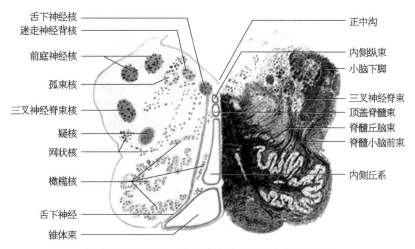

舌下神经核
迷走神经背核
前庭神经核
孤束核
三叉神经脊束核
疑核
网状核
橄榄核
舌下神经
锥体束

正中沟
内侧纵束
小脑下脚
三叉神经脊束
顶盖脊髓束
脊髓丘脑束
脊髓小脑前束
内侧丘系

图 1-2-10-10 脑干代表性切面（经橄榄中部）

(3) 经橄榄中部(图1-2-10-10)。

(4) 经橄榄上部(图1-2-10-11)。

(5) 经面神经丘(图1-2-10-12)。

(6) 经三叉神经运动核(图1-2-10-13)。

(7) 经下丘(图1-2-10-14)。

(8) 经上丘(图1-2-10-15)。

7. **间脑** 背侧丘脑核团、后丘脑(内侧膝状体、外侧膝状体)、下丘脑(视交叉、灰结节、漏斗、垂体和乳头体)、第三脑室位置和交通(图1-2-10-16)。

8. **小脑** 小脑半球、小脑蚓、小脑扁桃体、第四脑室位置和交通(图1-2-10-17和图1-2-10-18)。

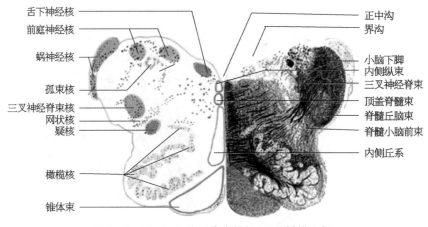

图1-2-10-11 脑干代表性切面(经橄榄上部)

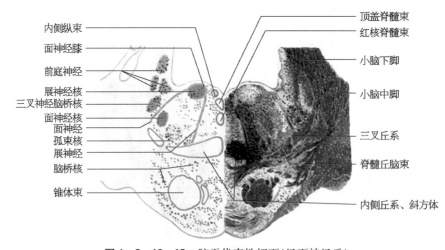

图1-2-10-12 脑干代表性切面(经面神经丘)

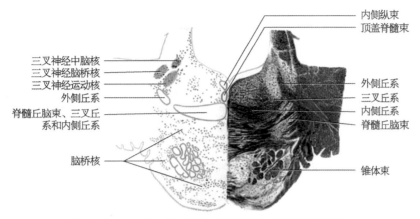

三叉神经中脑核
三叉神经脑桥核
三叉神经运动核
外侧丘系
脊髓丘脑束、三叉丘
系和内侧丘系
脑桥核

内侧纵束
顶盖脊髓束
外侧丘系
三叉丘系
内侧丘系
脊髓丘脑束
锥体束

图 1 - 2 - 10 - 13　脑干代表性切面（经三叉神经运动核）

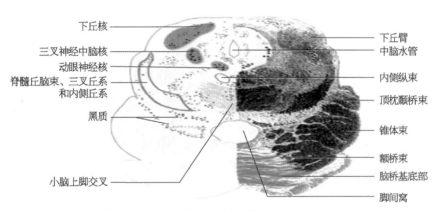

下丘核
三叉神经中脑核
动眼神经核
脊髓丘脑束、三叉丘系
和内侧丘系
黑质
小脑上脚交叉

下丘臂
中脑水管
内侧纵束
顶枕颞桥束
锥体束
额桥束
脑桥基底部
脚间窝

图 1 - 2 - 10 - 14　脑干代表性切面（经下丘）

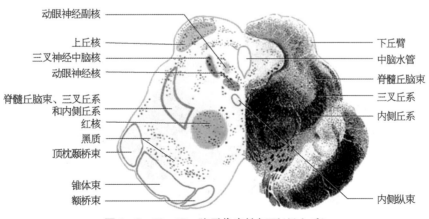

动眼神经副核
上丘核
三叉神经中脑核
动眼神经核
脊髓丘脑束、三叉丘束
和内侧丘系
红核
黑质
顶枕颞桥束
锥体束
额桥束

下丘臂
中脑水管
脊髓丘脑束
三叉丘系
内侧丘系
内侧纵束

图 1 - 2 - 10 - 15　脑干代表性切面（经上丘）

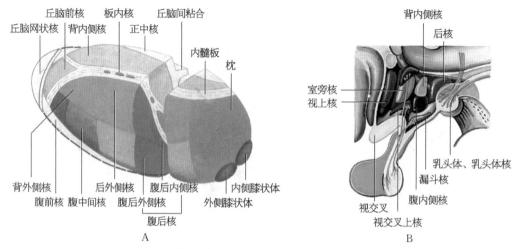

图 1-2-10-16 间脑的主要核团

A. 背侧丘脑与后丘脑；B. 下丘脑

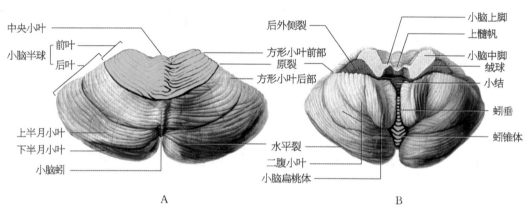

图 1-2-10-17 小脑的外形

A. 后面观；B. 前面观

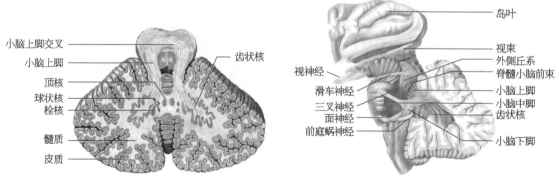

图 1-2-10-18 小脑的内部结构

9. 端脑

(1) 外形(图 1-2-10-19 和图 1-2-10-20)

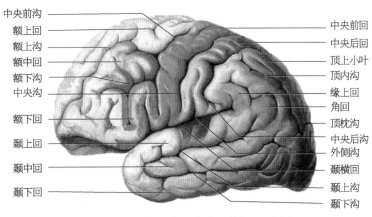

中央前沟——
额上回——
额上沟——
额中回——
额下沟——
中央沟——
额下回——
颞上回——
颞中回——
颞下回——

——中央前回
——中央后回
——顶上小叶
——顶内沟
——缘上回
——角回
——顶枕沟
——中央后沟
——外侧沟
——颞横回
——颞上沟
——颞下沟

图 1-2-10-19 大脑半球上外侧面(左侧)

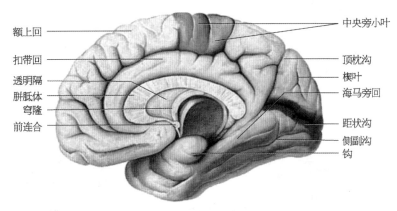

额上回——
扣带回——
透明隔——
胼胝体——
穹隆——
前连合——

——中央旁小叶
——顶枕沟
——楔叶
——海马旁回
——距状沟
——侧副沟
——钩

图 1-2-10-20 大脑半球内侧面(右侧)

1) 外侧面:中央沟、外侧沟、顶枕沟。

2) 额叶:中央前回、额上回、额中回、额下回。

3) 顶叶:中央后回、缘上回、角回。

4) 颞叶:颞横回、颞上回、颞中回、颞下回。

5) 枕叶。

6) 岛叶。

7) 内侧面:胼胝体、中央旁小叶、扣带回、距状沟。

8) 底面:海马旁回及钩、嗅球、嗅束。

(2) 内部结构:大脑皮质机能定位;髓质内的内囊位置和分部(图 1-2-10-22);基底核(豆状核、尾状核、屏状核、杏仁体等)(图 1-2-10-21);侧脑室的位置分部与交通(图 1-2-10-23)。

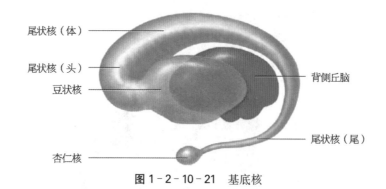

尾状核（体）

尾状核（头）

豆状核

背侧丘脑

尾状核（尾）

杏仁核

图 1 - 2 - 10 - 21 基底核

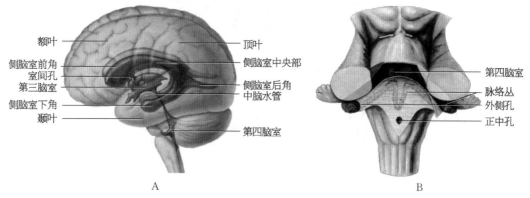

大脑纵裂

胼胝体

岛叶

屏状核

皮质

髓质

尾状核头

壳

内囊

背侧丘脑

投射纤维

侧脑室前角

内囊前肢

内囊膝

内囊后肢

苍白球

胼胝体（枕钳）

侧脑室后角

A

B

图 1 - 2 - 10 - 22 脑内部结构

A. 脑冠状切面；B. 脑水平切面

额叶

侧脑室前角

室间孔

第三脑室

侧脑室下角

颞叶

顶叶

侧脑室中央部

侧脑室后角

中脑水管

第四脑室

第四脑室

脉络丛

外侧孔

正中孔

A

B

图 1 - 2 - 10 - 23 脑室模式图

A. 脑室系统；B. 第四脑室

10. 脑和脊髓的被膜（图 1 - 2 - 10 - 24 和图 1 - 2 - 10 - 25）

（1）硬脊膜和硬脑膜：硬脊膜外隙的位置、硬脑膜静脉窦（上矢状窦、海绵窦等）、大脑镰、小脑幕。

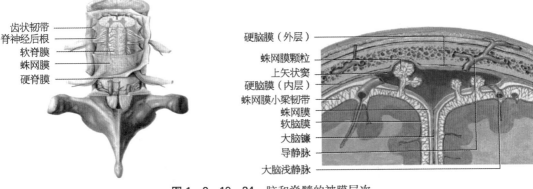

齿状韧带
脊神经后根
软脊膜
蛛网膜
硬脊膜

硬脑膜（外层）
蛛网膜颗粒
上矢状窦
硬脑膜（内层）
蛛网膜小梁韧带
蛛网膜
软脑膜
大脑镰
导静脉
大脑浅静脉

图 1-2-10-24　脑和脊髓的被膜层次

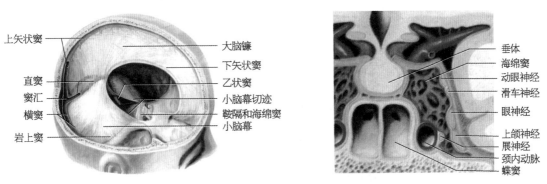

上矢状窦
直窦
窦汇
横窦
岩上窦

大脑镰
下矢状窦
乙状窦
小脑幕切迹
鞍隔和海绵窦
小脑幕

垂体
海绵窦
动眼神经
滑车神经
眼神经
上颌神经
展神经
颈内动脉
蝶窦

图 1-2-10-25　硬脑膜形成的结构

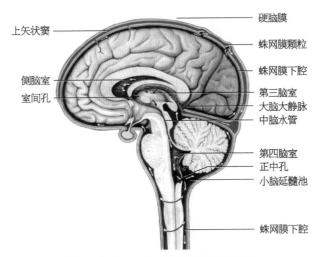

上矢状窦
侧脑室
室间孔

硬脑膜
蛛网膜颗粒
蛛网膜下腔
第三脑室
大脑大静脉
中脑水管
第四脑室
正中孔
小脑延髓池
蛛网膜下腔

图 1-2-10-26　脑脊液循环模式图

（2）蛛网膜下隙、终池、蛛网膜粒。

（3）软脊髓和软脑膜：脉络丛。

11. **脑和脊髓的传导通路**

(1) 躯干和四肢的浅感觉、深感觉传导通路(图 1 - 2 - 10 - 26 和图 1 - 2 - 10 - 27)。

(2) 皮质核束和皮质脊髓束的传导通路中的神经元、交叉和止于中枢的部位(图 1 - 2 - 10 - 28)。

(3) 视觉传导通路和瞳孔对光反射通路(图 1 - 2 - 10 - 29)。

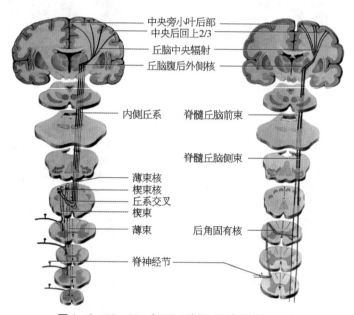

图 1 - 2 - 10 - 27　躯干四肢深、浅感觉传导通路

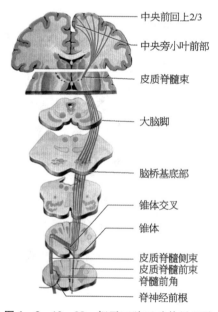

图 1 - 2 - 10 - 28　躯干四肢运动传导通路

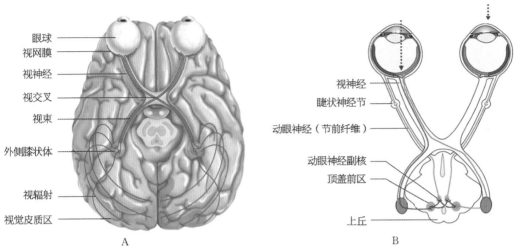

图 1 - 2 - 10 - 29 视觉传导通路和对光反射通路

A. 视觉传导通路；B. 对光反射通路

12. 脑和脊髓的血管

(1) 颈内动脉及其分支：大脑前动脉、大脑中动脉的分支与分布、前交通动脉(图 1 - 2 - 10 - 30～图 1 - 2 - 10 - 32)。

(2) 椎动脉及其分支：左、右大脑后动脉的分支与分布；后交通动脉(图 1 - 2 - 10 - 31)。

(3) 大脑动脉环的组成和位置(图 1 - 2 - 10 - 30)。

(4) 脑的静脉：深静脉、浅静脉(图 1 - 2 - 10 - 34 和图 1 - 2 - 10 - 35)。

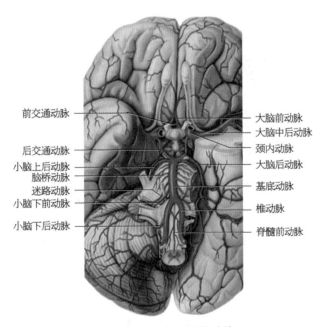

图 1 - 2 - 10 - 30 脑的动脉

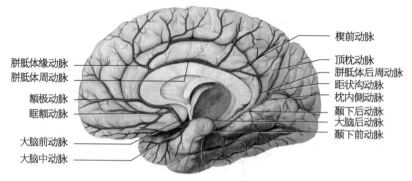

图1-2-10-31 大脑前动脉和大脑后动脉

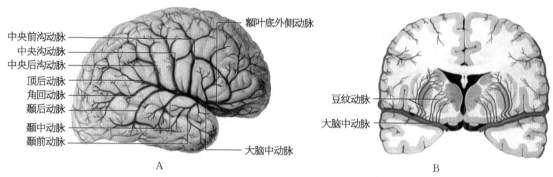

图1-2-10-32 大脑中动脉

A. 皮质支;B. 中央支

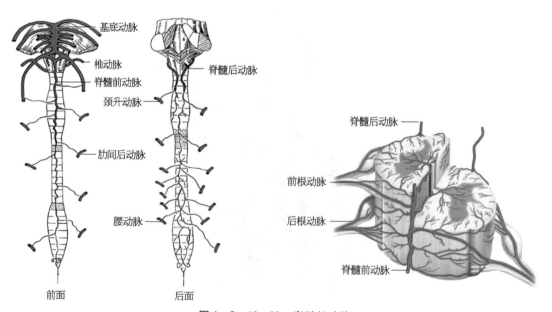

图1-2-10-33 脊髓的动脉

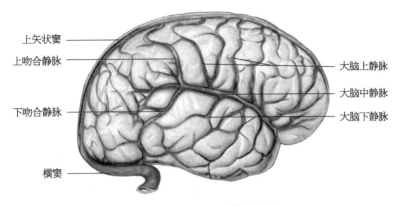

图 1 - 2 - 10 - 34 大脑浅静脉

上矢状窦
上吻合静脉
下吻合静脉
横窦
大脑上静脉
大脑中静脉
大脑下静脉

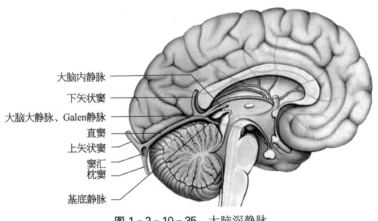

图 1 - 2 - 10 - 35 大脑深静脉

大脑内静脉
下矢状窦
大脑大静脉、Galen静脉
直窦
上矢状窦
窦汇
枕窦
基底静脉

（5）脊髓的动脉：见图 1 - 2 - 10 - 33。

（李志宏）

二、周围神经系统

1. 脊神经

脊神经全貌以及组成和分支见图 1 - 2 - 10 - 36 和图 1 - 2 - 10 - 37。

（1）颈丛：在胸锁乳突肌深面寻认颈神经前支，可见颈丛由第 1～4 颈神经前支组成，其皮支自胸锁乳突肌后缘中点浅出，呈放射状分布于枕、耳后、颈侧和颈前部。颈丛最重要分支是膈神经，观察其走行（图 1 - 2 - 10 - 38 和图 1 - 2 - 10 - 39）。

（2）臂丛：由第 5～8 颈神经前支和第 1 胸神经前支组成，注意其走行。臂丛主要分支为尺神经、正中神

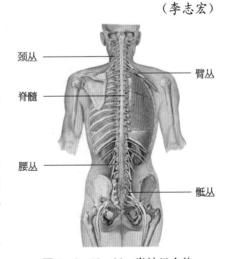

颈丛
臂丛
脊髓
腰丛
骶丛

图 1 - 2 - 10 - 36 脊神经全貌

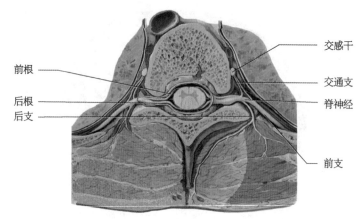

图 1 - 2 - 10 - 37   脊神经的组成和分支

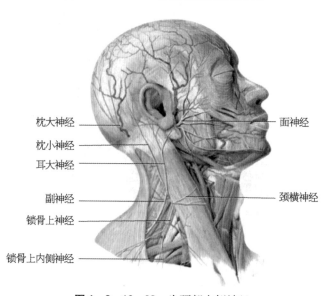

图 1 - 2 - 10 - 38   头颈部右侧神经

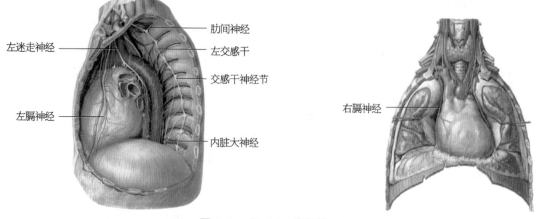

图 1 - 2 - 10 - 39   胸部神经

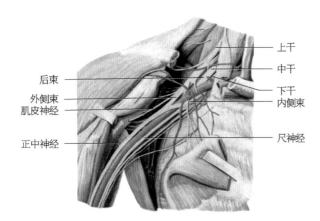

图 1 - 2 - 10 - 40 臂丛的组成

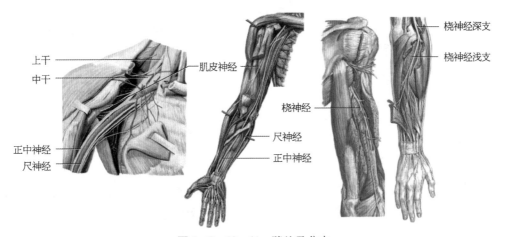

图 1 - 2 - 10 - 41 臂丛及分支

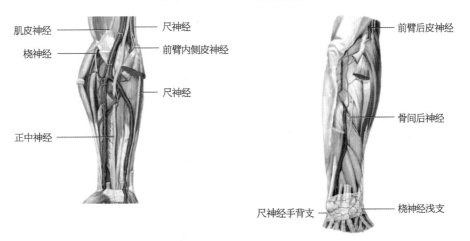

图 1 - 2 - 10 - 42 前臂的神经

经、肌皮神经、桡神经和腋神经,注意其起源和特殊的分布,并加以区分(图 1 - 2 - 10 - 40~图 1 - 2 - 10 - 43)。

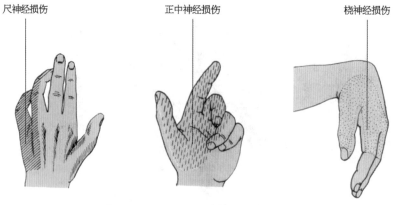

尺神经损伤　　正中神经损伤　　桡神经损伤

图 1 - 2 - 10 - 43　上肢神经损伤的手型

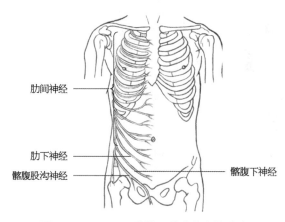

肋间神经

肋下神经

髂腹股沟神经

髂腹下神经

图 1 - 2 - 10 - 44　胸神经前支节段性分布

（3）胸神经前支：除第 1 对胸神经前支的大部和第 12 对胸神经前支的小部分分别加入臂丛和腰丛外，其余均不形成丛，第 1~11 对胸神经前支各自位于相应的肋间隙内，称肋间神经，第 12 对胸神经的前支行于第 12 肋的下方称肋下神经。各神经沿途发出肌支，观察其分布(图 1 - 2 - 10 - 44)。

（4）腰丛：由第 12 胸神经前支小部分、第 1~3 腰神经前支全部及第 4 腰神经前支一部分组成，其主要分支为髂腹下神经、髂腹股沟神经、闭孔神经、股神经和生殖股神经。观察各神经分布(图 1 - 2 - 10 - 45)。

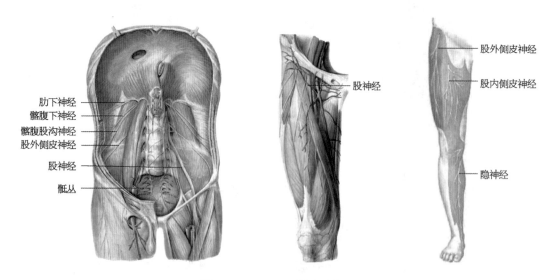

肋下神经

髂腹下神经

髂腹股沟神经

股外侧皮神经

股神经

骶丛

股神经

股外侧皮神经

股内侧皮神经

隐神经

图 1 - 2 - 10 - 45　腰丛及分支

（5）骶丛：由第 4 腰神经前支一部分和第 5 腰神经前支组成的腰骶干及所有骶、尾神经前支组成，其主要分支为臀上神经、臀下神经、阴部内神经和坐骨神经，其中坐骨神经又分为胫神经和腓总神经。观察各神经分布（图 1-2-10-46 和图 1-2-10-47）。

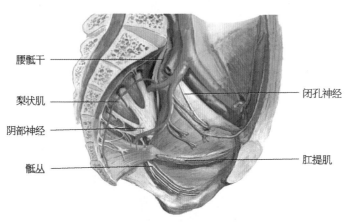

图 1-2-10-46 骶丛

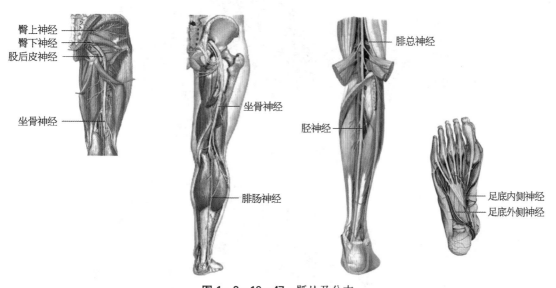

图 1-2-10-47 骶丛及分支

2. 脑神经

（1）观察 12 对脑神经的名称、排列顺序、连接脑的部位和进出颅的部位（图 1-2-10-48）。

（2）观察视神经、动眼神经、滑车神经和展神经的分布，以及进出颅部位（图 1-2-10-49）。

（3）观察三叉神经的三大分支的分布及支配范围，并理解其纤维成分及三大主支在头面部皮肤的分布区域。观察上颌神经主干的分布及分布概况，观察下颌神经主干及其分支（耳颞神经、舌神经、下齿槽神经）分布概况（图 1-2-10-49 和图 1-2-10-50）。

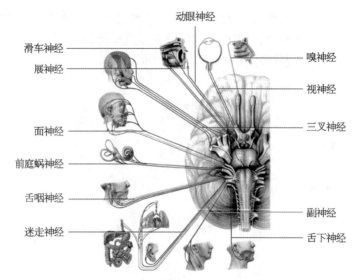

图 1-2-10-48 脑神经示意图

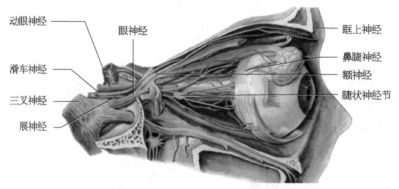

图 1-2-10-49 动眼神经、滑车神经及展神经

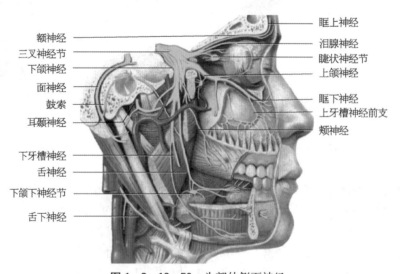

图 1-2-10-50 头部外侧面神经

（4）观察面神经及其主要分支走行和分布概况。

（5）观察舌咽神经及其主要分支的走行和分布。

（6）观察迷走神经及其主要分支（喉上神经、喉返神经）的走行和分布（图1-2-10-51）。

（7）总结12对脑神经的纤维成分、分布概况及功能。

3. 内脏神经（图1-2-10-52）

（1）交感和副交感神经的低级中枢。

（2）交感干的组成和位置。

（3）内脏运动神经节前、节后纤维的分布。

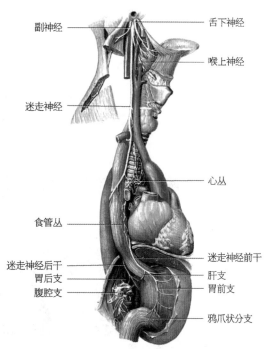

图1-2-10-51 舌咽神经、迷走神经、副神经的走行与分布

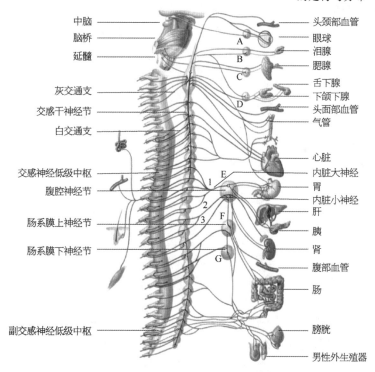

图1-2-10-52 自主神经系统概观

（吕叶辉）

任务二 神经系统病理变化观察

一、实验大体标本观察

1. **流行性脑脊髓膜炎** 脑膜表面血管扩张充血,蛛网膜下腔内有灰黄色脓性渗出物,以大脑额、顶叶为明显,在脓液多处则显示脑沟。脑回分不清楚,脓液少处则因脓液主要储积在脑沟内致脑沟增宽,脑回相对变窄(图1-2-10-53)。

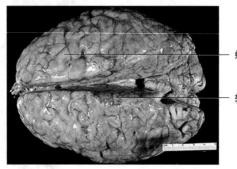

　　——蛛网膜下腔黄色脓性渗出物

　　——软脑膜毛细血管扩张充血

图1-2-10-53 流行性脑脊髓膜炎

2. **流行性乙型脑炎** 可见软脑膜充血,脑实质水肿,脑回变宽。脑切片充血、水肿,可见脑回肿胀,切片表面散在出血点,脑实质见粟粒大小、灰白色的软化灶(图1-2-10-54)。

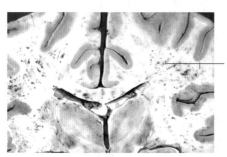

　　——脑切片点状出血和软化灶

图1-2-10-54 流行性乙型脑炎

3. **大脑胶质瘤** 图1-2-10-55为星形胶质细胞瘤,左大脑半球肿胀,肿瘤质地均匀,呈胶冻状或实性外观,有散在的出血或囊性变。肿瘤与周围组织界限不清,呈浸润性生长。由于肿瘤的挤压,使脑中线偏移。

4. **脑膜瘤** 可见硬脑膜下扁圆形脑膜瘤,呈灰白色,质地均匀,边界清楚,有包膜。由于脑膜瘤的压迫,脑膜瘤和周边脑组织血管有淤血。脑膜瘤向下压迫脑组织,使其变形出现凹陷。脑膜瘤为良性肿瘤,很少具有侵袭性(图1-2-10-56)。

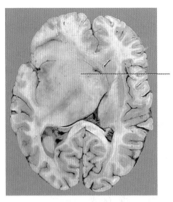

图 1 - 2 - 10 - 55　大脑星形胶质细胞瘤

脑胶质瘤呈胶冻状，与周围脑组织界限不清

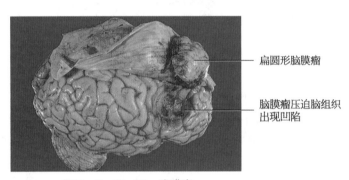

扁圆形脑膜瘤

脑膜瘤压迫脑组织出现凹陷

图 1 - 2 - 10 - 56　脑膜瘤

5. **脑积水**　由于脑脊液在脑室中过多,可见双侧脑室扩张,其中一侧脑室扩张更加明显,使中线向对侧偏移。脑脊液对周围脑组织产生压力,使脑组织萎缩,脑实质变薄(图 1 - 2 - 10 - 57)。

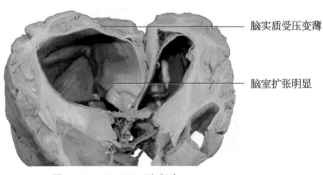

脑实质受压变薄

脑室扩张明显

图 1 - 2 - 10 - 57　脑积水

二、实验镜下标本观察

1. **化脓性脑膜炎** 低倍镜下,脑组织表面及脑沟内可见充血扩张的血管及大量渗出的炎症细胞。高倍镜下,血管扩张充血,炎症细胞以嗜中性粒细胞为主,伴有少量单核细胞、淋巴细胞及纤维蛋白,脑实质未受炎症累及(图1-2-10-58)。

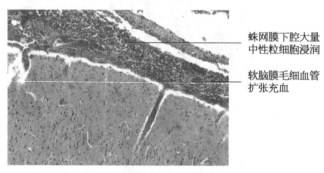

蛛网膜下腔大量
中性粒细胞浸润

软脑膜毛细血管
扩张充血

图1-2-10-58 流行性脑脊髓膜炎

2. **乙型脑炎**

(1) 神经细胞变性、坏死:轻者出现核偏位,尼氏小体消失,重者发生坏死。在变性、坏死的神经细胞周围,常有增生的少突胶质细胞围绕,称为神经细胞卫星现象;小胶质细胞及中性粒细胞侵入变性、坏死的神经细胞内,称为噬神经细胞现象。

(2) 软化灶形成:神经组织发生局灶性坏死液化,形成质地疏松、染色较浅的筛网状病灶,称为软化灶。

(3) 脑血管改变:脑实质血管充血,血管周围间隙增宽,以淋巴细胞为主的炎症细胞常围绕血管呈袖套状浸润,称为淋巴细胞套。

(4) 胶质细胞增生:呈弥漫性或灶性分布,如增生的小胶质细胞聚积成群则形成小胶质细胞结节(图1-2-10-59)。

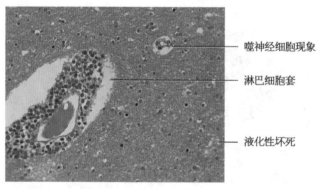

噬神经细胞现象

淋巴细胞套

液化性坏死

图1-2-10-59 流行性乙型脑炎

3. **胶质母细胞瘤** 肿瘤组织血流丰富,间质血管扩张充血,瘤细胞体积较大,有异型性,瘤细胞间变明显,可见多核巨细胞。核大、颗粒疏松,核分裂象较多。胶质母细胞瘤是恶性程度最高的星形细胞肿瘤(图1-2-10-60)。

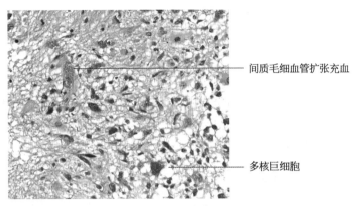

—— 间质毛细血管扩张充血

—— 多核巨细胞

图1-2-10-60 胶质母细胞瘤

(李 慧)

实验十一 内分泌系统观察

【实验目的】

1. **内分泌系统大体结构观察**

(1) 在模型和人体上认识内分泌系统各个器官。

(2) 能熟悉垂体、甲状腺、肾上腺的位置和结构。

2. **内分泌系统组织结构观察** 能在镜下观察甲状腺、肾上腺、垂体的组织结构特点。

3. **内分泌病理变化观察**

(1) 独立观察甲状腺乳头状癌的镜下病变特点并进行描述。

(2) 观察甲状腺增生、甲状腺腺瘤、甲状腺癌的大体标本特点并互相讨论它们之间的区别。

(3) 观察糖尿病性肾病的大体标本的病变特点并描述。

【实验材料】

1. **内分泌系统大体结构观察** 甲状腺、甲状旁腺模型及标本;肾上腺、垂体模型及标本。

2. **内分泌系统组织结构观察** 甲状腺、肾上腺、垂体的组织切片。

3. **内分泌病理变化观察**

(1) 病理标本:弥漫性胶性甲状腺肿、结节性甲状腺肿、弥漫毒性甲状腺肿、甲状腺腺瘤、甲状腺乳头状癌。

（2）病理切片：弥漫性非毒性甲状腺肿（胶质贮积期）、弥漫性毒性甲状腺肿、甲状腺腺瘤、甲状腺乳头状癌、糖尿病胰岛。

【思考】

（1）描述甲状腺的位置，在颈部触摸甲状腺，并分析当甲状腺肿大时可能压迫哪些器官。

（2）掌握甲状腺素的功能，并结合临床分析甲状腺功能亢进症状形成的原因。

（3）光学显微镜下认识甲状腺的组织结构特点。

（4）描述肾上腺的位置，并在模型和标本上区分左、右甲状腺的形态。

（5）光学显微镜下识别肾上腺皮质和髓质，认识皮质的球状袋、束状带和网状带的结构特点，并了解其功能。

（6）地方性甲状腺肿与毒性甲状腺肿病理变化有何不同？

任务一 内分泌系统大体结构观察

一、模型和标本观察

（1）甲状腺的位置（喉下部、气管的两侧及第2～4气管软骨环的前方）、形态（左、右侧叶，峡部，锥体叶）（图1-2-11-1和图1-2-11-2）。

（2）甲状旁腺的位置（甲状腺侧叶后方，有上下两对）、形态（椭圆形小体）（图1-2-11-2）。

（3）肾上腺的位置、形态（右侧为三角形，左侧为半月形）（图1-2-11-1）。

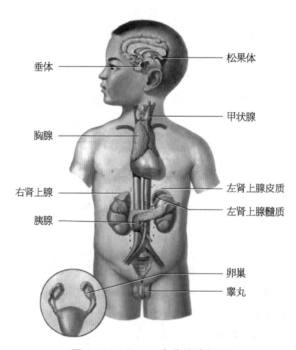

图1-2-11-1 内分泌腺概观

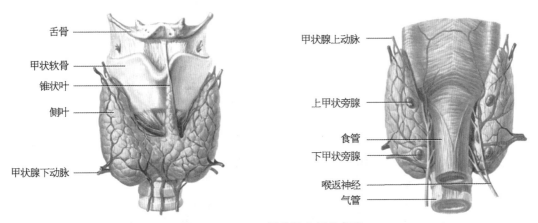

图 1-2-11-2　甲状腺和甲状旁腺

（4）垂体的位置（蝶骨体上面的垂体窝内,借漏斗与下丘脑相连）、分部（腺垂体、神经垂体）（图 1-2-11-1 和图 1-2-11-3）。

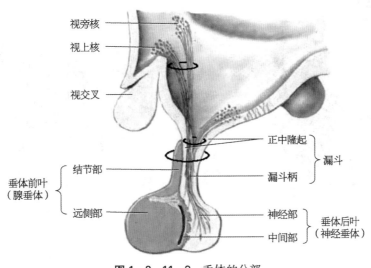

图 1-2-11-3　垂体的分部

二、触摸各内分泌腺位置

能在同学身体上正确找到甲状腺,在自己身体上指出各内分泌腺的位置。

（吕叶辉）

任务二　内分泌系统组织结构观察

一、标本：甲状腺

1. **染色**　HE 染色。

2. **低倍镜观察**

(1) 外层为薄层的结缔组织形成的被膜。

(2) 实质有大小不等、呈圆形或椭圆形的甲状腺滤泡，腔内充满嗜酸性胶质。

(3) 在甲状腺滤泡之间由结缔组织构成(图 1-2-11-4)。

3. **高倍镜观察**

(1) 甲状腺滤泡由单层立方形的滤泡上皮围成。

(2) 滤泡上皮之间和滤泡之间，有少量的滤泡旁细胞(数量少，常成群分布或单个分布。胞体比滤泡上皮细胞大，胞质染色淡)(图 1-2-11-5)。

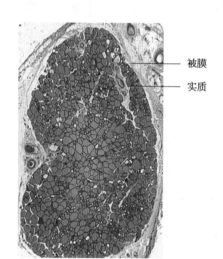

图 1-2-11-4　甲状腺(低倍)

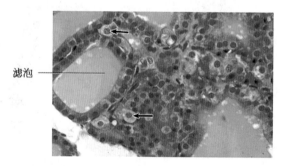

图 1-2-11-5　甲状腺(高倍)滤泡旁细胞增多

二、标本：肾上腺

1. **染色**　HE 染色。

2. **肉眼观察**　周围深染的为肾上腺皮质，中间浅染的为肾上腺髓质。

3. **低倍镜观察**　由外向内观察。

(1) 被膜：一层致密的结缔组织，外周有大量的脂肪组织相连。

(2) 皮质：根据细胞的排列形态不同，故分为三带。

1) 球状带：位于被膜下，较薄，细胞聚集成球团块，染色深。

2) 束状带：球状带的内侧最宽，染色浅，细胞呈索条状排列。

3) 网状带：位于皮质最内侧，中等宽度，染色深，细胞排列成索状，交互排列成网状。

（3）髓质：位于肾上腺的中央部分，最窄。细胞排列成团或索，可见血窦的中央静脉（图1-2-11-6）。

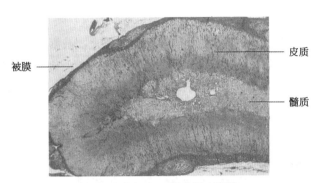

被膜
皮质
髓质

图1-2-11-6　肾上腺（低倍）

4. **高倍镜观察**

（1）皮质。

1）球状带：细胞圆或矮柱状，胞核色深，细胞界限不清。团索之间可见毛细血管。

2）束状带：细胞大，为圆形或多边形，胞质多呈空泡状。由于类脂质被溶之故，核大而圆。细胞索之间可见血窦。

3）网状带：细胞圆形，较小，核圆，胞质染色深。有血窦。

（2）髓质：细胞大，胞质清明，但分界不清，核大而圆，着色较浅，胞质内可见微黄色的颗粒为嗜铬颗粒，在有的切片中可见交感神经节细胞（图1-2-11-7）。

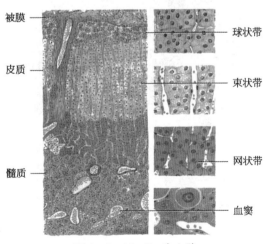

被膜
皮质
髓质
球状带
束状带
网状带
血窦

图1-2-11-7　皮上腺

三、标本：垂体

1. **染色**　HE染色。

2. **肉眼观察**　呈半圆形,大部分染色深,为远侧部,小部分染色浅的为神经部,两者之间为中间部。

3. **低倍镜观察**

(1) 外层为薄层的结缔组织形成的被膜。

(2) 实质由染色较深的远侧部(腺垂体):大量腺细胞成团或索状排列,细胞间有丰富的血窦。神经部(神经垂体)染色浅,主要由无髓神经纤维和神经胶质细胞组成(图1-2-11-8)。中间部位于远侧部与神经部之间,若干个大小不等的滤泡由单层立方上皮或柱状上皮细胞围成,内含红色胶质(图1-2-11-9)。

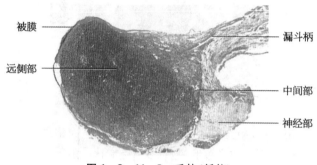

图1-2-11-8　垂体(低倍)

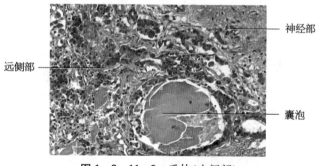

图1-2-11-9　垂体(中间部)

4. **高倍镜观察**

(1) 腺垂体

1) 嗜酸性细胞:数量多,胞体大,呈圆形或多边形,胞质内充满嗜酸性颗粒。

2) 嗜碱性细胞:细胞数量少,呈圆形或多边形,胞质内含嗜碱性颗粒。

3) 嫌色细胞:数量最多,染色淡(图1-2-11-10)。

(2) 神经垂体

1) 由大量的无髓神经纤维、梭形多突的神经胶质细胞(垂体细胞)和丰富的毛细血管组成。

2) 其间呈均质状的嗜酸性团块结构,为赫林体(Herring body)(图1-2-11-11)。

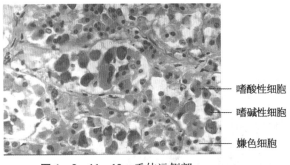

图 1-2-11-10   垂体远侧部

嗜酸性细胞
嗜碱性细胞
嫌色细胞

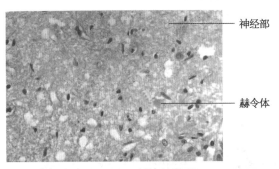

图 1-2-11-11   垂体(神经部)

神经部
赫令体

（吴学平）

任务三   内分泌系统病理变化观察

一、实验大体标本观察

1. **弥漫性胶性甲状腺肿**   甲状腺约 9 cm×6 cm×2 cm 大小,呈均匀肿大,重量增加,质地较硬,包膜完整,表面光滑无结节(图 1-2-11-12)。

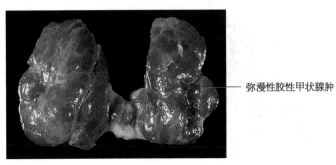

弥漫性胶性甲状腺肿

图 1-2-11-12   弥漫性胶性甲状腺肿

2. **结节性甲状腺肿**　肿大的甲状腺约为 10.5 cm×7 cm×4 cm 大小,已切开,有包膜但包膜不完整,表面呈结节状,切面灰白、灰褐色,呈大小不等结节状分隔(图 1-2-11-13)。

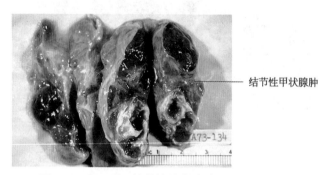

结节性甲状腺肿

图 1-2-11-13　结节性甲状腺肿

3. **弥漫毒性甲状腺肿**　甲状腺对称性弥漫肿大,为正常的 2 倍,质较软,切面灰红,胶质含量少(图 1-2-11-14)。

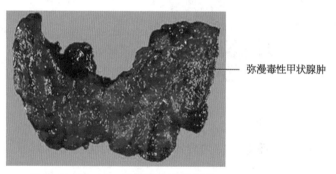

弥漫毒性甲状腺肿

图 1-2-11-14　弥漫毒性甲状腺肿

4. **甲状腺腺瘤**　多为单发,圆形或类圆形,直径 3～5 cm,切面多为实性,色暗红或棕黄,可并发出血、囊性变、钙化和纤维化。有完整的包膜,常压迫周围组织(图 1-2-11-15)。

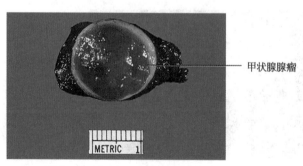

甲状腺腺瘤

图 1-2-11-15　甲状腺腺瘤

5. **甲状腺乳头状癌** 肿瘤一般呈圆形,直径 2～3 cm,无包膜,质地较硬,切面灰白,部分病例有囊形成,囊内可见乳头,故称为乳头状囊腺癌(图 1-2-11-16)。

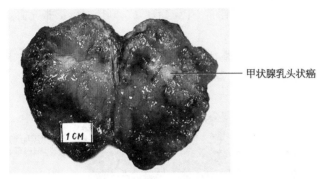

——甲状腺乳头状癌

图 1-2-11-16 甲状腺乳头状癌

二、实验镜下标本观察

1. **弥漫性非毒性甲状腺肿(胶质贮积期)** 滤泡大小明显较正常扩大,上皮组织呈立方状或因受压变扁平,腔内充满大量胶质(染色较正常深),间质无明显改变(图 1-2-11-17)。

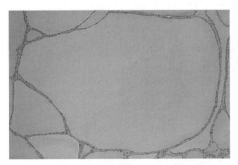

图 1-2-11-17 弥漫性非毒性甲状腺肿(胶质贮积期)

2. **弥漫性毒性甲状腺肿**(图 1-2-11-18)

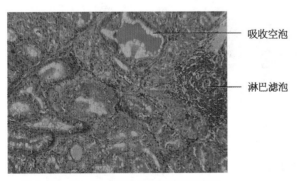

——吸收空泡

——淋巴滤泡

图 1-2-11-18 弥漫性毒性甲状腺肿

（1）滤泡上皮由立方至柱状,上皮组织明显增生向腔内做乳头状突起,滤泡大小形态不一,含胶质较少。

（2）滤泡边缘部胶质内有许多圆形空泡,示胶质被吸收现象。

（3）胶质中有大量淋巴细胞并伴有淋巴滤泡形成,间质血管扩张充血。

3. 甲状腺腺瘤

（1）单纯型腺瘤：肿瘤包膜完整,肿瘤组织由大小较一致、排列拥挤、内含胶质、与成年人正常甲状腺相似的滤泡构成(图1-2-11-19)。

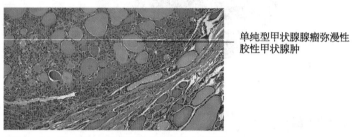

单纯型甲状腺腺瘤弥漫性胶性甲状腺肿

图1-2-11-19　甲状腺腺瘤(单纯型腺瘤)

（2）胶样型腺瘤：肿瘤组织由大滤泡或大小不一的滤泡组成,滤泡内充满胶质,并可互相融合成囊。肿瘤间质少(图1-2-11-20)。

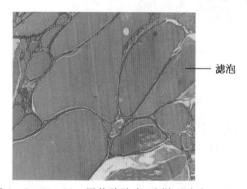

滤泡

图1-2-11-20　甲状腺腺瘤(胶样型腺瘤)

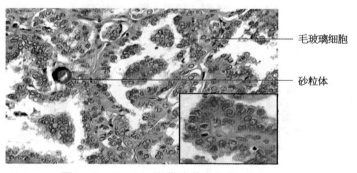

毛玻璃细胞

砂粒体

图1-2-11-21　甲状腺乳头状癌

4. **甲状腺乳头状癌** 乳头分枝多,乳头中心有纤维血管间质,间质内常见呈同心圆状的钙化小体,即砂粒体(psammoma bodies),有助于诊断。乳头上皮可呈单层或多层,癌细胞可分化程度不一,核染色质少,常呈透明或毛玻璃状,无核仁(图 1 - 2 - 11 - 21)。

5. **糖尿病** 1 型糖尿病早期为非特异性胰岛炎,胰岛内大量 T 淋巴细胞浸润(图 1 - 2 - 11 - 22)。

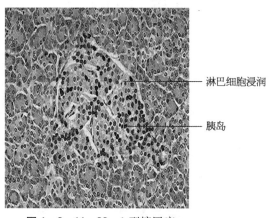

淋巴细胞浸润

胰岛

图 1 - 2 - 11 - 22　1 型糖尿病

（相　霞）

第三章

综合设计性实验

实验十二　综合设计性实验设计和操作

通过科学思维方法训练,对拟定的研究任务进行一种有明确目标的探索性学习。学习自主设计实训项目,增加学习兴趣、培养独立思维和创新能力,并提高对医学基础实训的整体认识。

任务一　设计性实验项目

一、任务要求

完成一篇自选主题的设计性实验报告。

二、知识目标

(1) 初步掌握实验项目设计的基本原则。

(2) 通过实训设计基本思维培训,领会设计性实验的程序和基本环节。

三、技能目标

(1) 通过对课题研究预期目标的了解,通过文献资料的查阅,能够对实验项目做出周密、合理的安排。

(2) 学会运用科学发散思维、归纳思维设计实训项目。

(3) 培养学生动手操作和观察对象的能力。

(4) 培养科学创造性思维能力。

(5) 培养全面分析问题的初步能力。

四、实验项目设计的步骤

1. **准备实验项目设计**　由教师以专题讲座的形式,给学生介绍设计性实验的目的与意义;讲解实验项目设计的基本要求;介绍本实训室现有的仪器设备等实训条件。指导学生分组,利用课余时间进行相关资料的查阅、调研等准备工作。

2. **进行实验项目设计** 实训项目设计主要包括实训研究题目、内容、方法和预期的实训项目结果。

(1) 选择研究题目：选题的好坏决定该研究工作的价值和实训项目的成功率。选题主要原则是具有创新性、实用性、科学性、可行性。在教师的指导下，主要围绕形态学的理论知识和相关文献。选题可参考：对原有实训方法的改进；建立一种新的动物模型及评价该模型的指标；探讨建立模型过程中器官和组织的形态学变化；研究某种药物的体内过程或作用机制；治疗某种疾病或病理过程的新方法。研究题目也可以由指导教师指定几个大类的题目，学生从中选择一个题目，再进行该研究题目的设计。

(2) 确定实训项目的方法和观察指标：实训项目设计一般选用公认可靠的实训方法，若需改进或创造新的实训方法，必须对该方法进行稳定性及灵敏性实验，并与标准方法进行对比，证实可靠才可以应用。选择观察指标时，应符合下述条件：①特异性。②准确性。③灵敏性。④可行性。

(3) 选择恰当的实训动物或标本：实际科研工作中，常选用两种或多种实训动物(其中至少有一种是哺乳类)。另外，动物的年龄、性别、机能状态及生活环境等均可影响药物的作用，需适当选择，以使实训对象具有代表性，根据实训需要，可选择正常动物或复制人类疾病的动物。

(4) 确定样本大小：遵守科学实验研究中重复、对照和随机三项实训设计的基本原则。在实训项目设计中应考虑如何能用最少量的动物获取可靠的结论。

(5) 设立对照组：在实训过程中，为避免非实验因素的干扰而造成误差，应设立对照组以消除无关因素的影响。对照可分为：①自身对照：即在同一样本上观察实验前后所测指标的变化。②组间对照：系在实验中设立若干平行组进行组间比较，对照除了所研究的因素外，其他条件就一律齐同。实验分组应使每个标本在实验中都有同等的机会。

(6) 拟定实训记录格式：原始记录是分析实训结果的依据，进行实训设计时，实验记录的格式要同时拟好，以保证实训项目有条不紊地进行。实验记录一般应包括实训题目、实训对象的情况(如动物的种类、性别、体重等)、实训的环境条件(温度、湿度等)、实训方法、步骤、观察指标的数据、描记图形等。原始记录要及时、完整、准确，实验图形、图片要整理保存好。

(7) 拟定统计处理方法：根据实验的性质和特点选择适当的统计处理方法，以对实训项目结果做出正确判断。

3. **讨论实验项目设计** 利用一次实训课的时间对学生的实训设计进行讨论，对其合理性、可行性进行评价并提出修改和补充意见，在课堂上先分小组讨论，各实训小组选出一份较好的设计在全班报告，大家提意见，充分完善该设计，最后提出一个优化设计方案。

4. **书写实验设计** 各实训小组按《实训项目设计书》要求完成本实训项目的设计报告的书写，经教师审阅、批改后，根据优化方案进行实训项目的准备工作。

五、注意事项

(1) 选题有目的性，要能解答、证明一些问题，切忌空泛。

(2) 学生实训项目的设计课时短，实训条件有限，所以只能选择范围很小的研究课题。要尽可能用简洁的办法去解决1～2个小问题。设计不要太大、太复杂，最重要的是思路，而不是技术手段。探索性实训的最主要目的是要让大家学习科学的思维方法与研究方法,而不是掌握某种实验技术。

（3）选题与设计要充分考虑现有的技术条件,不要好高骛远。鼓励大家充分发挥主观能动性,创造一切条件以达到自己的目的。

（4）要尽可能设置对照组,注意实训结果的可靠性与重复性。

（5）注意发挥团队协助作用,以确保设计讨论参与有广泛性。

六、思考

实验项目的选择如何注意创新性和科学性?

任务二　自主完成设计性实验项目

本任务列举了数个实验项目作为探究性实训项目的参考题目。

一、实训设计参考项目

（1）皮肤一期愈合的形态学观察。

（2）脂肪肝模型的建立及病理切片的制作。

（3）炎症器官的形态学观察及其病理机制的探讨。

（4）冠心病模型的建立及其危险因素的探讨。

二、实训项目设计报告书写的主要内容

研究题目:

理论依据及研究现状:

实训对象:　　　　　性别:　　　　　规格:　　　　　数量:

仪器与药品:

研究方法:

研究内容:

实训步骤:

观察项目:

实训的预期结果和解释:

可能出现的问题及原因:

观察数据记录、统计图表和结果:

实训结果分析和结论:

参考文献:

设计人和时间:

指导教师:

三、实训项目设计举例——《以青蛙肠系膜观察炎症的血管变化、白细胞游出及血栓形成》

（一）实训项目设计的目的

通过实验观察炎症发生、发展过程中血管及血流的变化以及白细胞游出血管的现象。

（二）实验对象

蟾蜍或蛙。

（三）实验药品与器材

林格溶液,0.4％组胺,蛙板,蛙类手术器械,解剖显微镜。

（四）方法及步骤

(1) 破坏脑脊髓：用左手握持动物,以示指和中指夹住双侧前肢。捣毁脑和脊髓时,左手示指和中指夹持蛙或蟾蜍的头部,右手将探针经枕骨大孔向前刺入颅腔,左右摆动探针捣毁脑组织。然后退回探针向后刺入椎管内破坏脊髓。

(2) 使蛙仰卧于蛙板上,将一侧腹壁紧贴蛙板致圆孔,并将四足用大头针固定于板上。

(3) 剪开贴近圆孔一侧的青蛙下腹壁皮肤、肌肉等(切口 1.5 cm 左右),轻轻地将肠系膜拉出,固定于圆孔四周,使肠系膜展开(注意不要拉得过紧,以免血液停滞及血管破裂)。

(4) 透过圆孔,用低倍镜观察肠系膜血管的变化,并记录观察结果。

1) 辨别：动脉、静脉与毛细血管,红细胞与白细胞,轴流与边流。

2) 加 0.4％组胺,然后观察血管血流速度及血管管径变化。

3) 暴露一段时间后观察血流速度变化,轴流、边流改变,白细胞靠边、粘着和游出现象。

(5) 选择一中等大小的静脉,用手指挤压,使血流停止 1～2 分钟,然后在损伤处以显微镜观察血栓形成及形态结构。

四、书写实训报告书

学生根据下面的步骤和注意点来设计以上实训项目,并按照实训项目设计主要内容,认真填写这个探究性项目的实训报告书。

（一）实训目的与实训准备

实训环境、仪器设备、材料药品、实训人员、实训对象。

（二）实施与检查

动物手术、装置连接和实验观察。

（三）分析与评价

收集数据、描绘曲线、制定图表等各种结果处理,加以注释并简要讨论。

(1) 实验的预期结果和解释。

(2) 可能出现的问题及原因。

（四）思考

通过本次探索性实训,你认为收获最大的是什么?

（李晓芳）

下篇
机能学实验指导

第一章

实 验 概 述

第一节 实 验 须 知

一、实验目的

通过对动物实验等观察,加深对机能学基本概念和基本理论的理解,验证课堂理论,实现理论与实践相统一;熟悉机能学实验的基本实验技术和操作、实验设计基本原则,获得机能学知识的过程和方法;培养科学思维能力、分析综合能力及基本操作技能;培养对科学工作严肃的态度、严格的要求、严密的工作方法和实事求是的工作作风;提高对事物进行观察、综合分析的能力及独立思考和解决问题的能力。

二、实验方法

(一)动物实验

动物实验是在动物身上人工地造成各种病变过程或疾病,用以探讨疾病发生的原因及其发展规律。实验过程中注意观察动物的变化,记录实验结果,并写出实验报告。

(二)疾病模型及电子化教学

实验课中可根据具体情况安排观看 VCD、录像、幻灯片、电影等。

三、实验注意事项

(1) 实验前必须复习与实验有关理论内容,预习实验指导,了解实验内容与要求。动物实验前,认真按教材清点实验桌上的实验器材,如有实验器械缺少或损坏应及时报告指导老师,以便及时检修与更换。

(2) 按时进入实验室,遵守实验室规则,不得迟到、早退或随意缺席。保持室内安静,严禁在实验室里高声喧哗。

(3) 实验时严肃认真,在教师指导下按实验指导仔细观察,及时完成实验作业。动物实验中严格按实验步骤和方法进行。

(4) 爱护实验设施。未经教师允许,不得随意动用实验仪器或器械。按指定号码谨慎使用实验器材,切忌违规操作或粗暴使用精密仪器,对故意损坏者,除照价赔偿外,院校将予以行政处罚。

（5）严禁在电脑上玩游戏、做个人文件、随意启动其他程序，甚至损坏实验程序等。

（6）示教用具不得擅自移动，以免影响其他同学观察。

（7）养成勤俭节约的良好习惯，不得随意浪费动物标本、器材、药品和试剂。能重复利用的器材如纱布、试管、插管、针头等，应洗净再用。实验中不得图个人方便而随意移走公用物品。实验废物不得乱倒乱扔，动物皮毛、组织器官、纸屑不得倒入水槽内，应统一放置在指定地点。

（8）实验完成后清点实验器材。及时关闭电脑。进行清洁整理工作后，关闭总电源、水开关、门窗等。最后请实验室管理人员检查验收后方可离开实验室。

第二节　常用实验动物和动物实验技术基础

一、实验动物的基本知识

（一）实验动物的选择

机能学实验主要用动物完成。哺乳动物的组织结构、体内生化和生理过程与人相似，且繁殖快、易获得、成本低，常用实验动物有小鼠、大鼠、豚鼠、家兔、猫、狗和蛙等。实验能否成功与动物的选择有很大关系。因各种实验要求的条件不同，选用动物也就有区别。如抗过敏药实验常选用豚鼠，因为它对组胺特别敏感；抗缺氧实验常选用小鼠，原因是用动物量大、占用空间小且易于操作；镇吐药实验常用狗，它对催吐药敏感，而大鼠对催吐药不产生作用。同一类动物若种系不同反应也有差异，故实验常选用对药物反应较为稳定的昆明种小鼠、大鼠 Wistar 种等。

现将有关动物选择的内容，分述如下。

1. 小鼠　一般实验选用，目测条件毛色发亮、活动自如、无发育异常。体重为 18～28 g，常选(20±2)g，雌雄可根据不同实验要求而定。小鼠的优点是易饲养、繁殖力强、成熟期短，可用于多种途径(灌胃、皮下注射、腹腔注射、尾静脉注射等)给药，适用于多种药理实验，如急性毒性实验中的 LD_{50} 测定、ED_{50} 测定，镇痛，镇咳，抗惊厥，导泻，抗癌和避孕药等实验。

2. 大鼠　一般实验目测条件同小鼠，体重 180～280 g，饲养方便，有较强的繁殖力。用于许多实验，如慢性毒性实验、抗炎镇痛、抗惊厥、降血脂、利胆、子宫实验和心血管系统实验。《中华人民共和国药典》(简称《中国药典》)规定大鼠为缩宫素效价测定及药品质控中升压物质检查的指定动物。大鼠易被激怒伤人，捉拿时要注意防护，勿被咬伤。

3. 豚鼠　目测条件同小鼠，体重 350～650 g。豚鼠性情温和，胆小，易饲养管理，但较娇气，捉拿力量较大时易窒息致死。常用于过敏平喘实验，豚鼠离体肠平滑肌、心脏等器官是多种实验较理想的标本。豚鼠对结核菌较敏感，常用于抗结核病药物治疗研究。

4. 家兔　目测条件同小鼠，体重 2～3 kg。性情温和且易驯服，易饲养，繁殖力也较强。家兔是药理实验主要动物之一，离体实验和在体实验均可选用，主要适用于中枢药、利尿药、避孕药、心血管药、抗凝血药等实验。由于家兔体温较稳定，对体温调节物质比较敏感，是药品质控中热源控制的指定动物。

5. 猫 目测条件同小鼠,体重 1.5~2.5 kg。为肉食动物,性情虽暴躁,尚易驯服,由于繁殖力较弱,加之管理不便,在药理实验中较少选用,但在特定实验中则为必不可少的动物。因为其血压较稳定,对降压物质反应特别敏感,因此在药品质控降压物质检查时,猫为指定动物。在全麻药乙醚实验中,出现类似于人的典型麻醉分期亦是其特点。猫的呼吸道黏膜及喉返神经对刺激反应敏感,是黏膜刺激实验、镇咳药研究较为理想的动物。

6. 狗 目测条件同小鼠,体重选 9~15 kg 为宜。由于繁殖量、饲养管理等条件限制,一般实验不选用,主要用于血压、呼吸、心肌耐氧量等急性实验;在慢性毒性实验中也常被选用。

7. 蛙(或蟾蜍) 不伤人,较易饲养管理。由于其离体心脏要求条件较低且节律跳动时间长,是强心苷、儿茶酚胺类药物实验常用标本;蛙的坐骨神经、腓肠肌标本可用于观察药物对周围神经、横纹肌或神经肌肉接头的作用以及观察药物对动作电位的影响。

另外,考虑某些实验的特殊需要,如抗精神病药、吗啡类成瘾性药理实验常选用猴;氢化物毒性实验常选用鸽子;采血时常选用绵羊;烧烫伤实验常选用猪崽等。

(二)实验动物的编号

1. 编号 动物实验时,为及时了解每个动物的变化情况,常在实验前进行随机分组并编号标记。动物不同,标记方法也不一样,如猴、狗、猪、兔和猫等可挂用金属牌,牌上标明编号,也可在其背或耳上烙印编号,一般适用于慢性实验。急性实验主要采用化学染料染色编号,最常用苦味酸溶液(30~50 mg/ml)涂染成黄色。编号原则是:先左后右,从上到下。一般把涂在左前腿上的计为 1 号,左侧腹部计为 2 号,左后腿为 3 号,头顶部计为 4 号,腰背部为 5 号,尾基部为 6 号,右前腿为 7 号,右侧腹部为 8 号,右后腿计为 9 号,不染色的为 10 号。若动物编号超过 10 或更大数字时,可使用上述两种不同颜色的溶液,即把一种颜色作为个位数,另一种颜色作为十位数,这种交互使用可编到 99 号。假使把红的记为十位数,黄色记为个位数,那么右后腿黄斑,头顶红斑,则表示是 49 号鼠,其余类推。

2. 编号标记方法 动物在实验前常常需要做适当的分组,那么就要将其标记使各组加以区别。标记的方法很多,良好的标记方法应满足标号清晰、耐久、简便、适用的要求。常用的标记法有染色、耳缘剪孔、烙印、号牌等方法。

(1)颜料涂染:这种标记方法在实验室最常使用,也很方便。使用的颜料一般有 3%~5% 苦味酸溶液(黄色)、2% 硝酸银溶液(咖啡色)和 0.5% 中性品红(红色)等。标记时用毛笔或棉签蘸取上述溶液,在动物体的不同部位涂上斑点,以示不同号码。

(2)烙印法:用刺数钳在动物耳上刺上号码,然后用棉签蘸着溶在酒精中的黑墨在刺号上加以涂抹,烙印前最好对烙印部位预先用酒精消毒。

(3)号牌法:用金属制的牌号固定于实验动物的耳上,大动物可系于颈上。对猴、狗、猫等大动物有时可不做特别标记,只记录它们的外表和毛色即可。

(三)动物的捉拿固定方法

动物的捉持和固定是进行动物实验的基本操作之一,正确的捉持固定动物是为了不损害动物健康,不影响观察指标,并防止被动物咬伤,保证实验顺利进行。下面介绍几种常用动物的捉持和固定方法。

1. 家兔的捉拿和固定

(1)家兔的捉持:家兔习性温顺,不会咬人,除脚爪锐利应避免被其抓伤外,较易捕捉。捉拿时切忌以手提抓兔耳、拖拉四肢或提拿腰背部。正确捉持家兔的方法是(图2-1-2-1):右手抓住颈背部皮肤,轻提动物,左手托其臀部,使兔的体重主要落在左手掌心,兔呈坐位姿势。家兔两耳虽长易捉,但不能承受全身重量,若伤了两耳会影响静脉注射。

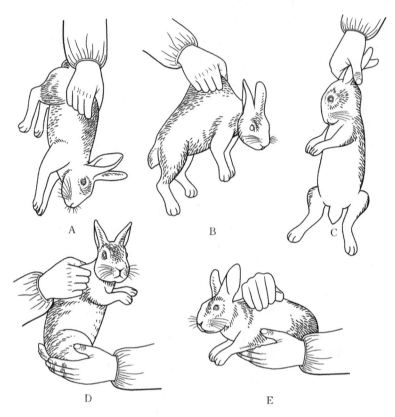

图2-1-2-1   家兔的捉持方法

图中 A~C 的捉持方法不正确,D、E 的捉持方法正确

(2) 家兔的固定:家兔的固定,依不同的实验需要,常用兔盒或兔台固定。

1) 兔盒固定:用于耳血管注射、取血,或观察耳部血管的变化等。此时可将家兔置于木制或铁皮制的兔固定盒内(图2-1-2-2)。

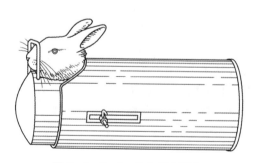

图2-1-2-2   兔盒固定家兔

2) 兔台固定：在需要观察血压、呼吸和进行颈、胸、腹部手术时,应将家兔以仰卧位固定于兔手术台上。固定方法是：先以 4 条 1 cm 宽的布带做成活的圈套(图 2-1-2-3 左),分别套在家兔的四肢腕或踝关节上方,抽紧布带的长头,将兔仰卧位放在兔手术台上,再将头部用兔头固定器固定,然后将两前肢放平直,把两前肢的系带从背部交叉穿过,使对侧的布带压住本侧的前肢,将四肢分别系在兔手术台的木柱上(图 2-1-2-3)。

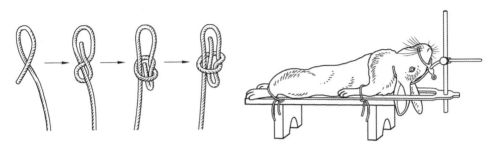

图 2-1-2-3　兔台固定家兔

2. **小白鼠的捉持和固定**　小白鼠较大白鼠温和,虽也要提防被其咬伤手指,但无须戴手套捕捉。右手抓住尾部,将之置于铁丝笼或粗糙的平面上,用左手的拇指和示指抓住小鼠两耳后颈背部皮肤,将鼠体置于左手心中,拉直后肢,以环指及小指按住鼠尾部即可(图 2-1-2-4 左)。有经验者可直接用左手小指钩起鼠尾,迅速以拇指示指、中指捏住其耳后项背部皮肤亦可(图 2-1-2-4 右)。如操作时间较长,也可固定于小白鼠固定板上。捉拿大白鼠时方法相同,可戴手套。

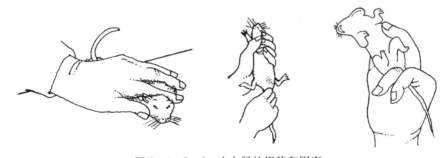

图 2-1-2-4　小白鼠的捉持和固定

3. **蟾蜍的捉持和固定**　蟾蜍捉持方法(图 2-1-2-5)宜用左手将动物背部贴紧手掌固定,以中指、环指、小指压住其左腹侧和后肢,拇指和示指分别压住左、右前肢,右手进行操作。应注意勿挤压其两侧耳部突起的毒腺,以免毒液喷出射进眼中。蟾蜍的固定可用蛙足钉将蟾蜍 4 只脚钉在蛙板上即可。

二、动物实验的基本操作

(一)实验动物给药途径和方法

在动物实验中,为了观察药物对机体生理功能、生化代谢等引起的变化,常需将药物经多

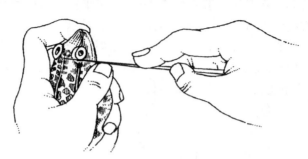

图 2-1-2-5 蟾蜍捉持方法

种途径注入动物体内。给药的途径和方法是多种多样的,可根据实验目的和原理、实验动物种类和药物剂型等情况确定。

1. **皮下注射** 注射时以左手拇指和示指提起动物的皮肤,将连有 5 号针头的注射器刺入皮下。皮下注射部位一般狗、猫多在大腿外侧,豚鼠在后大腿的内侧或小腹部;大鼠可在侧下腹部,兔在背部或耳根部,蛙在脊背部淋巴腔处。

2. **皮内注射** 皮内注射时需将注射的局部皮肤脱去被毛,消毒后,用左手拇指和示指按住皮肤并使之绷紧,在两指之间,用 1 ml 注射器连 4 号细针头,紧贴皮肤表层刺入皮内,然后再向上挑起并再稍刺入,即可注射药液,此时可见皮肤表面鼓起一白色小皮丘。

3. **肌内注射** 肌内注射应选肌肉发达、无大血管通过的部位,一般多选臀部。注射时垂直迅速刺入肌肉,回抽针栓如无回血,即可进行注射。给小鼠、大鼠等小动物做肌内注射时,用左手抓住鼠两耳和头部皮肤,右手取连有 5 号针头的注射器,将针头刺入大腿外侧肌肉,将药液注入。

4. **腹腔注射** 用大、小鼠做实验时,以左手抓住动物,使腹部向上,右手将注射针头于左(或右)下腹部刺入皮下,使针头向前推 0.5～1.0 cm,再以 45°角穿过腹肌,固定针头,缓缓注入药液,为避免伤及内脏,可使动物处于头低位,使内脏移向上腹。若实验动物为家兔,进针部位为下腹部的腹白线外 1 cm处(图 2-1-2-6)。

5. **静脉注射**

(1) 兔:兔耳部血管分布清晰,中央为动脉,耳外缘为静脉。内缘静脉深,不易固定,故不用。外缘静脉表浅易固定,常用。先拔去注射部位的被毛,用手指弹动或轻揉兔耳,使静脉充盈,左手示指和中指夹住静脉的近端,拇指绷紧静脉的远端,环指及小指垫在下面,右手持注射器连 6 号针头尽量从静脉的远端刺入,移动拇指于针头上以固定针头,放开示指和中指,将药液注入,然后拔出针头,用手压迫针眼片刻(图 2-1-2-7)。

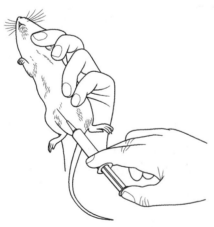

图 2-1-2-6 小鼠腹腔注射法

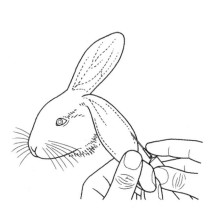

图2-1-2-7 家兔耳缘静脉注射法

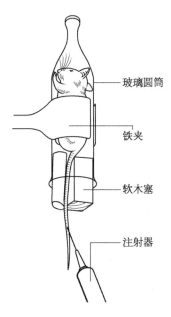

玻璃圆筒

铁夹

软木塞

注射器

图2-1-2-8 小鼠尾静脉注射法

(2) 小鼠和大鼠：一般采用尾静脉注射(图2-1-2-8)。鼠尾静脉有3根,左右两侧及背侧各1根,左右两侧尾静脉比较容易固定,多采用,背侧1根也可采用,位置容易固定。操作时先将动物固定在鼠筒内或扣在烧杯中,使尾巴露出,尾部用45~50℃的温水浸润半分钟或用酒精擦拭使血管扩张,并使表皮角质软化,以左手拇指和示指捏住鼠尾两侧,使静脉充盈,用中指从下面托起尾巴,以环指和小指夹住尾巴的末梢,右手持注射器连4号细针头,使针头与静脉平行(小于30°),从尾下1/4处(距尾尖2~3 cm)进针,此处皮薄易于刺入,先缓注少量药液,如无阻力,表示针头已进入静脉,可继续注入。注射完毕后把尾部向注射侧弯曲以止血。如需反复注射,应尽可能从末端开始,以后向尾根部方向移动注射。常用动物不同给药途径的注射量可参考表2-1-2-1。

表2-1-2-1 动物不同给药途径的常用注射量(ml)

注射途径	小鼠	大鼠	豚鼠	兔	狗
腹腔	0.2~1.0	1.0~3.0	2.0~5.0	5.0~10	5.0~15
肌内	0.1~0.2	0.2~0.5	0.2~0.5	0.5~1.0	2.0~5.0
静脉	0.2~0.5	1.0~2.0	1.0~5.0	3.0~10	5.0~15
皮下	0.1~0.5	0.5~1.0	0.5~2.0	1.0~3.0	3.0~10

6. 经口给药 在急性试验中,经口给药多用灌胃法,此法剂量准确,适用于小鼠、大鼠、家兔等动物。

小鼠、大鼠(或豚鼠)：用12号输血针头或小号腰穿针头,将针尖用钳子去除,磨平其尖端

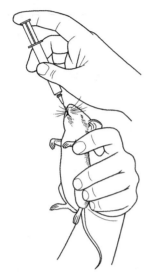

图 2-1-2-9 小鼠灌胃法

面,弯曲成弧形,注意勿堵塞针孔,即成灌胃针;亦可用烧成圆头的硬质玻璃毛细管或特制的塑料毛细管,做成灌胃针。灌胃时将针装在注射器上,吸入药液。左手抓住鼠背部及颈部皮肤将动物固定,右手持注射器,将灌胃针插入动物口中,沿咽后壁徐徐插入食管。动物应固定成垂直体位,针插入时应无阻力。若感到阻力或动物挣扎时,应立即停止进针或将针拔出,以免损伤或穿破食管以及误入气管。一般当灌胃针插入小鼠 3~4 cm、大鼠或豚鼠 4~6 cm 后可将药物注入。常用的灌胃量小鼠为 0.2~0.8 ml,大鼠为 1~4 ml,豚鼠为 1~5 ml(图 2-1-2-9)。

(二)动物的麻醉、取血和处死方法

1. 动物的麻醉方法 麻醉动物一方面可直接观察麻醉药的麻醉分期或麻醉药物疗效,另一方面动物有时需要麻醉后方可进行实验。由于实验内容不同,使用的麻醉药和要求麻醉时间长短及麻醉方式也不一样,常根据使用的动物及实验要求而定。下面简介几种常用动物的麻醉方法。

(1)局部麻醉:适用于局部手术。将 20 mg/ml 的普鲁卡因注入动物皮下做浸润麻醉,在麻醉范围内可做不同的手术,而动物仍处于清醒状态。

(2)全身麻醉:又可分为吸入麻醉和静脉注射麻醉。

1)吸入麻醉是将具有挥发性的麻醉药如乙醚、氟烷等浸入棉球后放入动物麻醉箱内,挥发的药物随动物的呼吸进入体内,麻醉顺序为:从两头到中间,即上从大脑皮质往下,下从骶髓往上,最后麻醉延脑。适用于小鼠、大鼠的短时间麻醉。

2)注射麻醉:药物通过静脉或注射进入动物体内而发挥全麻作用,常用药物有戊巴比妥钠、乌拉坦等。戊巴比妥钠水溶液,常用浓度为 30 mg/ml 时,狗静脉注射用药量为 30 mg/kg;猫、家兔静脉注射用药量为 30~40 mg/kg;大鼠、小鼠腹腔注射用药量为 40~50 mg/kg。一次给药麻醉时间可持续 3 小时左右。乌拉坦水溶液(25 mg/ml),猫、家兔、大鼠静脉或腹腔注射用药量一般为 4 ml/kg。

2. 动物的取血方法 部分药物可影响血液及造血系统,通过检查血液某些指标的变化即可判断药物的药理作用,此为本学科重要实验内容之一,故采集血样乃必须掌握的技能。

(1)小鼠

1)尾尖取血法:将鼠固定后,充分暴露鼠尾,浸入 50 ℃温水中约 1 分钟,取出擦干或在尾部涂擦二甲苯,使尾部血管扩张,此时剪掉小鼠尾尖 1~2 mm,大鼠可剪掉 5~10 mm,血液自断端流出可收集供实验用。一次可取血液 0.3~0.5 ml 时,由于取血量少,仅供血象检查等需血量较少的实验。

注意事项:①为收集较多血液,可在剪尾尖前用硫喷妥钠(50 mg/kg)将动物麻醉,减少剪尾疼痛引起的外周血管收缩影响血液流出。②尾尖不宜过长,否则也不出血。③鼠血易凝,流出速度又相对慢,为避免凝血,采血前应在取血器皿中放适量抗凝剂。

2)后眼眶静脉丛取血:操作者左手捏住鼠颈背部皮肤,置实验台上,示指轻按颈部,使眼球突出,引起眼球后静脉压增加。右手持特制玻璃吸管或连有注射器的粗钝针头,沿内眦向眶

后壁刺入,4~5 mm 可达球后静脉丛,不时轻轻转动,由于压力差,血液自动流入吸管或注射器。待达所需血量后,抽出吸管或针头,用干棉球轻按内眦止血。此法简便易操作并可反复取血(图 2-1-2-10)。

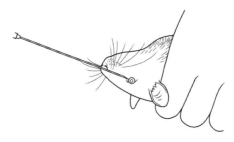

图 2-1-2-10 小鼠后眼眶静脉丛取血法

3)眼球摘除取血:操作者左手捏住鼠颈背部皮肤,置实验台上,示指轻按颈部,使眼球突出,引起眼球后静脉压增加。右手持眼科弯镊子,夹住眼球,轻轻旋转,使劲将眼球拉出。此法简便易操作,常用于处死前取血。一次可取血液 2 ml。

(2)大鼠:操作方法与小鼠相同。

(3)豚鼠:采用心脏取血法。将动物仰卧位固定,用左手指触摸心脏搏动区,选择跳动最明显处(一般在胸骨左缘第 4~6 肋间),右手持注射器,垂直将针头刺入胸腔,当持针手感到心脏搏动时,再稍往下进针便进入心脏,稍用力抽取,血液迅速流进注射器。若回抽无血,可把针稍微退出一点或进入一点就可能成功。一般一次可取血 5 ml。取血失败时可重新操作,但反复多次穿刺易引起心脏损伤或肺出血而致动物死亡。

(4)家兔

1)心脏取血:操作方法与豚鼠相同,但心脏搏动点一般在胸骨左缘 3 mm 处或左侧第 3 肋间。一次取血量一般不宜超过 20 ml,但 1 周后可重复抽取。

2)耳中央动脉取血:将家兔放入固定箱内,暴露两耳,耳中央较粗显露红色的血管即耳中央动脉。先用酒精或二甲苯涂擦使血管扩张,操作者左手固定兔耳,右手持注射器,在动脉的末端,以约 15°角刺入血管,平行地向向心端进针,轻抽针栓,血液可进入注射器。一次取血量不宜超过 15 ml。注意:进针点宜选在耳尖处而不应选在耳根部,因耳根部软组织较厚、血管位置较深且活动度较大,不易刺入或易刺穿血管引起皮下出血而失败。

3)耳缘静脉取血:将家兔放入固定箱内,暴露两耳,用二甲苯涂擦兔耳,使血管扩张,再以酒精擦净。用小血管夹夹住耳根部的耳缘静脉,左手固定兔耳,右手持注射器,离心方向将针头刺入血管抽取血液。抽血时注意用力不宜过大,以免血管局部负压过大影响血流。

4)股静脉取血:将家兔麻醉后以仰卧位固定,剪掉腹股沟毛,切开皮肤,钝性分离股静脉血管,操作者左手固定股静脉,压住近心端,右手持注射器,针头与血管近乎平行刺入,轻轻抽动针栓抽出所需血量,取血完毕则用纱布块压迫止血。

5)颈外静脉取血:基本方法同腹股沟静脉,但取血量较多,一次可取 10 ml 以上。

3. 动物的处死方法

(1)颈椎脱臼处死法:适用于小鼠、大鼠。操作者左手将小鼠、大鼠的头固定在实验台上,右手抓住尾巴用力稍向上或平行后拉,使其颈椎脱臼而迅速死亡。此法简便易操作,为常用处死手段。

(2)空气栓塞处死法:适用于家兔、猫和狗。将家兔放入固定器,裸露两耳,操作者左手固定一耳,右手持抽好空气的注射器,如同耳缘静脉注射一样把注射针头刺入血管,将空气迅速推进,家兔经短时挣扎死亡。此法也适用于猫和狗。家兔和猫一般抽取 10~20 ml 空气。狗可注入 70～90 ml 空气。

（3）放血处死法：适用于多种动物。用剪刀剪断动物的颈动脉或股动脉，使血液短时间内大量流出致死。以狗为例，用硫喷妥钠 20～30 mg/kg 静脉注射麻醉后，暴露其股三角区，用剪刀或手术刀切断股动脉放血并用湿纱布不断擦去股动脉损伤处的凝血块和用自来水冲洗流出的血，以便血液流出通畅，一般可在 3～5 分钟内死亡，此法对处死后需采集病理切片标本的情况最适用。较小动物如大鼠、豚鼠、家兔等可用剪刀剪断颈动脉直接放血致死。

（4）断头处死法：适用于较小动物。左手将动物固定，右手持普通剪刀用力将动物头剪下，使动物死亡，适用于小鼠、大鼠、豚鼠、蛙等。

三、药物种类、剂型和《中国药典》

（一）药物的种类

1. 植物药 是应用历史最久、数目最多的一类药物。我国古代的"本草学"都以植物药为主要内容。用化学方法可提取出植物药的各种有效成分，药用时，其用量准确，而疗效可靠。

植物药的重要有效成分分为以下几种。

（1）生物碱：是一类具有显著药理作用的含氮有机碱。绝大多数为无色或白色结晶粉末，味极苦。临床治疗时多用其盐类，如硫酸阿托品、盐酸麻黄碱等。生物碱在植物界分布极广，临床应用也多，重要的如奎宁、吗啡、可待因、咖啡因、麻黄碱、匹鲁卡品、吐根碱、麦角新碱、汉防己甲素等。

（2）配糖体：又称苷，系由配基苷元和糖组成。为无色无臭的苦味结晶，其水溶液易被酸和酶迅速分解成配基和糖而失效，按配基的性质，苷类又分为：①强心苷，具有显著的强心作用。如洋地黄毒苷、毒 K 等。②皂苷，或称皂碱体，是广泛存在于植物界的复杂苷类，大多数可溶于水，且振摇后生成胶体溶液并有持久性，似肥皂溶液的泡沫，具有乳化作用，能使红细胞溶解，不可用作静脉注射。桔梗、人参、三七、甘草、柴胡等中药都含有皂苷。③黄酮苷，是含黄酮结构的苷类，有止血、镇咳、祛痰等作用，如芸香苷（芦丁）、橙皮苷等。④蒽醌，分解后产生的蒽醌有导泻作用，如大黄、芦荟、白番泻叶等均含有。⑤氰苷，水解后可产生不稳定的羟氰。羟氰迅速分解为醛和氢氰酸，后者具有镇咳作用，如苦杏仁苷，即属芳香族氰苷，药用时因其可产生少量氢氰酸，有剧毒，故切不可过量。

（3）多（聚）糖：由 7 年以上单糖通过苷链相连而成。许多中草药中含有的多糖具有免疫促进作用，如黄芪多糖。而香菇所含的香菇多糖有抑制实验动物肿瘤生长作用。鹿茸多糖则有抗溃疡作用。

（4）黄酮：为一类广泛存在于植物界的黄色素，大多数与糖类结合成苷状结构存在（见上文）。含有黄酮有效成分的植物如银杏、毛冬青、黄芩、陈皮、槐米、蒲黄等多具有降血脂、减低血管脆性、扩张冠脉、止血、镇咳、祛痰等作用。

（5）甾醇：常与油脂类共存于种子和花粉粒中，亦可能与糖结合成苷。例如黄柏、黄芩、人参、附子、天门冬等含有的 β-谷固醇，柴胡、汉防己、人参、款冬等含有的豆甾醇，麦、灵芝、猪苓等含有的麦角固醇，以及牛黄、蟾酥等中药内含有的胆甾醇（即胆固醇），都属于甾醇。它们都具有相当的药理活性。

（6）鞣质：是一类复杂的酚类化合物。多具有收敛涩味作用。遇蛋白质、胶质、生物碱、重金属盐能起沉淀作用。临床上用以止血、解毒等,如五倍子、茶、大黄、石榴皮等。

（7）挥发油(精油)：为萜类及其含氧衍生物的混合物。具特殊芳香味,是易挥发的无色或淡黄色透明油状液体。可用于调味,有健胃、防腐、镇痛、桂痰、镇咳、平喘等作用。例如陈皮、丁香、薄荷、茴香、桂皮、当归、川穹等均含有挥发油。

（8）内酯和香豆素(精)：为含氧的杂环化合物。例如存在于秦皮、补骨脂、蛇床子等的一大类内酯有镇咳、祛痰、平喘、抑菌、扩张血管和抗辐射作用,存在于穿心莲、白头翁、当归等植物中的的内酯有抗菌作用,有的有解痉作用。

（9）其他：尚有木脂素、暗类、树脂、树胶和有机酸有效成分。

2. **动物药**　将动物整体、器官或脏器加工后供药用,如蚯蚓、斑蝥、蜈蚣、犀角及甲状腺、胃粉等。有的提出纯品应用,如各种激素制剂、血浆制品等。

3. **矿物药**　直接利用矿物加工后得到的如碘、硫、汞以及硼砂、硫酸镁、明矾、凡士林等都是常用药物。

4. **抗生素**　从真菌等微生物培养液中得到的抗病原微生物或抑制恶性肿瘤细胞的化学物质,如青霉素、庆大霉素以及放线菌素 D、丝裂霉素 C 等;现在还有人工合成或半合成的抗生素如氯霉素、氨苄青霉素等。

5. **生物制品**　指用近代微生物学、免疫学和生物化学所制得的制品。如各种菌苗、疫苗、抗毒素以及辅酶 A、转移因子、免疫核糖核酸等。

6. **人工合成药**　以人工化学合成方法生产的化学物品作为药物,如磺胺药、苯二氮䓬类药,或者人工合成仿制或改造天然药物化学结构所制成的新药,都属于人工合成药。如氢化可的松、麻黄素、地塞米松、芬太尼等。

（二）药物的剂型

根据《中国药典》或其他现成处方将药物制成具有一定规格的药剂,称"制剂"。将药物加工制成适合于防治疾病应用的形式("形态类型"即"药物剂型",简称"剂型")。根据药物的性质和用药目的不同,设计及选择各种适宜的药物剂型,以便药物充分发挥疗效,减少不良反应。例如急症患者宜采用注射剂、气雾剂、舌下片。需要持久延缓药物作用的,则可用混悬剂、缓释片剂及其他长效制剂。为减少对胃部的刺激或为防止药物遇酸失效,需其在小肠吸收,则可选择肠溶片剂或胶囊剂。此外,还应考虑到药物应具有较高的生物利用度,如难溶性药物,要将粉末磨成微粉,可增加生物利用度,增加其疗效。

"方剂"是指医师临时处方,专为某患者配制的,且明确指出用法和用量的药剂。方剂的配制一般在药房的调剂室中进行,现在较少应用,很少见到。

（三）药物剂型的分类

药物剂型分类有多种标识,既可按制剂的形态,也可按给药途径或给药方法分类。根据制剂的形态分类,常用制剂可分为以下几种。

1. **固体制剂**

（1）片剂(tabellae, tablets, Tab.)：药物加赋形剂混合成颗粒经压片机压成圆片状。为临床常用剂型。片剂一般在胃液中崩解。制造、分发和服用均方便是其优点。片剂中还包括糖衣片、肠溶衣片等。

（2）丸剂(pilulae, pills, Pil.)：药物细粉(多为中草药)或药物提取物与赋形剂或黏合剂制成圆球状的内服固体制剂。黏合剂可以是蜂蜜、水、米糊或面糊。据此,中药丸剂又分为蜜丸、水丸等。

(3) 粉剂(pulvis, powder, Pulv.):为1种或1种以上药物均匀混合成的干燥粉末状制剂,供内服或外用。如冰硼散、痱子粉等。

(4) 胶囊剂(capsulae, capsules, Caps.):系将药物盛装于空硬胶囊或软胶囊中制成的制剂。如消炎痛胶囊、头孢氨苄胶囊等。如果胶囊是特制的,可完整地通过胃到达肠内碱性环境中才崩解而发挥作用,称肠溶胶囊或肠胶囊。

(5) 冲剂("颗粒剂")(granule, Gran.):系化学药物的干燥粒状内服剂。如无味红霉素颗粒剂。或者是中草药生药以水煎等方法的提取物,浓缩成稠膏再与蔗糖混合后制成颗粒状(又称干糖浆)。服用时以温开水冲服,故又称"冲剂",如感冒退热冲剂等。

(6) 膜剂(film 或 membrane)[药膜(sheet)]:又称薄片剂(lamellae),是将药物均匀分散或溶解在药用聚合物溶液中,经涂膜干燥而成的薄片。按给药途径分为口服膜片(如安定膜剂),眼用膜剂,阴道膜剂(如外用避孕药膜),皮肤、黏膜外用膜剂(如硝酸甘油膜、冻疮药膜)等。膜剂是较新的剂型,其优点是体积小、重量轻,便于携带和贮存。

2. 半固体剂型(软性剂型)

(1) 软膏剂(unguentum, ointment, Ung.):是指药物与凡士林、液体石蜡、羊毛脂等适宜基质均匀混合制成的一种易于涂布在皮肤或黏膜上的半固体外用制剂。用凡士林等做的软膏阻碍用药部位的热量散发,又称热性软膏,因含水羊毛脂制成的软膏便于局部热的发散,故称凉性软膏。专供眼用的细腻灭菌软膏称眼膏剂,如四环素可的松软膏。

(2) 栓剂(suppositoria, Supp.):是药物与适宜基质(甘油、明胶或可可豆脂等)混合制成专供纳入人体不同腔道使用的一种软性制剂。其大小和形状因用途不同而异。如肛门栓剂是圆锥形,重约2 g。阴道栓剂呈球形或卵形,重约5 g。栓剂基质的熔点接近体温,故室温下可保持固体状态,塞入腔道后融化或软化,在局部起作用。也有的如消炎痛栓,经过直肠黏膜吸收而发挥全身作用。近年较为重视起全身作用的栓剂,且有新的进展。栓剂有防止或减少首过效应,避免药物对胃的刺激及被胃液破坏作用,适合不能吞服的患者尤其儿童使用,有比口服吸收快而规则的优点,但使用不方便、成本比片剂高、药价较贵是栓剂缺点。

(3) 硬膏剂(emplastrum 或 plaster):是指涂在布或薄片上的药物与半固体或固体粒性基质混合物制成的硬质膏药。遇体温可软化而具有黏性。是可供贴敷于皮肤的外用制剂。

(4) 浸膏(extractum, Extr.):将生药浸出液(低温)浓缩成固体或半固体状的制剂。各种浸膏成分在《中国药典》中有规定,浸膏的浓度每克相当于2~5 g原生药。如颠茄浸膏。

3. 液体剂型

(1) 溶液剂(liquor, Liq. 或 solutio, solution, Sol.):一般为非挥发性化学药物的澄明水溶液,供内服或外用。如10%氯化钾溶液(口服)、4%硼酸溶液(外用)。

(2) 注射剂(injectio, injection, Inj.):又称针剂"注射液"。为供注射用药物的灭菌溶液,混悬液或乳制。常装安瓿中故又称安瓿剂(mpoul)。在溶液中不稳定的药品则以干燥状态封装于安瓿中,通常称为粉针剂,临用时配成溶液,如青霉素G钠盐等。供输注用的大型注射剂称为"大输液"。注射剂是最常用的制剂,有疗效快、剂量准、作用确实可靠的优点,适用于不能口服药物或急症患者。

(3) 合剂(mistura, mixture, Mist.)：含有可溶或不溶性固体粉末药物的透明或悬浊液。一般以水作为溶媒多供口服。如胃蛋白酶合剂、复方甘草合剂等。

(4) 煎剂(decoction, dec.)：指用水煎煮的生药(中草药)，煎出液需新鲜制备，中药的汤剂即是。

(5) 糖浆剂(syrupus, syrup, Syr.)：指含药物、药物提取物或芳香物质的近饱和的蔗糖水溶液。如小儿止咳糖浆、远志糖浆等。不含药物的称单糖浆。

(6) 酊剂(tinctura, tincture, Tinct.)：是指生药或化学药品用不同浓度的乙醇浸出或溶解而制成的澄清醇性溶液。如复方樟脑酊、碘酊等。其制法和浓度应按《中国药典》规定。剧药、毒药的酊剂一般是每100 ml用10 g生药制成。

(7) 醑剂(spiritus, Spirit.)：一般指含芳香挥发性药物的醇溶液。其含醇量一般比酊剂高，如樟脑醑。

(8) 流浸膏(extractum, Ext. 或 liquidum, Liq.)：生药的醇或水浸出液浓缩(低温)成浓度较高的液体剂型，通常每毫升相当于原生药1 g。如甘草流浸膏等。

(9) 乳剂(emulsio, emul.)：指两种互不相容的液体(如油类药物和水)经乳化剂处理成较稳定的均匀的乳状悬浊液。乳剂又分为"水包油乳剂"和"油包水乳剂"。前者可用水稀释。多供内服;后者可用油稀释,多供外用。

(10) 洗剂(lotio, lotion, Lot.)：指含不溶性粉末水性液(混悬液)，专供外用。如炉甘石洗剂。

(11) 擦剂和搽剂(linimentun, Lin.)：指刺激性药物的油性、肥皂性或酒精性溶液(有溶液型、混悬型、乳化型等)，供揉擦皮肤用,如松节油搽剂。

4. 气雾剂　指药物与抛射剂(液化气体或压缩气体)一起装封在有阀门的耐压容器内的液体制剂。使用时能使液体或粉状药物喷成药雾状溶液或极细的"微粒"在空气中形成混悬体。供患者顺势吸入。主要用于治疗呼吸道疾病。微粒的大小影响其稳定性和吸入后达到的深度。直径0.5~50 μm的微粒较稳定,可达下呼吸道。常用的如异丙肾上腺素气雾剂。外用的喷雾剂雾粒较大,常用于皮肤病或烧伤等。

5. 其他　如凝胶剂、含漱剂、灌肠剂、甘油剂、滴眼剂、滴鼻剂、滴耳剂等。

6. 微囊剂(微型胶囊)　是新的剂型。药物被包囊在囊膜内,由囊膜制成微小的无缝胶囊(粒状或圆珠形,直径5~400 μm)。囊内药物可以是固体或液体,有时是气体。微囊剂可防止药物的氧化或潮解,且可掩苦味异臭药物的释放以延长药效,如维生素A微囊等。

近年来发展一类所谓"控释制剂"(又称"缓释制剂"),药物置于人工合成惰性聚合物内制成内服、外用(贴膏、眼用)、植入等可以控制药物释放速率的制剂。

(四)《中国药典》

《中国药典》是国家药品规格标准的法典,由国家编撰,并由政府颁布施行,具法律性的约束力。《中国药典》收载功效确切、副作用较小、质量较稳定的常用药物和制剂,并规定其质量标准、制备要求和检验方法、作用与用途、用法和用量等,以作为药品生产检验和使用的依据。《中国药典》内收载的药品为法定药;未收载的称非法定药。为保证用药安全对剧药毒药规定了极量(maximal dose),一般情况下,医师在临床用药时不应超过极量。我国1953年颁布了《中华人民共和国药典》(简称《中国药典》),1963年、1977年、1985年分别对《中国药典》

进行修订。1963年版《中国药典》开始将所收入内容分为两部:"一部"主要为中药,"二部"为合成药品和抗生素等。此编撰体例则用至今。《中国药典》1985年版发行后,决定每5年对《中国药典》修订一次。最新版为2015年版(新中国成立以来第10版药典),自2015年12月1日起实施,2010年版药典同时废除。

(五)常用生理溶液和药物的配制

1. **常用生理溶液的成分和配制** 在进行离体组织或器官实验时,为了维持标本的"正常"功能活动,必须尽可能地使标本所处的环境因素与体内相近似。这些因素包括电解质成分、渗透压、酸碱度、温度,葡萄糖和O_2含量等。这样的溶液称为生理溶液。最简单的生理溶液为0.9%(恒温动物)或0.65%(变温动物)的NaCl溶液,又称生理盐水。因生理盐水的理化特性与休液有很大不同,所以难以长时间维持离体组织或器官的正常活动。为此S. Ringer研制了能维持蛙心长时间跳动的溶液,称为任氏(Ringer's)液。常用的生理溶液包括用于两栖类动物的任氏液和用于哺乳类动物的台氏(Tyrode's)液,表2-1-2-2是常用生理溶液的配制方法。

表2-1-2-2 常用生理溶液的配制

成分	浓度/%	任氏液(用于两栖类)/ml	台氏液(用于哺乳类胃肠)/ml	台氏液(用于哺乳类心肌)/ml
NaCl	20	32.5	40.0	40.0
KCl	10	1.4	2.0	4.0
$CaCl_2$	10	1.2	2.0	2.0
NaH_2PO_4	1	1.0	5.0	10.0
$MgCl_2$	5	—	2.0	1.0
$NaHCO_3$	5	4.0	20.0	40.0
葡萄糖	—	2 g(可不加)	1 g	2 g
加蒸馏水至	—	1 000	1 000	1 000

注:配制时,先将除$CaCl_2$以外的母液按比例倒入容器中,然后加蒸馏水至所配溶液体积的2/3,最后滴加$CaCl_2$母液,同时要边加边搅拌,并加蒸馏水至刻度线。葡萄糖临时加入,用时需充以95% O_2+5% CO_2的混合气体,并用NaOH/HCl校正pH至7.4左右。

2. **药物的配制方法**

(1) 药物浓度:是指一定量液体或固体制剂中所含主药的分量。常用以下几种表示法。

1) 百分浓度:每100 ml(g)溶液所含溶质的克(毫升)数,用符号%表示。例如:5% NaCl溶液,即指100 ml溶液中含有NaCl 5 g。

2) 比例浓度:用比例式计算,是指几克(毫升)溶质,制成几毫升溶液,用1:X比例式表示。例如:1:1 000肾上腺素溶液,即指1 000 ml溶液中含有肾上腺素1 g。

3) 物质的量浓度:溶质(用字母B表示)的物质的量浓度是指单位体积溶液中所含溶质B的物质的量,常用单位为mol/L。物质的量浓度也可以用以下的公式表示:物质的量浓度

(mol/L)＝溶质的物质的量(mol)/溶液的体积(L)。例如：配制 1 mol/L 的氯化钠溶液时，氯化钠的相对分子量为 23＋35.5＝58.5，故称取 58.5 g 氯化钠，加水溶解，定容至 1 000 ml 即可获得 1 mol/L 的氯化钠溶液。

（2）剂量换算和药物配制

1）动物实验所用药物的剂量，一般按 mg/kg(或 g/kg)计算，应用时需从已知药液浓度换算出相当于每千克体重应注射的药物量(ml)，以便给药。

例题：小白鼠体重 18 g，腹腔注射盐酸吗啡 10 mg/kg，药物浓度为 0.1％，应注射多少毫升？

计算方法：0.1％的溶液 1 ml 含药物 1 mg，剂量为 10 mg/kg 相当于容积为 10 ml/kg。小白鼠用药剂量常以 mg/10 g 计算，换算成容积时也以 ml/10 g 计算，故腹腔注射盐酸吗啡量等于 0.1 ml/10 g，18 g 重的小鼠注射 0.18 ml，如 20 g 体重小鼠，给 0.2 ml，依此类推。

2）在动物实验中有时需根据药物的剂量及某种动物给药途径的药液容量，然后配制相当的浓度以便于给药。

例题：给兔静脉注射戊巴比妥钠 30 mg/kg，注射量为 1.2 ml/kg，应配制戊巴比妥钠的浓度是多少？

计算方法：30 mg/kg 相当于 1.2 ml/kg，因此 1.2 ml 溶液应含 30 mg 药物，如要算成百分比浓度 1.2∶30＝100∶X，X＝2 500 mg＝2.5 g，即 100 ml 含 2.5 g，故应配成 2.5％的戊巴比妥钠。

四、基本操作技术

（一）常用手术器械的使用

医学基础实验的常用手术器械可分为两栖类手术器械和哺乳类动物手术器械两大类。了解各种手术器械的结构特点和基本性能是正确掌握和熟练运用这些器械的保证，也为外科实验操作打下基础。

1. 两栖类手术器械

（1）剪刀：大剪刀用于剪断骨骼、肌肉、皮肤等较硬或坚韧的组织；小剪刀用于剪断神经、血管等细软组织。

（2）镊子：用于夹捏细软组织。

（3）玻璃分针：用于分离血管和神经等。

（4）探针：用于破坏脑和脊髓。

（5）蛙心夹：使用时于心脏舒张时夹住心尖，另一端通过丝线连接张力换能器，用以描记心脏舒缩活动。

（6）蛙板：将蟾蜍腿钉在蛙板上，以便操作。为减少损伤，制备的神经肌肉标本不要直接放在蛙板上。

2. 哺乳类动物手术器械

（1）手术刀：用于切开皮肤和脏器。常用持刀法有执笔式、抓持式和反挑式等。一般用止血钳安装和取下刀片(图 2-1-2-11)。

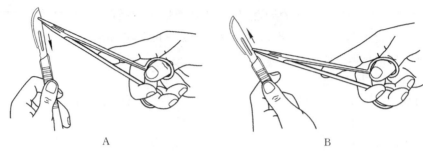

图 2-1-2-11　装卸手术刀片的方法

A. 安装；B. 取下

　　执刀姿势视切口大小、位置等不同而有指压式(又称琴弓式或执弓式)、捏刀式(或称抓持式)、执笔式及反挑式(外向执笔式)等持法(图 2-1-2-12)。

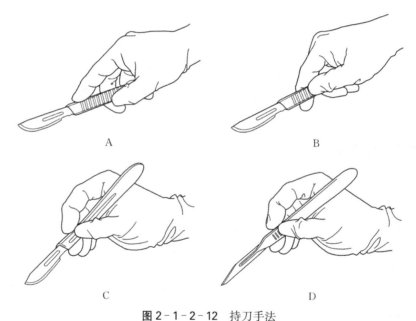

图 2-1-2-12　持刀手法

A. 指压式；B. 抓持式；C. 执笔式；D. 反挑式

　　指压式为最常用的一种执刀方法,发挥腕和手指的力量,多用于腹部皮肤切开及切断钳夹的组织。抓持式用于切割范围较广、用力较大的坚硬组织,如肌腱、坏死组织、慢性增生组织等,力量在手腕。执笔式用以切割短小切口,用力轻柔而操作精细,如分离血管和神经以及切开腹膜小口等,动作和力量主要在手指。反挑式的手法是刀刃由内向外挑开,以避免深部组织或器官损伤,如腹膜切开或挑开狭窄的腱鞘等。

　　(2) 手术剪：剪毛用弯头剪刀；剪开皮肤、皮下组织和肌肉时使用直手术剪；剪开血管、输尿管等做插管时用眼科剪刀。手术剪执法均为拇指和环指分别插入两个柄环内,但不宜过深,示指自然地压在剪轴处,其余两指护在剪柄相应部位,以协助掌握方向和用力(图 2-1-2-13)。

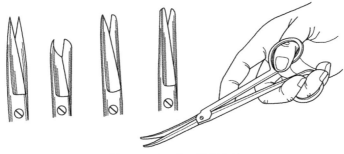

图2-1-2-13 持剪方法

（3）止血钳：常用的是蚊式钳。止血钳的作用一是尽量少地夹住出血的血管或出血点达到止血目的，二是用于分离组织、牵引缝线等。止血钳是生理手术中钝性分离的最常用器械。正确的执钳方式见图2-1-2-14。

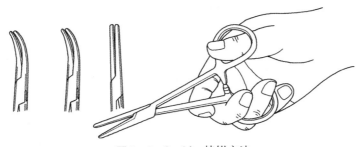

图2-1-2-14 持钳方法

（4）镊子：夹捏较大较厚的组织和牵拉皮肤切口时使用有齿镊；夹捏细软组织（如血管、黏膜）用无齿镊；做动脉插管时，可用弯头眼科镊扩张切口，以利导管插入。

（5）动脉夹：动脉夹外有光滑的塑料套子，避免其损伤血管。动脉夹用于阻断动脉血流；亦可在兔耳缘静脉注射时用于固定针头。

（6）气管插管：实验时插入气管，以保证呼吸道通畅。

（7）血管插管：实验时用血管插管插入血管。动脉插管另一端接压力换能器，以记录实时血压，插管腔内事先充满肝素生理盐水，防止凝血；不可有气泡，以免影响结果。

（二）常用操作技能实验

1. **组织分离** 组织分离包括使用带刃器械（刀、剪）做锐性切开和使用止血钳、手术刀柄或手指等做钝性分离。

锐性切割常施用于皮肤（先剪去被毛）、腱质等较厚硬的组织。用手术刀时，先用手或器械使两侧组织牵拉紧张情况下，以刀刃做垂直的轻巧的切开，不要做刮削的动作。用力适当，使切口平直、深度一致，不能切成锯齿状或将切线尾部切成鱼尾状。用手术剪时，以剪刀尖端伸入组织间隙内，不宜过深，然后张开剪柄分离组织，在确定没有重要的血管、神经后再以剪断。在分离过程中，如遇血管，需用止血钳夹住或结扎后再剪断。锐性分离腹膜时，要用镊子提起后剪一小口，然后示、中二指伸入切口下的腹腔内继续操作。锐性分离对组织的损伤较小,术后反应也小,但必须熟悉局部解剖,在辨明组织结构时进行,动作要准确精细。

钝性分离是将有关器械或手指插入组织间隙内,用适当的力量分离或推开组织。这种方法适用于肌肉、皮下结缔组织、筋膜、骨膜和腹膜下间隙等。优点是迅速省时,且不致误伤血管和神经。但不应粗暴勉强进行,否则造成重要血管和神经的撕裂或器械穿过邻近的空腔脏器或组织,将导致严重后果。

锐性切开和钝性分离总的目的是充分显露深部组织和器官,同时又不致造成过多组织的损伤。为此,必须注意确定准确切开的部位,控制切口大小以满足实验需要为度,切开时按解剖层次分层进行。

2. **止血** 在手术操作中,完善而彻底地止血,不但能防止严重的失血,而且能保证术部清晰,便于手术顺利进行,避免损伤重要的器官,有利于切口的愈合。

小血管出血或静脉渗血,可使用纱布或干棉球压迫止血法,是按压,不可擦拭,以免损伤组织和使血栓脱落。若未能确切止血,用此法也可清除术部血液,辨清组织及出血点以进行其他有效的止血方法。较大的出血,特别是小动脉出血时,先用止血钳准确夹闭血管断端,结扎后除去止血钳。较大的血管应尽量避开,或先做双重结扎后剪断。结扎止血法是手术中最常用、最可靠的止血方法。

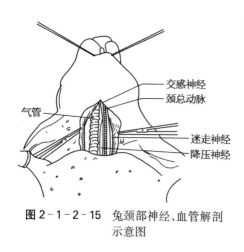

图 2 - 1 - 2 - 15 兔颈部神经、血管解剖示意图

3. **颈部分离血管神经** 将麻醉好的家兔仰卧固定在手术台上。剪去颈部被毛,沿甲状软骨下至胸骨上 1 cm 处的正中线,纵行剪(切)开皮肤。用止血钳等器械钝性分离皮下组织和肌肉,直至暴露气管。左手拇指和示指捏住切口缘的皮肤和肌肉,其余三指从皮肤外侧向上顶,右手持玻璃分针,在气管一侧找到颈部血管神经束,粗壮搏动的是颈动脉,与颈动脉伴行的神经中最细的为降压神经(又称主动脉神经),最粗的为迷走神经,交感神经居中(图 2 - 1 - 2 - 15)。辨认清楚后,才能分离,避免先分离搞乱位置后使神经与筋膜难以辨认。分离时根据需要先将较细的神经分离出来,再分离其他神经和血管,并随即在各血管神经下穿埋粗细颜色不同的丝线以标记。

在类似的分离操作中,尽量避免用金属器械刺激神经,更要防止刃器或带齿的器械损伤血管神经,多用烧制好的玻璃分针顺血管神经的走向剥离。

4. **血管插管法** 分离出欲插管的血管一段(如 4 cm 长),埋以双线,结扎或用动脉夹夹闭供血端(动脉的近心端、静脉的远心端),用眼科剪斜向 45°角在管壁上剪一小口,不超过管径的 50%,输液用则顺血流方向剪,引流用则逆血流方向剪。用眼科镊提起切口缘,按上述方向插入插管(勿插入夹层),用预埋线结扎固定,必要时可用缝针挂到附近组织上以免滑脱。胰管、胆管、输尿管的插管均可类似操作。

5. **腹壁切开法** 腹中线切口适用于犬、猫、猪及兔的腹部实验手术。将动物在手术台上仰卧固定,可做全身麻醉配合局部浸润麻醉。腹部正中线剪毛,助手将腹部皮肤左右提起,术者用手术剪(或刀)纵向剪一小口,再水平插入剪刀,剪刀尖上挑式剪开腹中线皮肤。此时皮下可见一纵向腹白线,如皮肤同样先剪一小口,再用钝头外科剪(腹膜剪)或伸入手指垫着,沿腹白线打开腹腔,以免伤及脏器。

6. **离体器官或组织的制备方法**

(1) 离体心脏制备法:离体心脏灌注是指将动物心脏取出胸腔,连接上一个特定的灌流装置,用相应的缓冲液灌注其冠脉系统,使离体心脏在人工控制的条件下自主跳动或人工起搏下收缩与舒张。

(2) Langendorff 法:主动脉逆行灌注法是常用的离体心脏灌注方法。取大鼠腹腔注射戊巴比妥钠(50 mg/kg)麻醉,舌下静脉注射 1% 的肝素抗凝(0.5 ml/kg)(腹腔注射亦可,5 000 U/kg),开胸迅速取出心脏置于 4 ℃或室温下的 Krebs-Henseleit 缓冲液。心脏自主收缩与舒张可排出心腔内大部分血液,立即用两眼科镊持主动脉,接上主动脉插管,此管道通过一调节拴连接入可以调节灌注压的灌注管道。心尖部挂一个金属小钩连接生物信号转换仪,可以测量心率、心泵功能。整个灌注系统及心脏周围用恒温水浴循环器维持在 37 ℃左右。将一与 PE 管连接的水囊由左房插入左心室,PE 管接压力换能器至生物信号记录系统,调节水囊内压至 5～10 mmHg(前负荷),通过水囊可以测定左室压及 dp/dt。灌注液以 95% 的 O_2 和 5% 的 CO_2 充分饱和,使氧分压维持在 500～550 mmHg,二氧化碳分压维持在 36～42 mmHg,pH 7.38～7.46,灌注压一般在 90 cmH_2O。

心脏恢复自主心跳后平衡灌注 15 分钟,待心脏跳动平稳后便可开始实验。在药物实验中,可以将药物直接加入储液槽内。

【注意事项】

1. **一般事项**

(1) 主动脉悬挂结扎的位置不能太深,以免阻塞冠状动脉入口或损伤主动脉瓣造成关闭不全。

(2) 在整个实验过程中要注意保持心脏周围温度 37 ℃左右,上下波动不超过 0.5 ℃。

(3) 灌流液事先要用氧气充分饱和,一般为 20～30 分钟。

(4) 灌流液经心脏冠脉循环后由冠状静脉窦流入右心房及右心室,最后从肺动脉流出,因此,在操作中如果结扎了肺动脉,或将会出现右室迅速膨出的情况。

2. **离体小肠平滑肌的制备** 消化管、血管、子宫、输尿管、输卵管以及输精管等管壁均由平滑肌组成。消化管平滑肌的特性与骨骼肌不同,它具有自动节律性、较大的伸展性、对化学物质和温度改变及牵张刺激较为敏感等特点。

将兔执于手中倒悬,用木槌猛击兔头的枕部,使其昏迷,立即剖开腹腔,找出胃幽门与十二指肠交界处,以此处为起点取长 20～30 cm 的肠管,置于台氏液内轻轻漂洗,然后保存于室温的台氏液内,同时供氧。实验时取一段长 3～4 cm 的肠段,一端用恒温浴槽中心管内的有机玻璃板下段的小钩钩住,另一端用蛙心夹固定,通过丝线连于张力换能器上,此相连的丝线必须与水平面垂直,且不能与浴槽中心管内壁接触,以免摩擦而影响记录效果。

按图 2-3-31-1 连接实验装置,在恒温浴槽中心管内盛台氏液,外部容器中加装水浴,开启电源加热,恒温浴槽温度控制在 38～39 ℃。浴槽通气管与气泵相连接,调节橡皮管上的螺旋夹,使中心管内的气泡一个接一个地冒出液面,供应小肠氧气。待温度气泡调节稳定后,将肠段移入浴槽中心管内固定连接,开始实验。

3. 蟾蜍坐骨神经-腓肠肌标本的制备

(1) 捣毁脑脊髓：取蟾蜍一只，用左手握住，用示指下压头部前端，拇指按压背部使头前俯。右手持探针由前端沿正中线向尾端触划，触到凹陷处即枕骨大孔。将探针由此处垂直刺入(图2-1-2-16左)，到达椎管，将探针折向头方刺入颅腔，左右搅动数次，彻底捣毁脑组织；再将探针退出至刺入点皮下，针尖倒向尾侧，刺入脊髓椎管内，捣毁脊髓。此时蟾蜍下颌呼吸运动消失，四肢肌肉张力消失，则表示脑和脊髓已完全破坏。

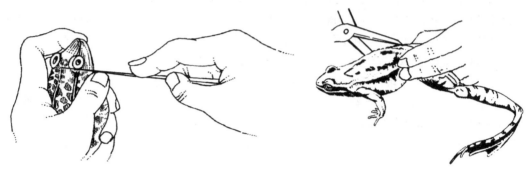

图2-1-2-16　蟾蜍脑、脊髓破坏和横断脊髓的方法

(2) 剪除躯干上部及内脏：用大剪刀在颅骨后方剪断脊柱(图2-1-2-16右)。左手握住蟾蜍脊柱，右手将大剪刀沿两侧(避开坐骨神经)剪开腹壁。此时躯干上部及内脏即全部下垂。剪除全部躯干上部及内脏组织，弃于大杯中。

(3) 剥皮：先剪去肛周一圈皮肤，然后用左手捏住脊柱断端，右手剥离断端边缘皮肤，逐步向下剥离全部后肢皮肤。将标本置于盛有任氏液的小杯中，洗净双手和用过的器械。

(4) 游离坐骨神经：将下半身腹侧向上用蛙足钉固定于蛙板上。沿脊柱两侧用玻璃分针分离坐骨神经，并于靠近脊柱处穿线、结扎并剪断。轻轻提起扎线，逐一剪去神经分支。游离坐骨神经后将下半身背侧向上固定于蛙板上，用玻璃分针在股二头肌与半膜肌之间的裂缝处划开，循坐骨神经沟找出大腿部分的坐骨神经，用玻璃分针将腹部的坐骨神经小心钩出来。游离神经过程中不要使用镊子，以免损伤神经和肌肉。手执结扎神经的线，剪断坐骨神经的所有分支，一直游离至膝关节(图2-1-2-17)。

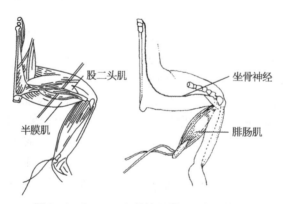

图2-1-2-17　坐骨神经腓肠肌标本制备

(5) 制备坐骨神经腓肠肌标本：将分离干净的坐骨神经搭于腓肠肌上，在膝关节周围剪断全部大腿肌肉，并用大剪刀将股骨刮干净。再在跟腱处以线结扎、剪断并游离腓肠肌至膝关节，在膝关节以下将小腿其余部分全部剪断，并在股骨上部剪断(留 1 cm 长的股骨以便固定标本)。将标本放入任氏液中 5～10 分钟，待其兴奋性稳定后再进行实验。

(6) 坐骨神经干标本的制备：分离坐骨神经的方法及步骤与上述相同，当坐骨神经游离至膝关节处后，再向下继续剥离，在腓肠肌两侧肌沟内找到胫神经或腓神经，剪去任一分支，分离出留下的一支直至足趾，用线结扎，在结扎的远端剪断。注意坐骨神经在膝关节处分成胫、腓神经，它们在绕过膝关节时，其上覆有肌腱和肌膜，分离时慎勿剪断神经和损伤神经。

(袁海虹)

第二章

基 础 性 实 验

实验一 蟾蜍实验的基本操作

【实验目的】

掌握蟾蜍的捉拿、脑脊髓捣毁和坐骨神经腓肠肌标本制备的方法;熟悉两栖类动物的实验条件。

【实验器材】

蛙手术器械,丝线,蛙板,搪瓷杯,器械盘,任氏液,锌铜弓等。

【实验方法】

1. **蟾蜍的捉拿** 蟾蜍抓取(图2-1-2-5)宜用左手将动物背部贴紧手掌固定,以中指、环指、小指压住其左腹侧和后肢,拇指和示指分别压住左、右前肢,右手进行操作。应注意勿挤压其两侧耳部突起之毒腺,以免毒液喷出射进眼中。

2. **捣毁脑、脊髓** 取蟾蜍一只,用左手握住,用示指下压头部前端,拇指按压背部使头前俯。右手持探针由前端沿正中线向尾端触划,触到凹陷处即枕骨大孔。将探针由此处垂直刺入,到达椎管,将探针折向头方刺入颅腔,左右搅动数次,彻底捣毁脑组织;再将探针退出至刺入点皮下,针尖倒向尾侧,刺入脊髓椎管内,捣毁脊髓。此时蟾蜍下颌呼吸运动消失,四肢肌肉张力消失,则表示脑和脊髓已完全破坏(图2-1-2-16)。

3. **剪除躯干上部及内脏** 用大剪刀在颅骨后方剪断脊柱。左手握住蟾蜍脊柱,右手将大剪刀沿两侧(避开坐骨神经)剪开腹壁。此时躯干上部及内脏即全部下垂。剪除全部躯干上部及内脏组织,弃于大杯中。

4. **剥皮** 先剪去肛周一圈皮肤,然后用左手捏住脊柱断端,右手剥离断端边缘皮肤,逐步向下剥离全部后肢皮肤。将标本置于盛有任氏液的小杯中,洗净双手和用过的器械。

5. **游离坐骨神经** 将下半身腹侧向上用蛙足钉固定于蛙板上。沿脊柱两侧用玻璃分针分离坐骨神经,并于靠近脊柱处穿线、结扎并剪断。轻轻提起结扎线,逐一剪去神经分支。游离坐骨神经后将下半身背侧向上固定于蛙板上,用玻璃分针在股二头肌与半膜肌之间的裂缝处划开,循坐骨神经沟找出大腿部分的坐骨神经,用玻璃分针将腹部的坐骨神经小心钩出来。游离神经过程中不要使用镊子,以免损伤神经和肌肉。手执结扎神经的线,剪断坐骨神经的所有分支,一直游离至膝关节(图2-1-2-17)。

6. **制备坐骨神经腓肠肌标本**　将分离干净的坐骨神经搭于腓肠肌上,在膝关节周围剪断全部大腿肌肉,并用大剪刀将股骨刮净。再在跟腱处以线结扎、剪断并游离腓肠肌至膝关节,在膝关节以下将小腿其余部分全部剪断,并在股骨的上部剪断(留1 cm长的股骨以便固定标本)。将标本放入任氏液中5～10分钟,待其兴奋性稳定后再进行实验。

7. **测试坐骨神经腓肠肌标本的兴奋性**　先用锌铜弓浸入任氏液中,然后取出锌铜弓接触坐骨神经腓肠肌标本的坐骨神经,观察腓肠肌是否有明显的单收缩,以此证明标本的兴奋性较高。测试后可用标本进行下面的实验。

【注意事项】

(1) 制备神经肌肉标本过程中,要不断滴加任氏液,以防标本干燥,丧失正常生理活性。

(2) 操作过程中应避免强力牵拉和手捏神经或用镊子夹伤神经肌肉。

(3) 捣毁脑脊髓时防止蟾蜍皮肤分泌的蟾素射入操作者眼内或污染实验标本。

(王红卫)

实验二　家兔实验的基本操作

【实验目的】

学会正确的家兔实验基本操作方法,包括家兔的捉持、称重、静脉麻醉、药液剂量计算方法、剪毛和手术方法、分离血管神经组织的方法、一般的插管方法、空气栓塞的处死方法;学会使用计算机生物信号采集分析系统记录和分析实验信号。

【实验器材】

兔板,哺乳类动物手术器械,MedLab生物信号采集处理系统,台氏液,生理盐水,纱布。

【实验方法】

(1) 家兔的捉持和固定方法(图2-1-2-1～图2-1-2-3)。

(2) 家兔的全身麻醉方法(图2-1-2-7)。

(3) 家兔的静脉给药方法(图2-1-2-7)。

(4) 家兔被毛去除方法。

(5) 哺乳类动物手术器械的正确使用方法(图2-1-2-11～图2-1-2-14)。

(6) 常用的家兔手术操作方法(图2-1-2-7和图2-1-2-15)。

(7) 使用MedLab生物信号采集处理系统记录和分析实验信号。

(8) 学会急性实验后家兔的处死方法(空气栓塞法)。

【思考】

你学会了家兔的捉持、麻醉和处死的方法了吗? 请简述这些方法。

(王红卫)

实验三 骨骼肌的收缩功能

【实验目的】

用蟾蜍的坐骨神经-腓肠肌标本,使用机-电换能器,通过生物信号采集系统来获得肌肉的收缩曲线;分析单收缩和复合收缩产生的机制与特点。

【实验原理】

骨骼肌纤维受运动神经纤维的控制,神经纤维受到刺激后,其兴奋沿神经纤维以动作电位的形式传导到相应的肌纤维,触发肌纤维收缩。若通过神经给予肌肉一次刺激,使肌肉产生一次收缩,称为单收缩。如果肌肉受到连续的刺激,随刺激频率的增加,则其收缩可从连续的单次收缩出现收缩的复合现象。

【实验动物】

蟾蜍。

【实验器材】

蛙手术器械,MedLab 生物信号采集系统,铁架台,肌槽,任氏液。

【实验步骤】

1. **标本制备** 蟾蜍坐骨神经标本制备方法参见下篇实验一。将标本浸在任氏液中约 5 分钟,待其兴奋性稳定后实验。

2. **连接仪器和固定标本**

(1)连接仪器见图 2-2-3-1。其中,S1 和 S2 为刺激电极,与 MedLab 生物信号采集系统的刺激输出端口相连。

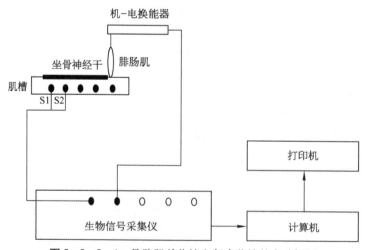

图 2-2-3-1 骨骼肌单收缩和复合收缩的实验框图

(2) 把坐骨神经-腓肠肌标本固定在肌槽上,用丝线把腓肠肌与换能器相连。

【观察项目】

(1) 单次刺激和单收缩:以单次电刺激刺激坐骨神经,逐渐增大刺激强度,观察腓肠肌的单收缩情况。逐渐使肌肉的收缩幅度达到最大。

(2) 多次刺激:选择最大刺激强度作为刺激输出,逐渐增大刺激的频率,使骨骼肌收缩表现为不完全强直收缩和完全强直收缩。

(3) 打印上述实验结果,并把实验结果图粘贴在实验报告的相应页面上。

【注意事项】

(1) 股骨要牢固地固定在肌槽的小孔中。

(2) 坐骨神经要与刺激电极紧密接触,但不要损伤神经。

(3) 防止神经、肌肉标本干燥,需经常在神经和肌肉上以任氏液湿润。

(4) 长时间刺激标本可能使骨骼肌的收缩能力下降,因此每个步骤后应让肌肉休息片刻。

(5) 把腓肠肌悬挂在换能器上的丝线应松紧适中,也不要过长,并和换能器平面保持垂直。

【思考】

为什么骨骼肌的收缩可以发生收缩波的复合,而引起骨骼肌收缩的动作电位却没有复合现象?

(王红卫)

实验四 神经干动作电位的引导

【实验目的】

利用蟾蜍的坐骨神经干标本,通过生物电信号采集系统引导并记录神经干复合动作电位;分析复合动作电位的幅值与刺激强度的关系;测量复合动作电位的潜伏期、时程和幅值。

【实验原理】

可兴奋组织受到适宜刺激后,在细胞膜表面产生生物电活动——动作电位。对单一的神经纤维而言,其动作电位呈"全或无"现象。在神经干中,由于不同的纤维其兴奋性有差异,随着刺激强度的增大,兴奋的纤维数目逐渐增多,神经干复合动作电位幅值也逐渐增强,直至最大。因此神经干复合动作电位的幅值与刺激条件有关。在实验中,两记录电极放置在神经干表面,记录已兴奋区域与未兴奋区域间的电位差。由于动作电位传导到神经干两记录电极放置点的时间有先后差异,将在两记录电极间引导出电位波动,出现类似于正弦波的电位变化,这就是神经干复合动作电位。

【实验动物】

蟾蜍。

【实验器材】

蛙手术器械,生物信号采集系统,铁架台,标本盒,任氏液。

【实验步骤】

1. **标本制备** 蟾蜍坐骨神经标本制备方法参见下篇实验一。将标本浸在任氏液中约 5 分钟,待其兴奋性稳定后实验。

2. **连接仪器(图 2-2-4-1)** S1 和 S2 为刺激电极,与生物信号采集系统的刺激输出相连,R1 和 R2 为记录电极,与生物电放大器相连,R3 为接地电极。放置在刺激电极(S1 和 S2)与记录电极(R1 和 R2)之间。

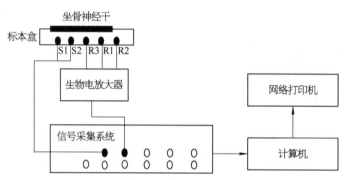

图 2-2-4-1 神经干复合动作电位的引导实验框图

3. **标本放置** 把坐骨神经干标本放入标本盒中,标本盒中每根金属丝与盒外的接线端口一一对应。神经干的中枢端放在刺激电极处,而外周端放在记录电极上。

【观察项目】

(1) 记录神经干复合动作电位。刺激标本,记录复合动作电位,分辨刺激伪迹和动作电位。逐渐增大刺激强度,记录动作电位随刺激强度而变化。并记下波宽 0.1 毫秒时的阈刺激(刚产生复合动作电位的最小刺激强度)和最大刺激数值(使复合动作电位幅值达到最大值时的最小刺激强度)。

(2) 测量最大刺激时的复合动作电位的潜伏期、时程和幅值:潜伏期是指刺激开始至动作电位出现时的时间间隔。时程为动作电位开始到消失所经历的时间过程。幅值为动作电位最高点、最低点与基线的距离。

(3) 把记录电极与刺激电极的位置交换,在相同刺激条件下,比较两者的曲线。

(4) 在两记录电极间,用金属镊子夹毁神经,记录单相复合动作电位。

(5) 打印上述实验结果。

【注意事项】

(1) 分离坐骨神经时,避免过度牵拉神经,绝对不允许用手或镊子夹神经。

(2) 防止神经干燥,一段时间后,取下神经标本,用任氏液湿润,并盖上盒盖。

（3）为了精确测量神经动作电位的时程和幅值,可放大所需测量的区域。

【思考】

（1）如何区别动作电位和刺激伪迹?

（2）为什么刺激强度达到某一程度后,神经干复合动作电位的幅值不再增大?

（3）单相复合动作电位产生的原因是什么?

（王红卫）

实验五　神经干复合动作电位传导速度的测定

【实验目的】

利用蟾蜍的坐骨神经干标本,通过生物电信号采集系统引导并记录神经干复合动作电位;测量复合动作电位的传导速度。

【实验原理】

神经纤维受到适宜刺激后,产生动作电位,动作电位沿着细胞膜表面向四周传导。传导速度受到组织的兴奋性、传导性和组织结构等诸多因素影响。

【实验动物】

蟾蜍。

【实验器材】

蛙手术器械,信号采集系统,标本盒,任氏液。

【实验步骤】

1. **标本制备**　蟾蜍坐骨神经标本制备方法参见蟾蜍神经肌肉标本的制备,标本浸在任氏液中约5分钟,待其兴奋性稳定后实验。

2. **连接仪器**（图2-2-4-1）　S1和S2为刺激电极,与生物信号采集系统的刺激输出相连,R1和R2为记录电极,与生物电放大器相连,R3为接地电极。

3. **标本放置**　把坐骨神经干标本放入标本盒中,标本盒中每根金属丝与盒外的接线端口一一对应。神经干的中枢端放在刺激电极处,而外周端连记录电极。

【观察项目】

（1）单次刺激标本,记录复合动作电位。逐渐增大刺激强度,直到复合动作电位不随刺激强度而变化。测量复合动作电位的潜伏期1。

（2）使记录电极后移1格(1 cm)。再次记录复合动作电位。测量复合动作电位的潜伏期2。

（3）计算传导速度

1）方法1: $V = 1/(潜伏期2-潜伏期1)(cm/s)$。

2) 方法 2：V＝刺激电极 S1 与记录电极 R1 间距离/潜伏期 1(cm/s)。

(4) 打印上述实验结果。

【注意事项】

(1) 分离坐骨神经时,避免过度牵拉神经,绝对不允许用手或金属镊子钳夹神经。

(2) 神经纤维尽可能分得长一些。

(3) 防止神经干燥,一段时间后,取下神经标本,用任氏液湿润,并盖上盒盖。

(4) 为了精确测量神经干复合动作电位的时程和幅值,可放大所需测量的区域。

【思考】

(1) 当刺激端和记录端离得较远时,引导的复合动作电位波形会发生什么改变,为什么?

(2) 用什么方法可使动作电位传导速度的测量更准确?

(王红卫)

实验六 观察血细胞涂片

【实验目的】

掌握微量采血及血涂片的制作方法;学习使用光学显微镜观察和区分红细胞与各种白细胞。

【实验器材】

医用采血针,毛细吸管,75％酒精棉球,载玻片,血推片,瑞氏染液,蒸馏水,光学显微镜。

【实验步骤】

(1) 75％酒精棉球消毒环指指端,使用医用采血针,扎破环指外侧皮肤,轻柔挤压,使伤口出现血珠,用毛细吸管取末梢血一滴置于玻片的一端,左手持载玻片,右手以边缘平滑的血推片的一端从血滴前方后移接触血滴,血滴即沿血推片散开。然后使血推片与载片夹角保持 30°～45°平稳地向前移动,载片上保留下一薄层血膜。

(2) 血涂片制成后可手持玻片在空气中挥动,使血膜迅速干燥,以免血细胞皱缩。用蜡笔在血膜两侧划线,以防染液溢出,然后将血膜平放在染色架上。加瑞氏染液 2～3滴,使覆盖整个血膜,固定 0.5～1 分钟。滴加等量或稍多的新鲜蒸馏水,与染料混匀染色 5～10 分钟。

(3) 用清水冲去染液,待自然干燥后或用吸水纸吸干,即可置血涂片于显微镜下进行镜检。

(4) 镜下观察血涂片:选择涂片的体尾交界处染色良好的区域,分别用低倍镜、高倍镜和油镜观察血涂片,注意观察不同的血细胞的形态和其镜下数量的区别。图 2-2-6-1

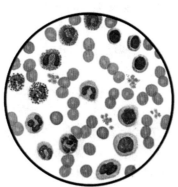

图 2-2-6-1　正常油镜下血涂片的形态特点

为油镜下正常的血涂片。在正常情况下血膜外观为粉红色,在显微镜下红细胞呈肉红色;白细胞胞质能显示各种细胞的特有色彩:嗜酸性颗粒为碱性蛋白质,与酸性染料伊红结合,染成粉红色,称为嗜酸性物质;细胞核蛋白和淋巴细胞胞质为酸性,与碱性染料亚甲蓝(美蓝)结合,染成紫蓝色,称为嗜碱性物质;中性颗粒呈等电状态与伊红和亚甲蓝均可结合,染成淡紫色,称为中性物质。根据色彩及形态不同可区分出各类血细胞。

【观察项目】

观察油镜下的各种血细胞,根据血细胞的形态特点区分辨别不同血细胞的名称。指出哪种血细胞数量最多,哪种血细胞数量其次,哪种血细胞数量较少,哪种血细胞数量最少。

【注意事项】

(1)玻片的清洗:新玻片常有游离碱质,因此应用清洗液或 10% 盐酸浸泡 24 小时,然后再彻底清洗。用过的玻片可放入适量肥皂水或合成洗涤剂的清水中煮沸 20 分钟,再用热水将肥皂和血膜洗去,用自来水反复冲洗,必要时再置 95% 乙醇中浸泡 1 小时,然后擦干或烤干备用。使用玻片时只能手持玻片边缘,切勿触及玻片表面,以保持玻片清洁、干燥、中性、不油腻。

(2)细胞染色对氢离子浓度十分敏感,配制瑞氏染液必须用优质甲醇,稀释染液必须用缓冲液,冲洗用水应近中性,否则各种细胞染色反应异常,致使细胞的识别困难,甚至造成错误。

(3)一张良好的血片,要求厚薄适宜,头体尾分明,分布均匀,边缘整齐,两侧留有空隙。血片制好后最好立即固定染色,以免细胞溶解和发生退行性变。

(4)血膜未干透,细胞尚未牢固附在玻片上,在染色过程中容易脱落,因此血膜必须充分干燥。

(5)染液不可过少,以防蒸发干燥染料沉着于血片上难冲洗干净。

(6)冲洗时应用流水将染液冲去,不能先倒掉染液,以免染料沉着于血片上。

【思考】

(1)描述观察到的镜下各种血细胞的颜色、形态和数量。

(2)细菌感染时白细胞分类中哪项细胞会增高?

(王红卫)

实验七 ABO 血型的鉴定

【实验目的】

学会 ABO 血型鉴定的方法;加深理解血型分型的依据及临床意义。

【实验对象和材料】

人,外周血。

【实验器材和试剂】

采血针,75%酒精棉球,毛细吸管,双凹玻璃片,记号笔,牙签,标准血清(A、B),生理盐水,干棉球。

【实验步骤和结果分析】

(1) 取清洁干燥的双凹玻璃片,用记号笔在两端标明 A 和 B 的记号。

(2) 在玻片上分别滴加抗血清。

(3) 75%酒精棉球消毒手指端,用采血针刺破皮肤,用毛细吸管吸取少许血分别置于抗 A 血清、抗 B 血清中,并用牙签充分混匀,静置1~2分钟后,观察结果。

(4) 根据被检血和抗 A 或抗 B 标准血清是否存在凝集反应来判断被检血型的类型(图 2 - 2 - 7 - 1),要判断是否凝集可参照图 2 - 2 - 7 - 2。在血型检测的表格(表 2 - 2 - 7 - 1)填写血型结果分析。

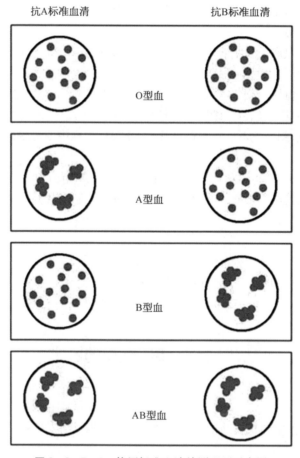

图 2 - 2 - 7 - 1 使用标准血清检测血型示意图

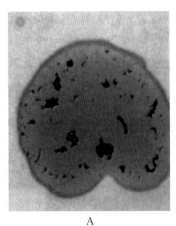 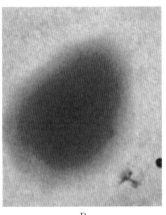

图 2-2-7-2 凝集原和凝集素的凝集现象

A. 发生凝集反应；B. 没有发生凝集反应

A   B

【注意事项】

(1) 肉眼无法鉴别凝集现象时，可以借助显微镜观察。

(2) 所取血清和红细胞的比例要适当。如红细胞多而血清少，则不足以使红细胞凝集；反之，细胞间距大，不易聚集。

(3) 少部分人的血液中含有较多冷凝集素，室温低时，引起血液自凝。因此，要注意保温在 20 ℃以上。

(4) 加入玻片中的两种标准血清不可混淆。

【思考】

你的血型是什么型，为什么？可以给什么血型的人输血？可接受何种血型的血？

表 2-2-7-1 血型检测结果记录表

姓名	结　果		判断血型
	抗 A 标准血清凹片	抗 B 标准血清凹片	

（王红卫）

实验八　期前收缩与代偿间歇

【实验目的】

学会在体蟾蜍心跳曲线的记录方法；通过观察期前收缩和代偿间歇来验证心肌有效不应期持续时间长的特征。

【实验原理】

两栖类动物心脏起搏点位于静脉窦,此处的自动节律性最高,心房和心室的细胞虽然也有自动节律性,但比较低。正常情况下心脏以静脉窦的节律跳动。如果高位兴奋下传的途径被阻,则低位心肌细胞的自动节律性也能引起心脏的搏动。心肌的另一特性是具有较长的不应期,心肌的有效不应期占整个收缩期和舒张早期,在此期内给心肌以任何刺激,都不会引起反应。而在相对不应期(约相当于心肌的舒张中后期)给心肌单个阈上刺激,即可引起一个期前收缩。期前收缩的兴奋过程也有自身的有效不应期,这时静脉窦传来正常的节律性兴奋落在期前收缩的有效不应期内,则心室不发生兴奋,需待静脉窦传来下次兴奋才能发生反应。所以在期前收缩以后会出现一个较长时间的心室停搏,即代偿间歇。

【实验动物】

蟾蜍。

【实验器材】

生物信号采集仪一套,蛙类手术器械,铁架台,机械-电换能器,蛙心夹,任氏液。

【实验步骤】

1. **标本制备**　损毁蟾蜍脑和脊髓,将其仰卧位固定在蛙板上,用镊子提起胸骨下端腹部的皮肤,用大剪刀剪一小口,然后由切口将剪刀伸入皮下,向左右两侧锁骨外侧方向剪开皮肤,并向头端掀开皮肤。用镊子提起胸骨下端腹肌,在腹肌上用手术剪剪一小口,将手术剪伸入胸腔内,紧贴胸壁(以免损伤下面的心脏和血管),沿皮肤切口方向剪开肌肉,再用粗剪刀剪断左、右鸟喙骨和锁骨,使创口呈一个倒三角形。用眼科镊提起心包膜,并用眼科剪将心包膜剪开,暴露心脏。用蛙心夹于心室舒张期夹住心尖,将系于蛙心夹的丝线与机械-电换能器连接,调节机械-电换能器高度,使连线与换能器平面保持垂直,松紧适中。

2. **仪器装置及程序设置**

(1) 如图 2-2-8-1 所示连接仪器。其中,刺激电极与生物信号采集仪的 Output 1 相连。

(2) 电刺激输出:实验中如要对标本进行刺激,应先用鼠标左键单击开始按钮,程序开始采样记录,然后单击刺激面板按钮,即可产生刺激输出,让第二通道显示刺激方波。

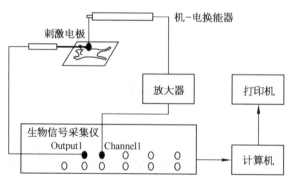

图 2-2-8-1　期前收缩和代偿间歇实验框图

(3) 刺激电极用胶泥固定在蛙板上,并使刺激电极和心室肌紧密接触。

【观察项目】

(1) 记录正常心肌收缩曲线: 适当调节 Channel 1(通道 1)的量程和基线位置,得到满意的心肌收缩曲线,注意观察其中哪一部分代表心室收缩,哪一部分代表心室舒张。

(2) 在心室收缩期,用鼠标左键单击刺激按钮,观察心肌收缩有无改变。

(3) 在心室舒张期(舒张早期、中期和晚期),用鼠标左键单击刺激按钮,注意观察能否引出期前收缩,期前收缩后心室收缩发生什么改变。

(4) 打印上述实验结果。

【注意事项】

(1) 把心脏悬挂在换能器上的丝线应松紧适中,不要过长,并和换能器平面保持垂直。

(2) 在对心脏进行电刺激前,可先刺激腹部肌肉,以检查电刺激是否有效。

(3) 经常在蟾蜍心脏上滴加任氏液,使心脏保持湿润。

【思考】

在什么条件下才能出现期前收缩和代偿间歇? 期前收缩后是否都有代偿间歇?

(王红卫)

实验九 人体眼球震颤的观察

【实验目的】

学会观察人体旋转后眼球震颤的方法;了解出现眼球震颤的原因。

【实验原理】

内耳的前庭器官——椭圆囊、球囊和半规管是参与调节姿势反射的感受器,它们可以感受头部和身体位置及运动情况。通过前庭迷路反射,反射性调节机体各部肌肉的肌紧张,从而使机体保持姿势平衡。一旦迷路机能消失就可使肌紧张协调发生障碍,失去在静止和运动时的正常姿势,引起眼外肌肌紧张障碍,即出现病理性眼震颤。

生理性(前庭性)眼震颤(简称眼震)是在正常人躯体或头部进行旋转运动时表现出的眼球特殊运动。其主要由 3 个半规管发出的神经冲动引起。眼震颤方向与哪个方向的半规管受刺激有关。如水平半规管受到刺激,则表现出水平方向的眼震,其有慢动相和快动相之别。慢动相是两侧眼球缓慢向某侧移动的过程,而快动相则是当两侧眼球移动到两眼裂某侧端而不能再移动时,又突然返回到眼裂正中的过程。

病理性眼震可由多种原因引起,如前庭系统功能障碍、小脑和脑干病变等。

【实验步骤】

(1) 受试者坐在旋转椅上,闭目,头前倾 30°(此种头位可使水平半规管与旋转轴垂直,水平半规管内淋巴液因旋转而流动可对壶腹嵴的毛细胞形成刺激）。受试者也可取立位,但头部仍需前倾 30°。

（2）主试者以每秒 1 周的速度逆时针均匀地旋转座椅 10 周,然后突然停止旋转。也可让受试者以同样的速度原地自转,同样周数后立即停止转动。

（3）受试者立即睁开双眼注视远处物体,但仍能保持头部位置不变。主试者观察眼震方向和持续时间,注意眼震的快动相与慢动相。

（4）询问受试者的主观感觉。

（5）休息 10 分钟后顺时针方向同法旋转和观察眼球震颤。

【思考】

描述一下你刚才看到的眼球震颤现象,讲出哪些情况可能会出现眼球震颤?

（王红卫）

实验十　人体盲点的测定

【实验目的】

本实验的目的是证明盲点的存在及测定其大小。

【实验原理】

视神经自视网膜穿出的部位缺乏感光细胞,外来的光线成像于此处不能引起视觉。因此,将视神经穿出视网膜的部位称作盲点。我们可以根据物体成像的规律,从盲点的投射区域,推算出盲点所在的位置和范围。

【实验对象】

人。

【实验器材】

白纸,铅笔,小白色目标物,尺,遮眼板。

【实验步骤和观察项目】

（1）证明盲点的存在:在黑板上贴一张 50 cm×20 cm 的白纸,在白纸的左侧画一个小而显眼的黑色"＋"字,距"＋"字右侧 25 cm 处画一个直径 5 cm 的黑色圆形标。受试者站在距白纸 2 m 处,向白纸缓慢前行,在前进中圆形色标突然从受试者视野中消失,若继续缓慢前行,圆形色标又会在受试者视野中重新出现。这样,可证明盲点的存在。

（2）在黑板上和眼相平行的地方划一白色"＋"字记号,受试者立于黑板前,使眼与"＋"字的距离为 50 cm。用遮眼板遮住一眼,让受试者用另一眼目不转睛地注视"＋"字。实验者将小白色目标物由"＋"字开始慢慢向所测眼的外侧移动,到受试者刚好看不见目标物时,就把目标物所在位置记下来。继续再将目标物慢慢向外侧移动,直到它刚又被看见时,再记下它的位置。由所记下的两个记号的中点起,沿着各个方向移动目标物,找出并记录目标物能被看见和看不见的交界点。将所记下的各点依次连接起来,就可以形成一个大致呈圆形的圈。此圈所包括的区域叫作盲点投射区域。

(3) 依据相似三角形各对应边成正比的定理,计算出盲点与中央凹的距离和盲点的直径。参考图 2-2-10-1 及式 2-2-10-1～式 2-2-10-4。

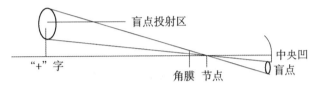

图 2-2-10-1　计算盲点与中央凹的距离和盲点的直径

$$\frac{盲点与中央凹的距离}{盲点投射区域与"+"字的距离}=\frac{节点与视网膜的距离(以 15\ mm\ 计)}{节点到白纸的距离(500\ mm)} \quad (式 2-2-10-1)$$

$$盲点与中央凹的距离(mm)=盲点投射区域与"+"字距离×(15÷500) \quad (式 2-2-10-2)$$

$$\frac{盲点的直径}{盲点投射区域的直径}=\frac{节点与视网膜的距离(以 15\ mm\ 计)}{节点到白纸的距离(500\ mm)} \quad (式 2-2-10-3)$$

$$盲点的直径(mm)=盲点投射区域的直径×(15÷500) \quad (式 2-2-10-4)$$

【思考】

为何在正常双眼视觉中不能发现盲点的存在(无视野缺损现象)?

(王红卫)

实验十一　动物一侧迷路破坏的效应

【实验目的】

通过豚鼠一侧迷路的破坏来观察迷路在调节动物姿势中的重要作用。

【实验原理】

内耳迷路中的前庭器官是感受头部空间位置与运动的器官,通过它可反射性地影响肌紧张,从而调节肌体的姿势与平衡。当动物的一侧迷路被破坏后,其肌紧张协调发生障碍,在静止和运动时失去正常的姿势。

【实验动物】

豚鼠。

【实验器材和试剂】

滴管,氯仿。

【实验步骤和观察项目】

(1) 麻醉豚鼠的一侧迷路:使动物侧卧,提起一侧耳廓,用滴管向内耳道深处滴入氯仿0.5 ml。使动物保持侧卧位,不让头部扭动。

(2) 麻醉后约10分钟,动物的头开始偏向迷路被麻醉的那一侧,随即出现眼球震颤并可持续30分钟之久。若任其自由活动,则可见动物偏向麻醉迷路的那一侧并做旋转运动。

【思考】

豚鼠一侧迷路麻醉后,为什么会偏向麻醉迷路的那一侧,此时眼震颤的方向如何?

(王红卫)

实验十二 声音的传导途径

【实验目的】

通过任内试验和魏伯试验,了解气传导和骨传导的两种不同途径;学会鉴别听力障碍的方法。

【实验原理】

声波在正常人主要经外耳、鼓膜和听骨链,再经卵圆窗传入内耳引起听觉,称为气传导。声波也可直接作用于颅骨,引起内淋巴振动,产生听觉,称为骨传导。骨传导的效果远较气传导为差。当气传导发生障碍时,气传导的效应减弱或消失,骨传导效应相应提高。由于鼓膜或中耳病变等气传导障碍引起的听力下降或消失,称为传音性耳聋。由耳蜗等病变引起的听力下降或消失,称为感音性耳聋。

【实验对象】

人。

【实验器材】

音叉(频率为256次/秒或512次/秒),棉球。

【实验步骤和观察项目】

1. 比较同侧耳的气传导和骨传导(任内试验,简称 RT)

(1) 室内保持安静,受试者取坐位。检查者振动音叉后,立即将音叉柄置于受试者一侧颞骨乳突部。此时,受试者可听到音叉响声,以后随着时间延长,声音逐渐减弱。当受试者刚刚听不到声音时,立即将音叉移至其外耳道口,则受试者又可重新听到响声。反之,先置音叉于外耳道口处,当听不到响声时再将音叉移至颞骨乳突部,受试者仍听不到声音。临床上叫作任内试验阳性(＋),这说明正常人气传导时间长。

(2) 用棉球塞住同侧耳孔,重复上述试验。若测气传导时,振动的音叉在外耳道口听不到声音,则再敲击音叉,先置于外耳道口,待听不到响声时,将音叉置于颞骨的乳突部,受试者仍听到响声,说明气传导时间缩短,等于或小于骨传导时间,临床上称为任内试验阴性(－)。

2. **比较两耳的骨传导(魏伯试验,简称 WT)**

(1) 将振动的音叉柄置于受试者前额正中发际处,要受试者比较两耳感受的声音强度。正常人两耳声音强度相同。记录时以"→"表示偏向,"＝"表示声音在中间。

(2) 棉球塞住受试者一侧耳孔,重复上述操作,询问受试者声音偏向哪侧。表 2-2-12-1 是用任内试验和魏伯试验来鉴别正常人、传音性耳聋和感音性耳聋的试验结果。

表 2-2-12-1　用 RT 和 WT 区分传音性耳聋和感音性耳聋

试验项目	正常人	传音性耳聋	感音性耳聋
RT	(＋)	(－)(±)	(＋)
WT	＝	→患耳	→健耳

【注意事项】

(1) 敲响音叉,用力不要过猛,切忌在坚硬物体上敲打,以免损坏音叉。

(2) 音叉放在外耳道口时,应使音叉的振动方向正对外耳道口。注意叉枝勿触及耳廓或头发。

【思考】

如何用任内试验和魏伯试验来鉴别传音性耳聋和感音性耳聋?

(王红卫)

实验十三　反射弧的分析

【实验目的】

分析反射弧的组成部分;探讨各部分的作用。

【实验原理】

在中枢神经系统的参与下,机体对体内、外刺激可产生具有适应意义的反应过程称为反射。反射活动的结构基础是反射弧。反射弧包括感受器、传入神经、反射中枢、传出神经和效应器 5 个部分。要引起反射,首先必须有完整的反射弧。反射弧的任何一部分有缺损,都会使反射不能实现。

【实验动物】

蟾蜍。

【实验器材和试剂】

蛙手术器械一套,探针,铁架台,生物信号采集系统,刺激电极,骨夹,烧杯,培养皿,棉花,纱布,丝线,1%硫酸。

【实验步骤】

(1)用探针从蟾蜍枕骨大孔刺入颅腔,捣毁脑组织,但不能破坏脊髓。

(2)用蛙足钉将蟾蜍俯卧位固定在蛙板上,背侧剪开右大腿皮肤,在股二头肌和半膜肌间分离坐骨神经,并穿2根丝线备用。

(3)用骨夹夹住蟾蜍的下颌,避免夹到舌根部位,悬挂在铁架台上。

(4)启动计算机,打开生物信号采集系统电源,在桌面上单击 MedLab 图标,进入 MedLab 应用程序窗口。调节电刺激输出。

【观察项目】

(1)用培养皿盛1%硫酸溶液,将蟾蜍左后肢的中趾(最长的脚趾)趾端浸于硫酸溶液中,观察其反应。然后立即用清水洗净脚趾上的残余硫酸,并用纱布轻轻揩干。

(2)在左后肢踝关节上方,将皮肤做一环形切口,剥去切口以下皮肤(趾尖皮肤应除净),重复前项实验。

(3)用上述方法以硫酸溶液刺激右后肢的中趾趾端,观察有无反应。然后,将该侧坐骨神经做双结扎,在两结扎线中间将神经剪断。再以硫酸溶液刺激右后肢的中趾趾端,观察其反应。

(4)以连续电刺激(刺激波宽为0.1毫秒,刺激强度为1~5 V,刺激频率为25 Hz)对右侧坐骨神经中枢端进行刺激,观察同侧和对侧后肢的反应。

(5)用探针破坏脊髓,重复项目(4)。

(6)以上述的电刺激对右侧坐骨神经外周端进行刺激,观察同侧及对侧后肢反应。

(7)直接刺激右侧腓肠肌,观察反应。

【注意事项】

(1)每次硫酸刺激后,均应迅速用清水洗去蟾蜍趾端皮肤上的硫酸,洗后应擦干蟾蜍脚趾上的水渍,以免皮肤受伤。

(2)夹住蟾蜍下颌时应避免夹在舌根部位,以免蟾蜍四肢过度挣扎。

(3)电刺激神经前应先对腿部肌肉进行刺激,以证明刺激输出有效。

【思考】

(1)何谓屈肌反射?何谓对侧伸肌反射?

(2)反应和反射两个概念有何联系和区别?

(王红卫)

实验十四 人体腱反射

【实验目的】

熟悉几种人体腱反射的检查方法;加深理解牵张反射的作用机制。

【实验原理】

牵张反射是最简单的躯体运动反射,包括肌紧张和腱反射两种类型。腱反射是指快速牵拉肌腱时发生的牵张反射。腱反射是一种单突触反射,其感受器是肌梭,中枢在脊髓前角,效应器主要是肌肉收缩较快的快肌纤维成分。腱反射的减弱或消退,常提示反射弧的传入、传出通路或脊髓反射中枢的损害或中断。而腱反射的亢进,则提示高位中枢的病变。因此,临床上常通过检查腱反射来了解神经系统的功能状态。

【实验对象】

人。

【实验器材】

叩诊槌。

【实验步骤和观察项目】

(1) 受试者应予以充分合作,避免精神紧张和意识性控制,四肢保持对称、放松。如果受试者精神或注意力集中于检查部位,可使反射受到抑制。此时,可用加强法予以消除。最简单的加强法是叫受试者主动收缩所要检查反射以外的其他肌肉。

(2) 肱二头肌反射:受试者端坐位,检查者用左手托住受试者右肘部,左前臂托住受试者的前臂,并以左手拇指按于受试者的右肘部肱二头肌肌腱上,然后用叩诊槌叩击检查者自己的左拇指。正常反应为肱二头肌收缩,表现为前臂呈快速的屈曲动作(图2-2-14-1左)。

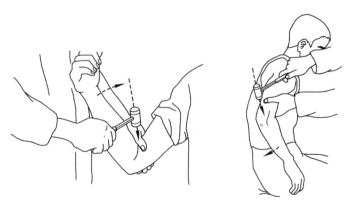

图2-2-14-1 肱二头肌反射和肱三头肌反射的检查方法

（3）肱三头肌反射：受试者上臂稍外展，前臂及上臂半屈成 90°。检查者以左手托住其右肘部内侧，然后用叩诊槌轻叩尺骨鹰嘴的上方 1～2 cm 处的肱三头肌肌腱。正常反应为肱三头肌收缩，表现为前臂呈伸展运动(图 2 - 2 - 14 - 1 右)。

（4）膝反射：受试者取坐位，双小腿自然下垂悬空。检查者以右手持叩诊槌，轻叩膝盖下股四头肌肌腱。正常反应为小腿伸直动作(图 2 - 2 - 14 - 2 左)。

（5）跟腱反射：受试者跪于椅子上，下肢与膝关节部位呈直角屈曲，踝关节以下悬空。检查者以叩诊槌轻叩跟腱。正常反应为腓肠肌收缩，足向跖面屈曲(图 2 - 2 - 14 - 2 右)。

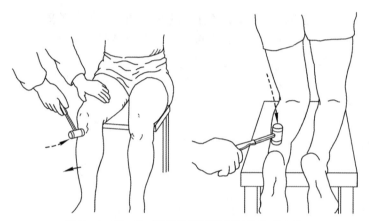

图 2 - 2 - 14 - 2　膝反射和跟腱反射的检查方法

【注意事项】

（1）检查者动作轻缓，消除受检者紧张情绪。

（2）受检者不要紧张，四肢肌肉放松。

（3）每次叩击的部位要准确，叩击的力度要适中。

【思考】

以膝反射为例，写出从叩击股四头肌肌腱到引起小腿伸直动作的全过程。

（王红卫）

实验十五　蛋白质、葡萄糖定量测定的方法

方法一　标准曲线法测定蛋白质含量

【实验目的】

（1）掌握分光光度计的使用方法。

（2）掌握标准曲线法测物质含量的方法。

（3）掌握双缩脲法测定蛋白质含量的方法。

【实验原理】

蛋白质定量结果是生物医学研究中的基础数据，其准确与否关系到研究结果的可靠程度。

一般用分光光度法测物质的含量，先要制作标准曲线，然后根据标准曲线查出所测物质的含量。因此，制作标准曲线是生物检测分析的一项基本技术。

蛋白质含有 2 个以上的肽键，因此有双缩脲反应。在碱性溶液中，蛋白质与 Cu^{2+} 形成紫色络合物，此紫色络合物颜色的深浅与蛋白质含量成正比。

双缩脲是由两分子尿素缩合而成的化合物，在碱性溶液中与硫酸铜反应生成紫红色络合物，此反应即为双缩脲反应。含有 2 个或 2 个以上肽键的化合物都具有双缩脲反应。蛋白质含有多个肽键，在碱性溶液中能与 Cu^{2+} 络合成紫红色化合物。其颜色深浅与蛋白质的浓度成正比，而与蛋白质的相对分子量及氨基酸成分无关，故可用比色法测定制作标准曲线并测定蛋白质含量。测定范围为 $1\sim10~\mu g$ 蛋白质。干扰这一测定的物质主要有：硫酸铵、Tris 缓冲液和某些氨基酸等。此法的优点是较快速，不同的蛋白质产生颜色的深浅相近，以及干扰物质少。主要的缺点是灵敏度差。因此，双缩脲法常用于需要快速但并不需十分精确的蛋白质测定。

【实验器材和试剂】

（1）双缩脲试剂：溶解 1.5 g 硫酸铜($CuSO_4 \cdot 5H_2O$)和 6.0 g 酒石酸钾钠($NaKC_4H_4O_6 \cdot 4H_2O$)于 500 ml 蒸馏水中，在搅拌下加入 300 ml 2.5 mol/L 氢氧化钠溶液，KI 1.0 g，用水稀释到 1 000 ml。棕色瓶中避光保存。长期放置若出现暗红色沉淀，即弃之。

（2）蛋白标准液：取牛血清白蛋白，用生理盐水稀释至浓度 10 g/L。

紫红色铜双缩脲复合物分子结构见图 2 - 2 - 15 - 1。

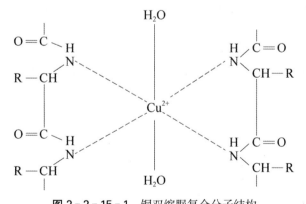

图 2 - 2 - 15 - 1 铜双缩脲复合分子结构

（3）试管，移液管，坐标纸等。
（4）恒温水浴箱，分光光度计。

【实验步骤】

(1) 按表 2-2-15-1 平行加入各项试剂。

表 2-2-15-1　测定蛋白质含量时平行添加的试剂剂量

编号	0	1	2	3	4	5	测定
蛋白质标准液 10 g/L(ml)	—	0.1	0.2	0.3	0.4	0.5	—
生理盐水(ml)	0.5	0.4	0.3	0.2	0.1	—	0.4
待测样品(ml)	—	—	—	—	—	—	0.1
双缩脲试剂(ml)	3.0	3.0	3.0	3.0	3.0	3.0	3.0
相当蛋白质(g/L)	0	10	20	30	40	50	—

(2) 充分混匀,37 ℃水浴 20 分钟,冷却至室温,在分光光度计波长 540 nm 处,用 0 管校正吸光度为零,读取各管吸光度值。1～5 为标准曲线管,测得吸光度后,以吸光度为纵坐标、蛋白质浓度为横坐标绘制标准曲线。测得测定管的吸光度,对照标准曲线求得蛋白质浓度。

【注意事项】

(1) 本实验方法测定范围 1～10 μg 蛋白质。

(2) 需于显色后 30 分钟内比色测定。30 分钟后,可有雾状沉淀发生。各管由显色到比色的时间应尽可能一致。

(3) 有大量脂肪性物质同时存在时,会产生混浊的反应混合物,这时可用乙醇或石油醚使溶液澄清后离心,取上清液再测定。

(4) 双缩脲试剂中加入酒石酸钾钠,Cu^{2+} 形成稳定的络合铜离子,以防止 $CuSO_4 \cdot 5H_2O$ 不稳定形成 $Cu(OH)_2$ 沉淀。酒石酸钾钠与 $CuSO_4 \cdot 5H_2O$ 之比不低于 3:1。加入 KI 作为抗氧化试剂。

(5) 双缩脲试剂要封闭储存,防止吸收空气中的二氧化碳。

(6) 本法各种蛋白质的显色程度基本相同,重复性好,几乎不受温度影响,唯一缺点是灵敏度较低。

(7) 黄疸血清、严重溶血对本法有干扰。

【思考】

(1) 干扰本实验的因素有哪些?

(2) 双缩脲法测定蛋白质含量的原理是什么? 其他还有什么方法测定蛋白质含量?

(3) 请用双缩脲法,设计一个测定蛋白质含量的定量方法(除标准曲线法外)。

【其他蛋白质定量技术】

(1) 微量凯氏(Kjeldahl)定氮法。

(2) Folin-酚试剂法(Lowry 法)。

(3) 紫外吸收法。

(4) 考马斯亮蓝法(Bradford 法)。

(5) BCA 比色法。

方法二 标准管法测定葡萄糖含量

【实验目的】

(1) 掌握标准管法测物质含量的方法。

(2) 掌握酶法测定葡萄糖含量的方法。

【实验原理】

在葡萄糖氧化酶的催化作用下,$\beta-D$-葡萄糖氧化成过氧化氢和葡萄糖酸,在过氧化酶的存在下,过氧化氢与苯酚、4-氨基安替比林与偶联酚缩合成可被分光光度计测定的红色醌类化合物,即所谓 Trinder 反应。其红色在 510 nm 波长处有最大吸收峰,颜色的深浅在一定范围内与血葡萄糖浓度成正比。

$$\beta-D\text{-葡萄糖}+O_2+H_2O \xrightarrow{GOD} D\text{-葡萄糖酸酯}+H_2O_2$$

$$H_2O_2+4\text{-氨基安替比林}+对羟基苯甲酸钠 \xrightarrow{PODD} 醌(红色)+H_2O$$

【实验器材和试剂】

(1) 葡萄糖酶法测定试剂盒。

(2) 葡萄糖标准液(5.5 mmol/L)。

(3) 移液管,微量移液器,37 ℃水浴。

(4) 分光光度计。

【实验步骤】

按表 2-2-15-2 添加各项试剂。

表 2-2-15-2 测定葡萄糖含量时添加的试剂剂量

试剂名称	测定管(U)	标准管(S)	空白管
血 清	20 μl	—	—
参考液	—	20 μl	—
工作试剂	2.5 ml	2.5 ml	2.5 ml

混匀后 37 ℃水浴保温 20 分钟,在分光光度计 510 nm 波长处以空白管校正吸光度值为零,在 30 分钟内读取测定值。

1. **结果计算** 见式 2-2-15-1。

葡萄糖含量(mmol/L)＝Au/As×5.5　　　　　　　　　　　　　　　　(式 2-2-15-1)

2. **正常参考值** 人体正常血糖为 3.9～5.8 mmol/L(70～105 mg/100 ml)。

3. **临床意义**

(1) 血糖浓度的测定常用于内分泌腺功能的检查,当体内某种激素分泌失常,都能造成低血糖或高血糖症。

(2) 病理性的血糖增高:最常见的是糖尿病,当胰岛素分泌功能障碍时,糖代谢发生紊乱,可产生永久性持续的高血糖现象,出现尿糖,称为糖尿病。血糖升高还可见于甲状腺功能亢进、肾上腺功能亢进等病。

(3) 血糖过低:可见于胰岛素增多症、过量的胰岛素治疗、胰腺癌、肾上腺皮质功能减退等。

【注意事项】

(1) 样品内葡萄糖浓度高于 22.2 mmol/L 时,建议稀释后再测定。

(2) 试剂盒可 4 ℃避光保存 1 年。

【思考】

(1) 测定血糖有何意义?为何不能使用溶血标本?

(2) 颜色的深浅在一定范围内与血葡萄糖浓度成正比,这里一定范围指什么?

(托　娅)

实验十六　血清蛋白醋酸纤维薄膜电泳

【实验目的】

(1) 掌握血清蛋白醋酸纤维薄膜电泳原理。

(2) 掌握与薄膜电泳迁移率有关的各种因素。

(3) 掌握薄膜电泳的局限性。

(4) 掌握电渗的证明方法。

(5) 熟悉电场强度与蛋白质变性的关系。

(6) 熟悉血清蛋白醋酸纤维薄膜电泳后染色条带脱色、定量的方法。

【实验原理】

血清蛋白的 pI 都在 7.5 以下,在 pH 8.6 的巴比妥缓冲液中以负离子的形式存在,分子大小、形状也各有差异,所以在电场作用下,可在醋酸纤维薄膜上分离成 A、α_1、α_2、β、γ 5 条区带,电泳结束后,将醋酸纤维薄膜置于染色液,使蛋白质固定并染色,再脱色(洗去多余染料),将经染色后的区带分别剪开,将其溶于碱液中,进行比色测定,计算出各区带蛋白质的百分数,也可将染色后的醋酸纤维薄膜透明处理后在扫描光密度计上绘出电泳曲线,并可根据各区带的面积计算各组分的百分数。

【实验器材和试剂】

(1) 电泳仪：包括直流电源整流器和电泳槽 2 个部分,电泳槽用有机玻璃或塑料等制成,它有 2 个电极,用白金丝制成。

(2) 巴比妥缓冲液(pH 8.6,离子强度 0.06)

1) 巴比妥钠：12.76 g。

2) 巴比妥：1.68 g。

蒸馏水加热溶解后再加水至 1 000 ml。

(3) 氨基黑 10B 染色液

1) 氨基黑 10B：0.5 g。

2) 甲醇：50 ml。

3) 冰醋酸：10 ml。

4) 蒸馏水：40 ml。

5) 氨基黑 10B(amino black 10B)。

$C_{22}H_{13}O_{12}N_6S_3Na_3$, $MW=715$, $\lambda_{max}=620\sim630$ nm。氨基黑是酸性染料,其磺酸基与蛋白质反应构成复合盐(图 2-2-16-1),是最常用的蛋白质染料。但用氨基黑染 SDS-蛋白质时效果不好。另外,氨基黑染不同蛋白质时的差色度不等、色调不一(有蓝、黑、棕等),作用于凝胶柱的扫描时误差较大,需要对各种蛋白质做出本身的蛋白质-染料量(吸收值)的标准曲线。

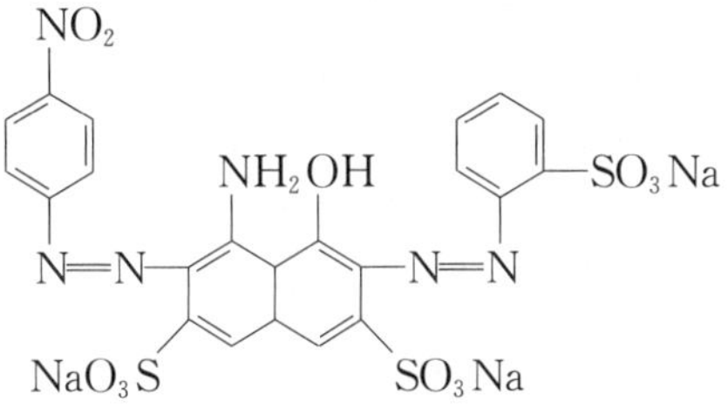

图 2-2-16-1　氢基黑钠盐

(4) 漂洗液

1) 95% 乙醇：45 ml。

2) 冰醋酸：5 ml。

3) 蒸馏水：50 ml。

(5) 丽春红 S 染色液。

(6) 3% 冰醋酸。

【实验步骤】

1. 准备与点样

(1) 醋纤薄膜为 2 cm×8 cm 的小片,在薄膜无光泽面距一端 2.0 cm 处用铅笔划一线,表示点样位置。

(2) 将薄膜无光泽面向下,漂浮于巴比妥缓冲液面上(缓冲液盛于培养皿中),使膜条自然浸湿下沉。

(3) 将充分浸透(指膜上没有白色斑痕)的膜条取出,用滤纸吸去多余的缓冲液,把膜条平铺于平坦桌面上。

(4) 吸取新鲜血清3～5 μl,涂于2.5 cm的载玻片截面处,或用载玻片截面在滴有血清的载玻片上蘸一下,使载玻片末端粘上薄层血清,然后呈45°角按在薄膜点样线上,移开玻片。

2. 电泳　将点样后的膜条置于电泳槽架上,放置时无光泽面(即点样面)向下,点样端置于阴极。槽架上以两层纱布做桥垫,膜条与纱布需贴紧,待平衡5分钟后通电,电压为10 V/cm(指膜条与纱布桥总长度),电流0.4～0.6 mA/cm宽,通电1小时左右关闭电源。

3. 染色　通电完毕后用镊子将膜取出,直接浸于盛有氨基黑10B(或丽春红S)的染色液中,染5分钟取出,立即浸入盛有漂洗液的培养皿中,反复漂洗数次,直至背景漂净为止,用滤纸吸干薄膜。

4. 定量　取试管6支,编好号码,分别用吸管吸取0.4 mol/L氢氧化钠4 ml,剪开薄膜上各条蛋白色带,另于空白部位剪一平均大小的薄膜条,将各条分别浸于上述试管内,不时摇动,使蓝色洗出,约0.5小时后,用分光光度计进行比色,波长650 nm,以空白薄膜条洗出液为空白对照,读取白蛋白、α_1、α_2、β、γ球蛋白各管的光密度。

5. 计算　光密度总和$T=A+\alpha_1+\alpha_2+\beta+\gamma$,各部分蛋白质的百分数见下述(附pI和分子量)。

(1) 白蛋白%$=A/T\times100\%$;pI$=4.88$;$MW=69\,000$。

(2) α_1球蛋白%$=\alpha_1/T\times100\%$;pI$=5.06$;$MW=200\,000$。

(3) α_2球蛋白%$=\alpha_2/T\times100\%$;pI$=5.06$;$MW=300\,000$。

(4) β球蛋白%$=\beta/T\times100\%$;pI$=5.12$;$MW=9\,000\sim150\,000$。

(5) γ球蛋白%$=\gamma/T\times100\%$;pI$=6.85\sim7.5$;$MW=156\,000\sim300\,000$。

另外,也可将经电泳染色后之干燥薄膜浸于冰醋酸:95%乙醇(2:8)溶液中20分钟,取出后将薄膜平贴于玻板上,干燥过程中薄膜渐变透明,此透明薄膜可用扫描光密度计扫描绘出电泳曲线,并可根据曲线的面积计算各组分的百分数。

6. 临床意义

(1) 正常值

1) 白蛋白:57%～72%。

2) α_1球蛋白:2%～5%。

3) α_2球蛋白:4%～9%。

4) β球蛋白:6.5%～12%。

5) γ球蛋白:12%～20%。

(2) 肝硬化时白蛋白显著降低,γ球蛋白升高2～3倍,肾病综合征时,白蛋白降低,α_2、β球蛋白升高。

【思考】

(1) 血清蛋白在醋酸纤维薄膜上可分成5～7条区带,每条区带是否分别只代表一种蛋白质?

(2) 用什么方法可证明醋酸纤维薄膜有无电渗作用?

(3) 电场强度愈高,血清蛋白在醋酸纤维薄膜上泳动率愈高,是否电场愈高愈好?

(托　娅)

实验十七 DNS-氨基酸的双向聚酰胺薄膜层析

【实验目的】

(1) 掌握聚酰胺薄膜层析技术的原理。

(2) 掌握制备聚酰胺薄膜层析技术分离 6 种氨基酸的操作和方法(包括点样、展层和定性)。

(3) 掌握绘制 DNS-氨基酸层析图。

(4) 熟悉 DNS-氨基酸的制备。

(5) 熟悉此薄膜层析方法的流动相和固定相所起的作用。

【实验原理】

聚酰胺薄膜层析是一类较特殊的吸附分配层析。混合物随流动相通过聚酰胺薄膜时,由于被分离的物质与聚酰胺薄膜上的酰胺基团形成氢键,各种物质形成氢键能力强弱不同,决定了吸附力的差异,吸附力强展层速度较慢,吸附力弱展层速度较快,同时展层溶剂与被分离物质在聚酰胺粒子表面竞争形成氢键,选择适当的展层溶剂,使被分离物质在溶剂与聚酰胺薄膜表面之间分配系数产生最大差异。一般讲,易溶于展层剂的所受到的动力作用大,展层速度快,反之速度就慢。通过各物质的吸附力和分配系数不同,使得被分离的物质在聚酰胺薄膜层析中得到分离。

分离物质在聚酰胺薄膜上移动速率用 Rf 值表示,具体见式 2-2-17-1。

$$Rf=原点(点样点)到层析点中心的距离/原点到溶剂前沿的距离 \qquad (式 2-2-17-1)$$

二甲氨基萘磺酰氯(1-dimethylaminonaphthalene-5-sulfonyl chloride,简称 DNS-Cl)可与氨基酸的游离氨基结合成 DNS-氨基酸,反应过程如图 2-2-17-1。

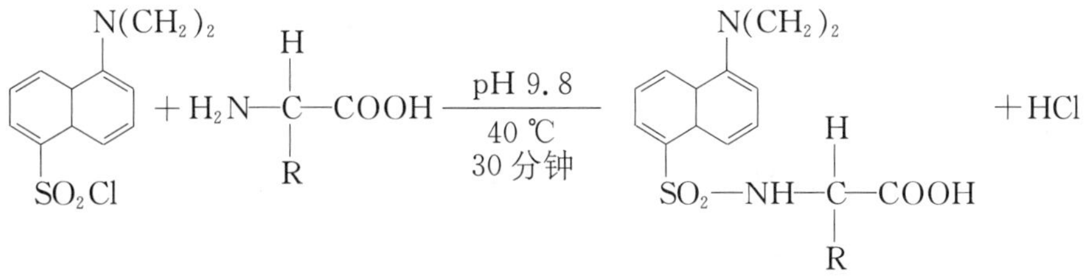

图 2-2-17-1 DNS-氨基酸的合成

形成的 DNS-氨基酸在紫外线照射下发出强烈的黄色荧光。因此可用荧光检测 DNS-氨基酸的存在。此反应的灵敏度高,$10^{-9} \sim 10^{-10}$ g 氨基酸即可检出,比茚三酮的反应灵敏度高 10 倍以上。

聚酰胺是一类化学纤维原料。本实验所用的材料是己二酸与己二胺合成的锦纶 66,这类高分子物质中含有大量酰胺基团,故称为聚酰胺。这些酰胺基团上的氨基可与氨基酸中的羧基形成氢键,而酰胺基团的羧基又可与氨基酸中的羟基或酚羟基形成氢键(图2-2-17-2)。

由于有些氨基酸结构很相似(如甘氨酸与丙氨酸、谷氨酸与天冬氨酸),如只采用一种溶剂系统进行单向层析,仍难得到完全分离的目的。这时,可选择用另一种溶剂系统进行第二向层析,这样可使在第一相中不能分清的DNS-氨基酸得到分离。这种层析方法称为双向层析。

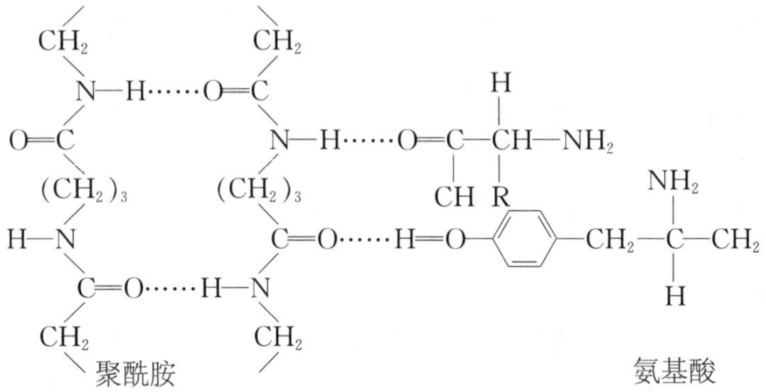

图2-2-17-2 聚酰胺与氨基酸之间的氢键

【实验器材和试剂】

(1) 紫外灯,温箱,电吹风,毛细玻璃管和滴管,小试管,层析缸。

(2) 聚酰胺薄膜(4 cm×4 cm)。

(3) 环形针,铅笔,直尺。

(4) pH试纸(pH 1~14)。

(5) 混合氨基酸溶液:称取甘氨酸、丙氨酸、缬氨酸、苯丙氨酸、脯氨酸及亮氨酸各5 mg,天冬氨酸20 mg,丝氨酸、谷氨酸各40 mg,赖氨酸50 mg,溶于10 ml 0.2 mol/L NaHCO$_3$溶液中。

(6) 0.2 mol/L NaHCO$_3$溶液:用去离子水配制,并用NaOH调pH至9.8。

(7) DNS-Cl丙酮液:用丙酮(AR)溶解DNS-Cl,配成2.5 mg/ml溶液,密闭置冰箱中保存。

(8) 展层剂:①苯:冰醋酸为9:1(V/V)。②甲酸:水为1.5:100(V/V)。

(9) 其他试剂:1 mol/L HCl,1 mol/L NaOH,水饱和的乙酸乙酯。

【实验步骤】

1. **DNS-氨基酸的制备** 取一支小试管,加入混合氨基酸5滴,然后加DNS-Cl丙酮液4滴摇匀,用软木塞塞口,放入40 ℃温箱中保温30分钟。取出后,用电吹风热风吹出丙酮,再用1 mol/L HCl酸化至pH 2~3(用pH试纸,注意用最小体积),如酸化过分,pH<2~3,可用1 mol/L NaOH校回。再加水饱和的乙酸乙酯6~7滴摇匀,待分层,上层乙酸乙酯溶液含DNS-氨基酸呈黄绿色荧光。

2. 混合 DNS-氨基酸的双向层析

(1) 点样：取一张 4 cm×4 cm 聚酰胺薄膜，用铅笔轻轻地在右下角距两边 1 cm 处面点作为原点，用毛细玻璃管在原点处点上混合 DNS-氨基酸样品，点样点直径控制 2～3 mm(图 2-2-17-3A)。

(2) 层析：以苯-冰醋酸溶剂系统为第一向层析，将点好样品的薄膜固定在被扳成八字形的环形针内，放入苯-冰醋酸展层剂中展层。展层剂前缘达薄膜顶端 2 mm 处即可停止(图 2-2-17-3B)。

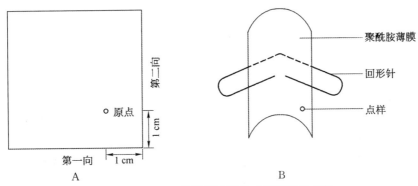

图 2-2-17-3　聚酰胺薄膜的点样和层析支架

(3) 第一相层析：用电吹风冷风吹干膜片，在紫外灯下观察一下层析情况。

(4) 第二相层析：调转 90°与第一向垂直，环形针固定放入甲酸-水展层剂中，进行第二向层析。

(5) 观察：电吹风冷热风交替吹干，紫外灯下观察结果，并用铅笔轻轻描出荧光位置。对照下面 DNS-氨基酸单向层析 Rf 值来确定各荧光点分别是哪个氨基酸。

【注意事项】

(1) 在实验操作中应注意不要污染聚酰胺薄膜。

(2) 点样时注意取上层乙酸乙酯层，不要将毛细玻璃管伸到下层水相。严格控制点样位置及点样直径。

(3) 层析时勿将原点浸入溶剂系统，层折薄膜在层析缸内需保持直立状态。

(4) 展层后需经电吹风将薄膜吹干，轻轻地用铅笔描色斑，以免损坏薄膜表面。

【思考】

(1) 本实验分离混合氨基酸的基本原理是什么？其中流动相和固定相分别是什么？各起什么作用？

(2) 本实验操作时需注意哪些问题？

(3) 由标准 DNS-氨基酸单向层析图谱可见，丝氨酸的 Rf 值在甲酸-水溶剂系统中远较苯-冰醋酸溶剂系统中大，为什么？

（4）本方法能否用于分离核苷及核苷酸,为什么?

（托　娅）

实验十八　鼠肝 DNA 的制备——苯酚-氯仿提取法

【实验目的】

（1）掌握有机溶剂法 DNA 提取技术的原理。
（2）DNA 定性及定量分析的原理。
（3）熟悉 DNA 提取的操作。
（4）熟悉 DNA 定性及定量分析的操作。

【实验原理】

DNA 是储存遗传信息的物质,是遗传的物质基础,它与生命的正常活动如种属遗传、生长发育有密切关系。其结构与功能的研究是当前分子生物学研究的主要内容之一。

核酸广泛存在于生物中,DNA 含有生物体的全部遗传信息,在生物组织中以核蛋白（DNP）形式存在。真核生物中,DNA 主要存在于细胞核中,核外也有少量,如线粒体 DNA,称为核外基因。DNA 的分子长度一般随生物由低级进化到高级而增加。人类基因组含 2.9×10^9 bp。

无论是研究核酸的结构,还是它的功能,首先需要对核酸进行分离与提纯。分离与提纯核酸最基本的要求是保持核酸的完整性及纯度。

要从生物组织中提取 DNA,因 DNA 是以核蛋白（DNP）形式存在于细胞核中,故首先必须粉碎组织,裂解细胞膜和核膜,使 DNP 释放出来,再用苯酚提取蛋白。由于细胞中的核糖核蛋白（RNP）和 DNP 往往一起被提取,故 DNA 沉淀中混有 RNA。需用核糖核酸酶（RNase）处理,去除 RNA。并用蛋白酶将遗留的少量蛋白质水解除去,再经苯酚处理,乙醇沉淀,最后可得较为纯净的 DNA。它的纯度可以从 260 nm 波长处的光密度和 280 nm 波长处的光密度之比值测知,一般以 O. D 260 nm/O. D 280 nm 能达到 1.8 左右为标准。

分离与提纯过程中保持 DNA 的完整性和纯度存在许多困难,主要原因有以下 2 点。

（1）细胞内存在很高的 DNA 酶活性,在分离与提纯过程中会造成核酸的降解。

（2）DNA 分子很大,分离过程中因化学因素或物理因素使 DNA 降解,如强酸、强碱、温度过高或机械张力剪切等。DNA 的定量可采用化学定磷法、定核酸法。目前多数实验室采用紫外分光光度法测定核酸含量,式 2-2-18-1 可作为紫外定量时参考。

双链 DNA 含量: O. D 260 nm×样品稀释倍数×50（μg/ml）＝样品（μg/ml）

（式 2-2-18-1）

【实验器材和试剂】

（1）塑料离心管:6 根。
（2）刻度离心管:1 根。

(3) 滴管：长 1 根吸酚,氯仿混合液;中 1 根吸乙醇;短(钝口)1 根吸 DNA 水溶液。

(4) 细玻棒：1 根。

(5) 移液管：1 根。

(6) 微量取样器：1 个。

(7) 手套：1 副。

(8) 离心机。

(9) 紫外分光光度计。

(10) 37 ℃水浴,50 ℃水浴。

(11) 组织捣碎器。

(12) 电泳仪及电泳槽。

(13) 裂解缓冲液：50 mmol/L Tris-HCl pH 7.80, 20 mmol/L EDTA, 0.5% SDS, 0.1 mol/L NaCl(1 mol/L Tris-HCl pH 7.8 50 ml, 20% SDS 25 ml, 2 mol/L NaCl 50 ml, 0.5 mol/L EDTA 40 ml,蒸馏水稀释至 1 000 ml)。其中 Tris-HCl pH 7.8 维持 pH 恒定,防止 DNA 变性和水解;EDTA 能络合二价金属离子,当 Mg^{2+} 被络合后,细胞内释放出来的 DNA 酶的作用被抑制,以避免 DNA 的降解,同时金属离子络合后,细胞膜的稳定性下降,有利于膜的裂解;SDS 有使蛋白质变性的作用,它能破坏膜蛋白的构象,因此使膜裂解,它又能使核蛋白中的核酸与蛋白质解离,并且 SDS 也具有抑制 DNA 酶的作用。

(14) 重蒸苯酚：重蒸苯酚加入抗氧化剂 8-羟喹啉 1 mg/ml,用 1 mol/L pH 8.0 Tris-HCl 洗一次,再用 0.1 mol/L Tris-HCl pH 8.0 洗二次,苯酚 pH 在 7.6～7.8。

(15) 苯酚：氯仿混合液(3∶1)：苯酚加上等体积氯仿并用水饱和,混合液分层,上层为水相,下层为有机相且带黄色。苯酚和氯仿都是蛋白质变性剂,苯酚使蛋白质变性的作用强于氯仿,且氯仿具有较好的分层作用。

(16) 无水乙醇：DNA 在 pH 7.4 条件下分子带负电,在 NaCl 存在条件下,DNA 盐呈电中性,乙醇将 DNA 分子周围的水分夺去,DNA 失水形成白色絮状沉淀。

(17) TE 缓冲液：50 mmol/L Tris-HCl pH 7.0, 5 mmol/L EDTA(1 mol/L Tris-HCl pH 7.4 10 ml, 0.5 mol/L EDTA 蒸馏水稀释至 1 000 ml)。

(18) RNase 10 mg/ml：称取 RNase 溶解在 10 mmol/L Tris-HCl pH 7.5、15 mmol/L Tris-HCl pH 7.5 和 15 mmol/L NaCl 溶液中使之浓度为 10 mg/ml。100 ℃加温 15 分钟,使夹杂的少许 DNase 失活,然后慢慢冷却,分装于小管中-20 ℃保存。

(19) 蛋白酶 K(10 mg/ml)：-20 ℃保存。蛋白酶 K 优点为水解能力很强,作用广泛,可与 SDS 及 EDTA 合并使用。

(20) 20% SDS。

(21) 0.5 mol/L EDTA。

【实验步骤】

取新鲜鼠肝用冰生理盐水洗去血水,用滤纸吸干后,-70 ℃冰箱中保存,用时取出。

(1) 1 g 鼠肝加 10 ml 裂解缓冲液,在组织匀浆器中匀浆约 1 分钟(30 秒×2 次)。匀浆液经抽提离心后分层(图 2-2-18-1)。

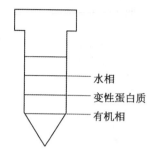

图 2 - 2 - 18 - 1 抽提界面
示意图

水相
变性蛋白质
有机相

（2）取塑料离心管 1 支加入 1/3 支匀浆液（若匀浆液太稠，则再加入 1 ml TE 缓冲液），再加入等体积苯酚：氯仿混合液轻缓地来回摇动 5 分钟抽提，然后离心（10 000 rpm，5 分钟），水相吸入另一干净的离心管中，重复抽提两次。

注意：每次水相时不要将界面上的变性蛋白质混入，抽提两次后一般有机相和水相，界面上的变性蛋白质极少，肉眼基本看不见。若界面上变性蛋白质仍较多，可增加抽提次数。

（3）水相加入一刻度离心管中后，加入 2.5 倍体积的冰无水乙醇（可用刻度离心管测量体积）。加 5 mol/L NaCl 到终浓度为 0.1 mol/L，在离心管中轻缓混匀，此时可见白色絮状沉淀，此即 DNA 粗制品。

（4）用玻棒捞起 DNA 沉淀，放入小烧杯中，用 70％乙醇洗涤沉淀一次，洗涤时动作要轻，防止 DNA 被切断。

（5）沉淀取出放入一干净的塑料离心管中，用 1 ml TE 缓冲液溶解。

（6）在 1 ml DNA 溶液中加入 10 mg/ml 的 RNA 酶 20 μl，使最终浓度达到 200 μg/ml，37 ℃，保温 30 分钟。

（7）加入 20％ SDS 25 μl，使最终浓度至 0.5％；加入 0.5 mol/L EDTA 30 μl 至终浓度 20 mmol/L；加 10 mg/ml 蛋白酶 K 20 μl，使最终浓度为 200 μg/ml，50 ℃保温 30 分钟。

（8）加等体积苯酚：氯仿混合液抽提，重复一次，去除蛋白酶 K 及其他残留的蛋白质，至界面无明显的变性蛋白质为止。每次抽提轻缓地来回摇动 5 分钟，离心（1 000 rpm，5 分钟）。吸取水相，至一干净刻度离心管中量出体积，再加入 2.5 倍体积的冰无水乙醇，加 9.5 mol/L NaCl 至终浓度为 0.1 mol/L，混匀后可得较纯的 DNA 沉淀，再用 70％乙醇洗涤沉淀一次。

（9）在一干净塑料离心管中用 0.3～0.5 ml 缓冲液溶解沉淀，得到提纯 DNA 原液。

（10）吸取 DNA 原液 100 μl，用 TE 缓冲液稀释至 3 ml（1：30 稀释），若 DNA 原液太浓，取原液 50 μl，太稀则取原液 200 μl。在紫外分光光度计中测定 O. D 260 nm 及 O. D 280 nm 的读数。计算 O. D 260 nm/O. D 280 nm、DNA 浓度及 DNA 总量。剩余原液写上自己的学号，交给带教老师保存，留做 PCR 实验。

【注意事项】

（1）为尽可能避免 DNA 大分子的断裂，在实验过程中必须做到以下几点。

1）匀浆时应保持低温，匀浆时间应短，勿用玻璃匀浆器。

2）实验中使用的吸取 DNA 水溶液的滴管管口需粗而短，并烧成钝口。

3）酚抽提时勿剧烈振摇。

（2）保持 DNA 活性，避免酸、碱或其他变性因素使 DNA 变性。

（3）苯酚是一种强烈的蛋白质变性剂。实验时，应戴手套操作，避免碰到皮肤，以免灼伤。苯酚蒸汽毒性较大，实验中应注意将盛酚的试剂瓶盖好。

（4）离心时要注意管子间的重量平衡。管子要对称放置，当离心达到所需速度后再开始计时。

【实验结果】

紫外分光光度计检测 $A260/A280$，$A260$ 为 1 相当于 50 μg 双链 DNA/ml。得到的 $A260/$ $A280$ 应为 1.6~1.9，片段大小为 20~100 kb。得到的 DNA 片段大小取决于提取过程中机械外力对 DNA 的破坏程度。

DNAzol 有毒害性，应避免直接接触皮肤和眼睛。

【思考】

(1) 如样品中有蛋白质存在，其紫外分析结果有何表现？如何进一步纯化？

(2) DNA 的定量可采用哪些方法？目前常用的是哪种？如何测定 DNA 的含量？

(3) 从生物细胞中提取 DNA 的主要注意点是什么？应如何控制？

(4) 能引起 DNA 变性的因素有哪些？DNA 降解和 DNA 变性有何区别？如何鉴别？

(托　娅)

实验十九　凝胶柱层析分离鉴定蛋白质

【实验目的】

(1) 掌握凝胶柱层析分离技术的原理。

(2) 熟悉层析技术的操作。

【实验原理】

利用交联葡聚糖凝胶 G-50 的凝胶过滤作用，将脲酶(MW 48 000)和胰岛素(MW 5 700)分开，以 Folim-Denis 反应检查流出液中的蛋白质。此反应主要靠蛋白质中的酪氨酸和色氨酸与含磷钼钨酸的酚试剂生成蓝色钼蓝 $Mo_3O_6(2MoO_3MoO_2)$，蓝色深浅与蛋白质含量成正比关系。以纳氏(Nessler)试剂检查脲酶活性，此反应是先将脲酶流出液分解尿素产生氨，而氨可与纳氏试剂作用生成黄色的碘代双汞胺。

反应式如下：

$$NH_3 + 2(kl)_2 HgI_2 + 3NaOH \longrightarrow Hg_2NH_2I_2 + 3NaI + 4KI + 2H_2O$$

【实验器材和试剂】

(1) 交联葡聚糖凝胶 G-50。

(2) 层析柱。

(3) 小烧杯×2。

(4) 滴管×2。

(5) 橡皮筋×1，回形针×1。

(6) 试管×30。

(7) 洗耳球×1。

(8) 试管架×1。

（9）脲酶试剂：称取脲酶(BR)400 mg 用 0.9% NaCl 为溶剂配制 100 ml,置冰箱中保存。

（10）脲酶与胰岛素混合液：取脲酶液 10 ml 加胰岛素注射液(40 U/ml)1 ml 混匀。

（11）饱和 Na_2CO_3 溶液。

（12）0.5%尿素溶液。

（13）市售酚试剂。

（14）纳氏(Nessler)试剂,蒸馏水。

【实验步骤】

（1）取直径 0.8～1.2 cm、长度为 25 cm 的层析柱,在上口箍橡皮筋,出口处装上乳胶管,柱内加注蒸馏水 2～3 ml,排出乳胶管内的气泡,抬高乳胶管防止柱内的蒸馏水排空。自顶部缓缓加入经膨胀的葡聚糖 G-50 悬液。将乳胶管放下,仍继续加入上述悬液至凝胶层沉积至 18 cm 高度即可。操作过程中,应防止气泡与分层现象的发生。让凝胶自然下沉,使表层平整。待凝胶柱层稳定后,以洗脱液(蒸馏水)洗柱 5 分钟,调节流速至 12～15 滴/分。

（2）取 15 cm×100 cm 试管 20 支,分成 A、B 两组：A 组编号 A1～A10,B 组编号 B1～B10。

（3）加样与洗脱：放下乳胶管,使蒸馏水流出,待液面与凝胶表层平齐时,抬高乳胶管(不可使凝胶表层干裂)。用长滴管吸取脲酶与胰岛素的混合液 12 滴,尽量接近凝胶面缓缓加入,勿使凝胶面搅动。放下乳胶管,同时开始用 A 组试管分段收集。待样品完全进入凝胶层内,液面与凝胶表层平齐时,用上法加蒸馏水约 1 ml(蒸馏水不可多,防止样品稀释),当此少量蒸馏水液面与凝胶表层平齐时,再加入多量的蒸馏水洗脱。在 A 组每管收集 2 ml 后,混匀后分别吸取 0.5 ml 于相应管号的 B 组试管中。如此收集 10 管,然后再继续洗脱约 15 ml,以清洗分离柱。抬高乳胶管,防止层析柱内凝胶干裂,柱内加满水(保存备用)。

（4）B 组每管加 2 滴饱和 Na_2CO_3 溶液,混匀,然后逐管加酚试剂 2 滴(随加随摇),稍后观察蓝色深浅,判断蛋白质含量。取试管,将 B 组第一个峰所对应各 A 管中溶液再吸出 0.5 ml,编号 C 组。C 组每管各加 0.5%脲液 1 ml,混匀,置 40 ℃水浴中保温 15 分钟取出稍冷,逐管各加纳氏试剂 2 滴(随加随摇),稍后观察黄色深浅,检查 NH_3 含量,比较脲酶活性。

（5）将层析柱内凝胶回收入凝胶瓶内。

（6）用肉眼观察 A 组和 B 组各管颜色深浅,以"−""±""+""++"等表示,并以此为纵坐标、管号为横坐标做图。

【注意事项】

（1）在收集过程中,要保持流出液的流速稳定。

（2）加样时,保持凝胶平面不被搅动。

（3）液面要始终高于凝胶平面,否则会导致干柱。

（4）为防止试管内有重金属离子,在实验前用 0.1% EDTA 二钠浸泡 5 分钟,然后用自来水冲洗,再用蒸馏水少许洗一次。

【思考】

(1) 在向凝胶柱加入样品时,为什么保持胶面平整? 上样体积为何不能太大?

(2) 请解释为什么在洗脱样品时,流速不能太快或者太慢?

(3) 某样品中含有 1 mg A 蛋白(MW 10 000)、1 mg B 蛋白(MW 30 000)、4 mg C 蛋白(MW 60 000)、1 mg D 蛋白(MW 90 000)、1 mg E 蛋白(MW 120 000),采用 Sephadex G75(排阻上下限为 MW 3 000~70 000)凝胶柱层析,请指出各蛋白的洗脱顺序。

(4) 还有哪些方法可进行蛋白质脱盐?

(5) 通过实验讨论哪些因素会影响凝胶层析的分离效果。

(托 娅)

实验二十 SDS 聚丙烯酰胺凝胶电泳测定蛋白质分子量

【实验目的】

(1) 掌握电泳法测定蛋白质分子量的原理。

(2) 熟悉 SDS 聚丙烯酰胺凝胶的制备操作。

(3) 熟悉加载样本的操作。

【实验原理】

聚丙烯酰胺凝胶电泳(PAGE)利用聚丙烯酰胺网状结构,具有分子筛效应的功能,常用于分离蛋白质。SDS 是十二烷基硫酸钠(sodium dodecyl sulfate)的简称,它是一种阴离子表面活性剂,加入电泳系统中能使蛋白质的氢键、疏水键打开,并结合到蛋白质分子上(在一定条件下,大多数蛋白质与 SDS 的结合比为 1.4 g SDS/1 g 蛋白质),使各种蛋白质-SDS 复合物都带上相同密度的负电荷,其数量远远超过了蛋白质分子原有的电荷量,从而掩盖了不同种类蛋白质原有的电荷差别。这样就使电泳迁移率只取决于分子大小这一因素,于是根据标准蛋白质分子量的对数和迁移率所做的标准曲线,可求得未知物的分子量。

【实验器材和试剂】

(1) 30%分离胶贮存液:30 g 丙烯酰胺,0.8 g Bis,用无离子水溶解后定容至 100 ml,不溶物过滤去除后置棕色瓶贮于冰箱。

(2) 10%浓缩胶贮存液:10 g 丙烯酰胺,0.5 g Bis,用无离子水溶解后定容至 100 ml,不溶物过滤去除后置棕色瓶贮于冰箱。

(3) 分离胶缓冲液(Tris-HCl 缓冲液 pH 8.9):取 1 mol/L 盐酸 48 ml, Tris 36.3 g,用无离子水溶解后定容至 100 ml。

(4) 浓缩胶缓冲液(Tris-HCl 缓冲液 pH 6.7):取 1 mol/L 盐酸 48 ml, Tris 5.98 g,用无离子水溶解后定容至 100 ml。

(5) 电泳缓冲液(Tris-甘氨酸缓冲液 pH 8.3):称取 Tris 6.0 g,甘氨酸 28.8 g, SDS 1.0 g,用无离子水溶解后定容至 1L。

(6) 样品溶解液：取 SDS 100 mg，巯基乙醇 0.1 ml，甘油 1 ml，溴酚蓝 2 mg，0.2 mol/L，pH 7.2 磷酸缓冲液 0.5 ml，加重蒸水至 10 ml(遇液体样品浓度增加 1 倍配制)。用来溶解标准蛋白质及待测固体。

(7) 标准蛋白：溶菌酶(*MW* 14 300)、胃蛋白酶(*MW* 35 000)、血清白蛋白(*MW* 67 000)等。按每种蛋白 0.5～1 mg/ml 配制。可配成单一蛋白质标准液，也可配成混合蛋白质标准液。

(8) DYCZ-24D 型垂直板电泳槽。

(9) 100 ml 烧杯，微量移液器 2～20 μL、100～1 000 μL。

【实验步骤】

1. **安装垂直板电泳槽**

(1) 将密封用硅胶框放在平玻璃上，然后将凹型玻璃与平玻璃重叠。

(2) 用手将两块玻璃板夹住放入电泳槽内，玻璃室凹面朝外，插入斜插板。

(3) 用蒸馏水试验封口处是否漏水。

2. **制备凝胶板**

(1) 分离胶制备：取分离胶贮存液 5.0 ml、Tris-HCl 缓冲液(pH 8.9)2.5 ml、10% SDS 0.20 ml、去离子水 10.20 ml、1% TEMED 2.00 ml 置于小烧杯中混匀，再加入 10% 0.1 ml 过硫酸铵，用磁力搅拌器充分混匀 2 分钟。混合后的凝胶溶液，用细长头的吸管加至长、短玻璃板间的窄缝内，加胶高度距样品模板梳齿下缘约 1 cm。用吸管在凝胶表面沿短玻璃板边缘轻轻加一层重蒸馏水(3～4 cm)，用于隔绝空气，使胶面平整。分离胶凝固后，可看到水与凝固的胶面有折射率不同的界限。倒掉重蒸水，用滤纸吸去多余的水。

(2) 浓缩胶制备：取浓缩胶贮存液 3.0 ml、Tris-HCl 缓冲液(pH 6.7)1.25 ml、1% TEMED 2.00 ml、4.60 ml 去离子水、10% 过硫酸铵 0.05 ml，用磁力搅拌器充分混匀。混合均匀后用细长头的吸管将凝胶溶液加到长、短玻璃板的窄缝内(及分离胶上方)，距短玻璃板上缘 0.5 cm 处，轻轻加入样品槽模板。待浓缩胶凝固后，轻轻取出样品模槽板，用手夹住两块玻璃板，上提斜插板，使其松开，然后取下玻璃室去掉密封用胶框，用 1% 电泳缓冲液琼脂胶密封底部，再将玻璃胶室凹面朝里置入电泳槽。插入斜插板，将电泳缓冲液加至内槽玻璃凹口以上，外槽缓冲液加到距平玻璃上沿 3 mm 处。

3. **样品处理** 各标准蛋白质及待测蛋白质都用样品溶解液溶解，使浓度为 0.5 mg/ml，沸水浴加热 3 分钟，冷却至室温备用。处理好的样品液如经长期存放，使用前应在沸水浴中加热 1 分钟，以消除亚稳态聚合。

4. **加样** 一般加样体积为 10～15 μg(即 2～10 μg 蛋白质)。如样品较稀，可增加加样体积。用微量注射器小心将样品通过缓冲液加到凝胶凹形样品槽底部，待所有凹形样品槽内都加了样品，即可开始电泳。

5. **电泳** 将直流稳压电泳仪开关打开，开始时将电流调至 10 mA。待样品进入分离胶时，将电流调至 20～30 mA。当蓝色染料迁移至底部时，将电流调回到零，关闭电源。拔掉固定板，取出玻璃板，用刀片轻轻将一块玻璃撬开移去，在胶板一端切除一角作为标记，将胶板移至大培养皿中染色。

6. **染色及脱色** 将染色液倒入培养皿中,染色1小时左右,用蒸馏水漂洗数次,再用脱色液脱色,直到蛋白区带清晰,即可计算相对迁移率(图2-2-20-1)。

7. **结果处理** 测量由点样孔至溴酚蓝及蛋白质带的距离(mm),可用式2-2-20-1计算相对迁移率(Rf)。

$$Rf=样品移动距离(mm)/溴酚蓝移动距离(mm)$$
(式2-2-20-1)

以标准蛋白分子量的对数作为纵坐标、相对迁移率作为横坐标制作标准曲线。根据样品蛋白质的相对迁移率从标准曲线上查出其分子量。

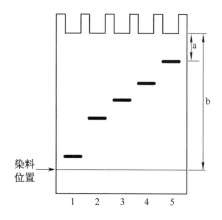

图2-2-20-1 标准蛋白在SDS-凝胶上的示意图

【注意事项】

(1) 用SDS-凝胶电泳法测定分子量时,每次测量样品必须同时做标准曲线,不得利用另一次电泳的标准曲线。

(2) 因SDS可吸附考马斯亮蓝染料,染色前先用脱色液浸泡凝胶,洗去SDS。可使染色及脱色时间缩短,并使蛋白带染色而背景不染色。

(3) 若样品为水溶液,则需将样品溶解液的浓度提高1倍,然后与等体积样品溶液混合。

【思考】

(1) 用SDS-凝胶电泳法测定蛋白质分子量时为什么要用巯基乙醇?

(2) 是否所有的蛋白质都能用SDS-凝胶电泳法测定其分子量?为什么?

(托 娅)

实验二十一 质粒DNA限制性酶切及琼脂糖凝胶电泳分离鉴定

【实验目的】

(1) 掌握质粒酶切的原理。

(2) 掌握琼脂糖凝胶电泳分离的原理。

(3) 熟悉质粒酶切的操作。

(4) 熟悉琼脂糖凝胶电泳的加样及分离操作。

【实验原理】

1. **DNA的限制性酶切** 限制性内切酶能特异地结合于一段被称为限制性酶识别序列的DNA序列之内或其附近的特异位点上,并切割双链DNA。如EcoR Ⅰ识别6个核苷酸序列:5′-G↓AATTC-3′。限制性内切酶在分子克隆中得到广泛应用,是DNA重组技术的基础。

2. 凝胶电泳 琼脂糖凝胶电泳是分离鉴定和纯化 DNA 片段的标准方法,可以快速分辨用其他方法(如密度梯度离心法)所无法分离的 DNA 片段。当用低浓度的荧光嵌入染料溴化乙锭(EB)染色,在紫外光下至少可以检出 1～10 ng 的 DNA 条带,从而可以确定 DNA 片段在凝胶中的位置。此外,还可以从电泳后的凝胶中回收特定的 DNA 条带,用于以后的克隆操作。

【实验器材和试剂】

(1) 10×TBE 缓冲溶液(0.89 mol/L Tris - 0.89 mol/L 硼酸 - 0.025 mol/L EDTA 缓冲溶液):取 108 g Tris,55 g 硼酸和 9.3 g EDTA(EDTANa$_2$ · 2H$_2$O)溶于水,定容至 1 000 ml,调 pH 8.3。作为电泳缓冲溶液时应稀释 10 倍。

(2) 6×电泳加样缓冲液:0.25%溴粉蓝,40%(W/V)蔗糖水溶液,贮存于 4 ℃。

(3) 溴化乙锭(EB)溶液母液:将 EB 配制成 10 mg/ml,用铝箔或黑纸包裹容器,贮存于室温即可。

(4) λDNA。

(5) 重组 pUC19 质粒。

(6) EcoR I 酶及其酶切缓冲液,Hind III 酶及其酶切缓冲液。

(7) 琼脂糖。

(8) 仪器:电泳仪,台式高速离心机,恒温水浴锅,微量移液器,微波炉,琼脂糖凝胶成像系统。

【实验步骤】

1. DNA 酶切反应

(1) 用微量移液枪向灭菌的 Eppendorf 管分别加入 DNA 1 μg 和相应的限制性内切酶反应 10×缓冲液 2 μL,再加入去离子水使总体积为 19 μL,将管内溶液混匀后加入 1 μL 酶液,用手指轻弹管壁使溶液混匀,也可用微量离心机甩一下,使溶液集中在管底。

(2) 混匀反应体系后,将 Eppendorf 管置于适当的支持物上(如插在泡沫塑料板上),37 ℃水浴保温 2～3 小时,使酶切反应完全。

(3) 每管加入 2 μL 0.1 mol/L EDTA(pH 8.0),混匀,以停止反应,置于冰箱中保存备用。

2. DNA 分子量标准的制备 采用 EcoR I 或 Hind III 酶解所得的 λDNA 片段来作为电泳时的分子量标准。λDNA 为长度约 50 kb 的双链 DNA 分子,其商品溶液浓度为 0.5 mg/ml,酶解反应操作如上述。Hind III 切割 DNA 后得到 8 个片段,长度分别为 23.1 kb、9.4 kb、6.6 kb、4.4 kb、2.3 kb、2.0 kb、0.56 kb 和 0.12 kb。EcoR I 切割 DNA 后得到 6 个片段,长度分别为 21.2 kb、7.4 kb、5.8 kb、5.6 kb、4.9 kb 和 2.5 kb。

3. 琼脂糖凝胶的制备

(1) 取 10×TBE 缓冲液 20 ml 加水至 200 ml,配制成 1×TBE 稀释缓冲液,待用。

(2) 胶液的制备:称取 0.4 g 琼脂糖,置于 200 ml 锥形瓶中,加入 50 ml 0.5×TBE 稀释缓冲液,放入微波炉里加热至琼脂糖全部融化,取出摇匀,此为 0.8%琼脂糖凝胶液。

(3) 胶板的制备:将有机玻璃胶槽置于水平支持物上,插上样品梳子,注意观察梳子齿下缘应与胶槽底面保持 1 mm 左右的间隙。向冷却至 50～60 ℃ 的琼脂糖胶液中加入溴化乙锭 (EB) 溶液,其终浓度为 0.5 μg/ml(也可不把 EB 加入凝胶中,而是电泳后再用 0.5 μg/ml 的 EB 溶液浸泡染色)。用移液器吸取少量融化的琼脂糖凝胶封有机玻璃胶槽两端内侧,待琼脂糖溶液凝固后将剩余的琼脂糖小心地倒入胶槽内,使胶液形成均匀的胶层。倒胶时的温度不可太低,否则凝固不均匀,速度也不可太快,否则容易出现气泡。待胶完全凝固后拨出梳子,注意不要损伤梳底部的凝胶,然后向槽内加入 0.5×TBE 稀释缓冲液至液面恰好没过胶板上表面。

(4) 加样:取 10 μL 酶解液与 2 μL 6× 加样缓冲液混匀,用微量移液枪小心加入样品槽中。若 DNA 含量偏低,则可依上述比例增加上样量,但总体积不可超过样品槽容量。每加完一个样品要更换枪头,以防止互相污染,注意上样时要小心操作,避免损坏凝胶或将样品槽底部凝胶刺穿。

(5) 电泳:加完样后,接通电源。控制电压保持在 60～80 V,电流在 40 mA 以上。当溴酚蓝条带移动到距凝胶前沿约 2 cm 时,停止电泳。

(6) 染色:未加 EB 的胶板在电泳完毕后移入 0.5 μg/ml 的 EB 溶液中,室温下染色 20～25 分钟。

(7) 观察和拍照:在波长为 254 nm 的长波长紫外灯下观察染色后的或已加有 EB 的电泳胶板。DNA 存在处显示出肉眼可辨的荧光条带。

【注意事项】

(1) 酶切所加 DNA 溶液体积不能太大,否则 DNA 溶液中其他成分会干扰酶反应。

(2) 酶活力通常用酶单位(U)表示,酶单位的定义是:在最适反应条件下,1 小时完全降解 1 μg λDNA 的酶量为一个单位,但是许多实验制备的 DNA 不像 λDNA 那样易于降解,需适当增加酶的使用量。反应液中加入过量的酶是不合适的,除考虑成本外,酶液中的微量杂质可能干扰随后的反应。

(3) 市场销售的酶一般浓度很大,为节约起见,使用时可事先用酶反应缓冲液(1×)进行稀释。另外,酶通常保存在 50% 的甘油中,实验中,应将反应液中甘油浓度控制在 1/10 之下,否则,酶活性将受影响。

(4) 观察 DNA 离不开紫外透射仪,可是紫外光对 DNA 分子有切割作用。从胶上回收 DNA 时,应尽量缩短光照时间并采用长波长紫外灯(300～360 nm),以减少紫外光切割 DNA。

(5) EB 是强诱变剂并有中等毒性,配制和使用时都应戴手套,并且不要把 EB 洒到桌面或地面上。凡是沾污了 EB 的容器或物品必须经专门处理后才能清洗或丢弃。

(6) 当 EB 太多,胶染色过深,DNA 带看不清时,可将胶放入蒸馏水冲泡,30 分钟后再观察。

【思考】

(1) 琼脂糖凝胶电泳中 DNA 分子迁移率受哪些因素的影响?

(2) 如果一个 DNA 酶解液在电泳后发现 DNA 未被切动,你认为可能是什么原因?

(托 娅)

实验二十二 烟碱的毒性作用

【实验目的】

观察香烟烟雾过滤液对小白鼠的毒性反应。

【实验原理】

吸烟明显损害心血管、呼吸道和消化道,严重危害人们健康。吸烟者肺癌发病率高,死于肺癌的吸烟者为不吸烟者的 11 倍。每日吸烟超过 25 支者比不吸烟者肺癌发病率高 50 倍。烟碱属去极化型神经节激动药,其毒性很大,其急性致死量成人约 60 mg,而 1 支烟约含半个致死量的烟碱(20～30 mg)。小剂量烟碱兴奋 N-烟碱受体和中枢神经系统,出现骨骼肌收缩加强和呼吸兴奋等现象。大剂量烟碱兴奋 N_1、N_2 受体,中枢呈双相作用即短暂兴奋后转入抑制,同时出现血压下降、呼吸困难,导致呼吸麻痹而死亡。

【实验动物】

小鼠 2 只,体重 20～30 g,雌雄兼备。

【实验器材和试剂】

(1) 香烟 2 支,生理盐水。

(2) 天平,吸烟器,洗耳球,注射器。

【实验步骤】

(1) 烟液制备:在吸烟器中加 3 ml 生理盐水,将香烟插入吸烟器开口中,点燃香烟,用洗耳球缓慢吸取,使烟雾通过生理盐水(3 ml 生理盐水中吸 2 支烟)。

(2) 取 2 只小鼠,分别称重,甲鼠腹腔注射烟液 0.3 ml/10 g,乙鼠腹腔注射生理盐水 0.3 ml/10 g。

(3) 观察甲、乙两鼠有何反应。

【注意事项】

用洗耳球吸烟时,先将洗耳球捏扁,在插入吸烟器开口中,缓慢吸取烟雾,以免液体倒流,浸湿香烟。

【思考】

请阐明烟碱中毒表现及中毒原理。

(袁海虹)

实验二十三 毛果芸香碱与阿托品对腺体的作用

【实验目的】
了解毛果芸香碱与阿托品对小白鼠唾液腺和泪腺分泌作用的影响。

【实验动物】
小鼠 2 只,体重 20～30 g,雌雄兼备。

【实验器材和试剂】
(1) 0.05％硫酸阿托品溶液,0.2％硝酸毛果芸香碱溶液,生理盐水。
(2) 天平,注射器。

【实验步骤】
小白鼠 2 只,称重,并观察其唾液腺与泪腺正常分泌情况,接着在其中一只腹腔内注射 0.05％硫酸阿托品溶液 0.1 ml/10 g;5 分钟后,2 只鼠同时腹腔注射 0.2％硝酸毛果芸香碱溶液 0.1 ml/10 g。观察两鼠用药后泪腺与唾液分泌情况。

【实验结果】
实验结果填写见表 2 - 2 - 23 - 1。

表 2 - 2 - 23 - 1　毛果芸香碱与阿托品对腺体作用的实验结果填写表

动物	体重	用药前活动情况		0.05％阿托品	0.2％毛果芸香碱	
		唾液腺	泪腺		唾液腺	泪腺
甲鼠						
乙鼠						

【思考】
简述毛果芸香碱与阿托品对腺体作用的临床应用。

(袁海虹)

实验二十四 哌替啶的镇痛作用

【实验目的】
现有两瓶未贴标签的药物分别为哌替啶、生理盐水,请用扭体法(0.6％冰醋酸溶液注入小鼠腹腔可刺激腹膜引起持久性疼痛,而产生扭体反应。表现腹部内凹、后肢伸展、臀部高起、躯体扭曲。通常给药组比对照组扭体反应发生率减少50%以上,即认为该药有镇痛作用)设计实验,并综合全班实验结果以鉴别哪一瓶为镇痛药;写出该实验的实验设计与报告。

【实验动物】
小鼠 6 只,体重 20~30 g,雌雄兼备。

【实验器材和试剂】
(1) 0.5%哌替啶溶液,生理盐水,0.6%冰醋酸。
(2) 天平,注射器。

【实验步骤】
(1) 取小鼠 6 只,分成甲、乙、丙 3 组,每组 2 只,标记、称重。
(2) 观察正常活动。
(3) 给药:甲组腹腔注射 0.2%哌替啶 1 ml/10 g,乙组等量生理盐水腹腔注射,记录给药时间。
(4) 药后 30 分钟,各组小鼠均腹腔注射 0.6%醋酸溶液 0.1 ml/10 g,观察 10 分钟内各组出现扭体反应数。

【实验结果】
实验结果填写见表 2-2-24-1。

表 2-2-24-1　哌替啶镇痛作用的实验结果填写表

组别	药物	扭体反应次数

【思考】
临床使用哌替啶等药物注意事项有哪些?

(袁海虹)

实验二十五　链霉素的毒性反应及抢救

【实验目的】
观察硫酸链霉素的毒性反应及氯化钙对其毒性反应的对抗作用。

【实验动物】

小鼠 2 只,体重 20～30 g,雌雄兼备。

【实验器材和试剂】

(1) 12.5％硫酸链霉素溶液,生理盐水,0.5％氯化钙。

(2) 天平,注射器。

【实验步骤】

取小白鼠 2 只,称其体重,甲鼠腹腔注射 12.5％硫酸链霉素溶液 0.1 ml/10 g,4～5 分钟后观察有何反应。乙鼠腹腔注射 12.5％硫酸链霉素溶液 0.1 ml/10 g,密切观察,待稍有中毒反应产生时,立即每只腹腔注射 0.5％氯化钙 0.2 ml,再观察有何变化。

【实验结果】

实验结果填写见表 2 - 2 - 25 - 1。

表 2 - 2 - 25 - 1　链霉素毒性反应的实验结果填写表

药物	用链霉素后反应	用 $CaCl_2$ 后反应
甲鼠		
乙鼠		

【思考】

链霉素有哪些毒性反应? 钙剂能缓解链霉素的哪些毒性反应?

（袁海虹）

实验二十六　半数致死量的测定

【实验目的】

理解半数致死量(LD_{50});掌握半数致死量(LD_{50})的测定方法和结果评定。

【实验动物】

小鼠,体重 20～30 g,雌雄兼备。

【实验器材和试剂】

(1) 苦味酸酒精饱和液,1％普鲁卡因溶液。

(2) 天平,注射器,动物秤。

【实验步骤】

1. 实验动物的选择和性别鉴定

(1) 实验动物:选择健康成年小鼠(18~22 g),10 只,雌雄各半。同性别各剂量组个体间体重相差不得超过平均体重的 20%。试验前动物要在试验环境中至少适应 3~5 天时间。

(2) 外观:健康动物的外观为体形丰满,发育正常,被毛浓密有光泽且紧贴身体。眼睛明亮,行动迅速,反应灵活,食欲良好。

(3) 性别鉴定:小鼠的性别主要依据肛门与生殖器之间距离区分,间距大者为雄性,小者为雌性。

2. 小鼠普鲁卡因 LD_{50} 测定

(1) 预试验:可根据受试物的性质或已知资料,采用少量动物(2~3 只为一组),拉大组距,逐渐缩小,根据 24 小时内死亡情况,估计 LD_{50} 的可能范围,确定正式试验的剂量组。如有相应的文献资料时可不进行预试。

(2) 计算 LD_{50}:本实验采用寇氏法(也称平均致死量法)进行计算,是依据剂量对数与死亡率呈 S 形曲线所包括的面积推导出死亡率为 50% 的剂量。此法易于理解,计算简便,可信限不大,结果可靠,特别是在试验前对受试物的急性毒性程度了解不多时,尤为适用。所需实验参数包括各组剂量(mg/kg)、剂量对数(X)、动物数(n)、动物死亡数(r)、动物死亡百分比(P,以小数表示),以及统计公式中要求的其他计算数据项。

LD_{50} 的计算公式:根据试验条件及试验结果,可分别选用下列 3 个公式中的 1 个,求出 $\log LD_{50}$,再查其自然数,即 LD_{50}(mg/kg)。

1) 按本试验设计得出的任何结果,均可用式 2-2-26-1。

$$\log LD_{50} = \sum \frac{1}{2}(X_i + X_{i+1})(P_{i+1} - P_i) \qquad (式 2-2-26-1)$$

式中:X_i 与 X_{i+1} 及 P_{i+1} 与 P_i 分别为相邻两组的剂量对数以及动物死亡百分比。

2) 按本试验设计且各组间剂量对数等距时,可用式 2-2-26-2。

$$\log LD_{50} = XK - \frac{d}{2}(P_i + P_{i+1}) \qquad (式 2-2-26-2)$$

式中:XK 为最高剂量对数,其他同式 2-2-26-1。

3) 若试验条件同 2)且最高,最低剂量组动物死亡百分比分别为 100(全死)和 0(全不死)时,则可用便于计算的式 2-2-26-3。

$$\log LD_{50} = XK - d(\sum P - 0.5) \qquad (式 2-2-26-3)$$

式中:$\sum P$ 为各组动物死亡百分比之和,其他同式 2-2-26-2。

4) 标准误与 95% 可信限

a. $\log LD_{50}$ 的标准误(S),可用式 2-2-26-4。

$$S_{\log LD_{50}} = d\sqrt{\frac{\sum P_i(1-P_i)}{n}} \qquad (式 2-2-26-4)$$

b. 95％可信限(X),可用式 2 - 2 - 26 - 5。

$$X = \log^{-1}(\log LD_{50} \pm 1.96) \cdot S_{\log LD_{50}} \qquad \text{(式 2 - 2 - 26 - 5)}$$

【注意事项】

在实验操作过程中,注意安全,以免被小鼠咬伤,防止小鼠丢失。同时要遵守实验操作规程。

(董文哲)

综合性实验

实验二十七　人体常用生命指标的测定

体温、脉搏、呼吸和血压是机体内在活动的客观反映,是判断机体健康状态的基本依据和指标,临床称之为生命体征。

任务一　体温、脉搏和呼吸的测量方法

【实验目的】

学习人体体温、脉搏和呼吸的测量方法。

【实验对象】

人。

【实验器材】

温度计,秒表。

【实验方法和注意事项】

一、测量体温的方法

1. 体温计种类及结构

(1) 水银体温计的种类及结构:有口表和肛表,口表盛水银端较细长,可做口腔或腋下测量。肛表盛水银一端呈圆柱形,用于直肠测温。

水银体温计是由一根有刻度的真空玻璃毛细管构成。其末端有贮液槽,内盛水银。当水银槽受热后,水银膨胀而沿着毛细管上升,其高度和受热程度成正比。体温表的毛细管下端和水银槽之间有一凹缩处,可使水银柱遇冷不致下降。体温计的刻度为 35～42 ℃,每 1 ℃之间分成 10 小格,每一小格表示 0.1 ℃,位于 0.5 ℃和 1 ℃的地方用较粗且长的线标示。在 37 ℃处则染以红色。

(2) 电子体温计:采用电子感温探头来测量温度,测得的温度直接由数字显示,读数直观,

测温准确,灵敏度高。注意置探头于患者的测量部位,维持 60 秒,即可读取体温数值。

2. **测量方法** 测量前检查体温计有无破损,水银柱是否在 35 ℃以下。

(1) 口腔测温:适用于成人,为清醒、合作状态下,无口鼻疾病患者。将口表水银端斜放于舌下系带两侧,嘱患者紧闭口唇,勿用牙咬,5 分钟后取出,用消毒纱布擦净,看明度数,记录结果。

(2) 腋下测温:常用于昏迷、口鼻手术、不能合作患者以及肛门手术者和腹泻婴幼儿,但消瘦者不宜使用。解开患者胸前衣扣,轻揩干腋窝汗液,将体温计水银端放于腋窝深处紧贴皮肤,屈臂过胸,必要时托扶患者手臂,10 分钟后取出,用消毒纱布擦净,看明度数,记录结果。

(3) 直肠测温:常用于不能用口腔或腋下测温者。有心脏疾病者不宜使用,因肛表刺激肛门后,可使迷走神经兴奋,导致心动过缓。嘱患者侧卧、屈膝仰卧或俯卧位,露出臀部,体温计水银端涂润滑油,将体温计轻轻插入肛门 3～4 cm,3 分钟后取出,用卫生纸擦净肛表,看明度数,记录结果。

3. **注意事项**

(1) 患者进冷、热饮食,蒸汽吸入,面颊冷、热敷等需隔 30 分钟后方可口腔测温;沐浴、乙醇擦浴应隔 30 分钟后方可腋下测量;灌肠、坐浴后 30 分钟方可直肠测温。

(2) 当患者不慎咬破体温计吞下水银时,应立即口服大量牛奶或蛋白质,使汞和蛋白质结合,以延缓汞的吸收,在不影响病情的情况下,可服大量精纤维食物(如韭菜)或吞服内装棉花的胶囊,使水银被包裹而减少吸收,并增进肠蠕动,加速汞的排出。

(3) 体温计的清洁与消毒:常用消毒液有 1% 过氧乙酸、3% 碘仿、1% 二氯异氰尿酸钠(消毒灵)等。方法:体温计先以肥皂水和清水冲洗干净,擦干后全部浸于消毒容器内,5 分钟后取出,放入另一盛有消毒液容器内,30 分钟后取出,用冷开水冲洗,再用消毒纱布擦干,存放于清洁的容器内备用。

二、测量脉搏的方法

动脉有节律的搏动称为脉搏。由于心脏周期性活动,使动脉内压发生节律性变化,这种变化以波浪形式沿动脉壁向外周传播形成脉搏。

1. **测量部位** 凡身体浅表靠近骨骼的动脉,均可用以诊脉。常用的有桡动脉,其次有颞浅动脉、颈动脉、肱动脉、腘动脉、足背动脉、胫后动脉、股动脉等。

2. **测量方法**

(1) 将患者手腕放于舒适位置。

(2) 诊脉者以示、中、环指(三指并拢)指端轻按于桡动脉处,压力的大小以清楚触到搏动为宜,一般患者计数 0.5 分钟,并将所测得数值乘 2 即为每分钟的脉搏数。异常脉搏(如心血管疾病、危重患者等)应测 1 分钟。当脉搏细弱而触不清时,可用听诊器听心率 1 分钟代替触诊。测后记录结果。

3. **注意事项**

(1) 活动或情绪激动时,应休息 20 分钟后再测。

(2) 不可用拇指诊脉,以免拇指小动脉搏动与患者脉搏相混淆。

(3) 偏瘫患者测脉应选择健侧肢体。

三、测量呼吸的方法

正常人的呼吸,不仅有规律,而且均匀,成年人每分钟 16～18 次,运动或情绪激动可以使呼吸暂时增快。小孩每分钟 30 次左右。

1. 测量方法

(1)观察患者胸部或腹部起伏次数,一吸一呼为一次,观察 1 分钟。

(2)危重患者呼吸微弱不易观察时,用少许棉花置于患者鼻孔前,观察棉花被吹动的次数,1 分钟后记数。

2. 注意事项

(1)要在环境安静、患者情绪稳定时测量呼吸。

(2)在测量呼吸次数的同时,应注意观察呼吸的节律、深浅度及气味等变化。

【思考】

(1)口腔测温、腋下测温和直肠测温分别在哪些情况下禁止使用?

(2)危重患者用一般的方法测量不到脉搏和呼吸,该如何测量?

任务二 心音听诊的方法

【实验目的】

学习人体心音听诊的方法;区别第一心音和第二心音;了解心音产生的原理。

【实验原理】

心音是由心脏瓣膜关闭、心肌收缩、血流加速和减速等引起的振动所产生的声音。心音可用听诊器置于受试者胸前壁直接听诊,心音听诊在心脏病诊断中占有重要地位。心音发生在心动周期的某些特定时间,其音调和持续时间也有一定的规律。正常情况下共有 4 个心音,但多数情况下,听诊只能听到第一心音和第二心音。

【实验对象】

人。

【实验器材】

听诊器,秒表。

【实验步骤】

(1)室内保持安静,受试者解开上衣,面向亮处静坐。

(2)参照图 2-3-27-1,认清瓣膜听诊区。

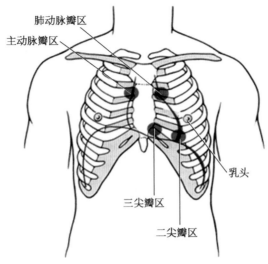

图 2－3－27－1　心音听诊部位

1）二尖瓣区：心尖部，左锁骨中线内侧第 5 肋间处。

2）三尖瓣区：胸骨体下端近剑突稍偏左或剑突下。

3）主动脉瓣区：胸骨右缘第 2 肋间隙。胸骨左缘第 3、4 肋间隙为主动脉瓣第二听诊区。

4）肺动脉瓣区：胸骨左缘第 2 肋间隙。

（3）检查者戴好听诊器，听诊器的耳器应与外耳道一致。以右手的拇指、示指和中指轻持听诊器胸器，置于受试者的胸壁上。按肺动脉瓣区、主动脉瓣区、二尖瓣区、三尖瓣区顺序听诊。

（4）听心音同时，可用手触诊心尖搏动或颈动脉搏动，与此搏动同时出现为第一心音。根据心音性质（音调高低、持续时间长短）、间隔时间，仔细区分第一心音和第二心音。

（5）比较各听诊区两心音的强弱，若呼吸音影响听诊时，可嘱受试者暂停呼吸。

【思考】

比较正常人第一心音和第二心音的特点及其产生机制。

任务三　测定人体动脉血压

【实验目的】

了解间接测定动脉血压的原理；学习用间接测压法测定肱动脉的收缩压和舒张压。

【实验原理】

人体血压的测定部位常为肱动脉，一般采用间接测压法（Korotkoff 听诊法），即使用血压计的袖带在动脉外施加不同压力，根据血管音的变化来测量血压。刚能听到血管音时的最大外加压力相当于收缩压，而血管音突变或消失时外加压力即相当于舒张压。

【实验对象】

人。

【实验器材】

血压计,听诊器。

【实验步骤】

1. **准备**　血压计有两种,即水银柱式和表式。两种血压计都包括橡皮袖带、橡皮球和检压计三部分。

测压前应检查袖带是否漏气,宽度是否合乎标准(世界卫生组织规定:成人上臂用袖带宽度为 14 cm,长度为以能绕上臂一周超过 20%,儿童用袖带宽度为 7 cm),检压计是否准确(检查袖带内与大气相通时,水银柱液面是否在零刻度)。

2. **测量方法**(图 2-3-27-2)

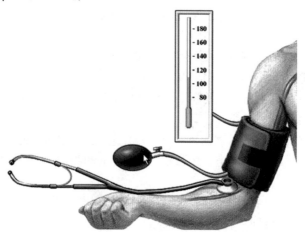

图 2-3-27-2　人体动脉血压的测量方法

(1) 嘱受试者静坐 5～10 分钟。

(2) 让受试者脱去右臂衣袖。

(3) 松开血压计橡皮球的螺帽,驱出袖带内的残留气体,然后将螺帽旋紧。

(4) 让受试者前臂放于桌上,手臂向上,使前臂与心脏等高,将袖带缠在该上臂,袖带下缘至少在肘关节上 2 cm,松紧适宜。

(5) 在肘窝内侧先用手指触及肱动脉脉搏所在,将听诊器胸件放在上面。不可用力压迫胸件,也不能接触过松,更不能压在袖带底下进行测量。

(6) 用橡皮球将空气打入袖带内,使血压计的水银柱逐渐上升到听诊器内听不到血管音为止。继续打气,使水银柱再上升 3～4 kPa,随即松开气球螺帽,徐徐放气,水银柱缓慢下降,仔细听诊,当听到第一声"咚咚"样血管音时,血压计上所示水银柱刻度即为收缩压。

(7) 继续缓慢放气,此时血管音先由低而高,然后由高突然变低,有的血管音完全消失。血压计在听诊音调突然由高变低瞬间或突然消失所示的水银柱刻度则为舒张压,血压记录常以

"收缩压/舒张压(kPa)"表示。

(8) 连测2～3次,取其最低值。发现血压超出正常范围时,应让受试者休息10分钟再复测。在休息期间可解下受试者的袖带。

【思考】

测量动脉血压时,应该注意哪些事项?

任务四　人体心电图的测量方法

【实验目的】

学习人体心电图描记方法和心电图波形的测量方法;辨认正常心电图的波形并了解其生理意义和正常值范围。

【实验原理】

ECG是由人体表面一定部位记录出来的心脏电变化曲线。它反映心脏兴奋的产生、传导和恢复过程中的生物电变化。

【实验对象】

人。

【实验器材】

心电图机,酒精棉花。

【实验步骤】

1. 准备

(1) 让受试者安静、舒适地平卧在检查床上,肌肉放松。

(2) 接好心电图机的电源线、地线和导联线。灵敏度调节开关置于"1",走纸速度开关置于"25 mm/s","记录、观察和准备"开关置于"准备",导联选择开关置于"0"。开启电源开关,预热约5分钟,调节基线移位调节器,使描笔位于中间。

(3) 将"记录、观察和准备"开关置于"观察"位,重复按定标按钮,1 mV标准信号应使描笔振幅为10 mm。再将开关按至"记录"位,重复按定标按钮,在心电图纸上描记标准信号。调节热笔温度调节器(顺时针转,则温度升高),使热笔描出线条浓淡适中。若标准信号幅值有差异,可微调增益细调电位器。然后将"记录、观察和准备"开关拨至"准备"位。

(4) 在前臂屈侧腕关节上方及内踝上方安放引导电极(胸前用吸附电极)。安放电极前,先用酒精棉球将要放置电极部位的皮肤擦净(可以改善皮肤的导电性,使心电图曲线光滑)。

(5) 按电极颜色接好导联线:红色——右手(RA),黄色——左手(LA),绿色或蓝色——左足(LL),黑色——右足(RL),白色——胸前(CH)。

2. 描记　将"导联选择"开关拨至某一导联(如Ⅱ导联)。稍等片刻,将"记录、观察和准备"开关拨向"观察"位。待描笔稳定后,即可拨至"记录"位,记录该导联的心电图波形。以后每次变换导联或更换胸前电极的位置,均按照上述步骤重复一次。

3. 分析(图 2 - 3 - 27 - 3)

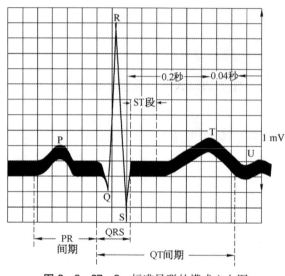

图 2 - 3 - 27 - 3　标准导联的模式心电图

(1) 辨认 P 波、QRS 波群、T 波、RR 间期、PR 间期、ST 段及 QT 间期。

(2) 测量 Ⅱ 导联中上述各波段时程。心电图的纸速一般采用 25 mm/s,即心电图纸上横坐标每一小格(1 mm)代表 0.04 秒。

(3) 测量 Ⅱ 导联中各波的幅度:心电图纸上纵坐标每一小格代表 0.1 mV。凡向上的波形,其波幅应从基线的上缘测量至波峰的顶点。凡向下的波形,其波幅从基线的下缘测量至波谷的底点。

(4) 检测心率:心率＝60÷(PP 间期或 RR 间期)[次/分(beat/min)]。

(5) 心律分析:根据 P 波决定基本心律,判定心律是否规则,有无期前收缩或异位节律,有无窦性心律不齐。

【思考】

(1) 正常窦性心律的心电图有哪些特点?

(2) 心电图各波和各段的生理意义是什么?

(王红卫)

实验二十八　神经干复合动作电位与骨骼肌收缩的关系

【实验目的】

本实验借助于生物电信号采集系统的多通道同时记录,通过生物电放大器引导神经干复合动作电位;使用机械-电换能器来获得骨骼肌的收缩曲线,两者对照,分析其产生的机制和特点。

【实验原理】

骨骼肌纤维受运动神经纤维的控制,神经纤维受到刺激后,其兴奋沿神经纤维以动作电位的形式传导到相应的肌纤维,通过兴奋-收缩偶联,引起肌纤维收缩或舒张。神经纤维的兴奋表现为细胞膜上的生物电-动作电位的产生和传导,随后,肌细胞产生收缩,反映在张力和长度的变化上。神经和骨骼肌的兴奋两者产生的机制和表现形式均不相同。

【实验动物】

蟾蜍。

【实验器材】

蛙手术器械,生物电信号采集系统,机械-电换能器,铁架台,肌槽,任氏液。

【实验步骤】

1. **标本制备** 蟾蜍坐骨神经标本制备方法参见蟾蜍神经肌肉标本的制备,标本浸在任氏液中约5分钟,待其兴奋性稳定后实验。

2. **仪器装置** 连接仪器(图2-3-28-1)。其中,S1和S2为刺激电极,与生物电信号采集系统的刺激输出相连,R1和R2为记录电极,与生物电放大器相连,R3为接地电极。把坐骨神经-腓肠肌标本固定在肌槽上,用棉线把腓肠肌与换能器相连。

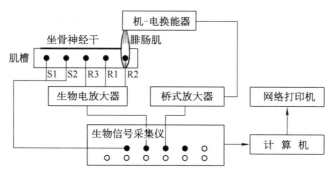

图2-3-28-1 神经干复合动作电位与骨骼肌收缩实验框

【观察项目】

(1) 神经干复合动作电位和骨骼肌单收缩与刺激强度的关系:单次刺激,逐渐增大刺激强度,记录神经干复合动作电位(分辨刺激伪迹和复合动作电位)和腓肠肌的收缩曲线随刺激强度的增大而变化,并记下波宽0.1毫秒时的阈刺激和最大刺激强度数值。

(2) 以最大刺激强度单次刺激标本。测量神经干复合动作电位以及腓肠肌单收缩的潜伏期、时程和幅度。比较神经干复合动作电位和腓肠肌单收缩的潜伏期、时程的差异。

（3）记录骨骼肌的收缩期复合和舒张期复合的曲线：两次刺激标本，逐渐增加刺激频率，使第二次刺激分别落在第一个收缩波的舒张期和收缩期。注意观察收缩产生复合的同时神经干复合动作电位有何变化。

（4）记录骨骼肌的不完全强直收缩和完全强直收缩的曲线：连续刺激标本，逐渐增加刺激频率，使骨骼肌的收缩表现为不完全强直收缩和完全强直收缩。

（5）打印上述实验结果。

【注意事项】

（1）分离坐骨神经时，避免过度牵拉神经，绝对不允许用手或镊子夹神经。

（2）股骨要牢固地固定在肌槽的小孔中。

（3）坐骨神经要与刺激电极和记录电极紧密接触，但不要损伤神经。

（4）防止神经、肌肉标本干燥，需经常在神经和肌肉上滴加任氏液，防止标本干燥。

（5）长时间刺激标本可能使骨骼肌的收缩能力下降，因此每个步骤后应让肌肉休息片刻。

（6）把腓肠肌悬挂在换能器上的棉线应松紧适中，不要过长并和换能器平面保持垂直。

（7）实验的采样速度较快，为避免过度消耗硬盘和内存，不要长时间记录。

【思考】

（1）为什么骨骼肌收缩时可以发生收缩波的复合，而神经干动作电位却没有复合现象？

（2）如何区别动作电位和刺激伪迹？

（王红卫）

实验二十九　影响动脉血压的因素

【实验目的】

学习哺乳类动物急性实验的常规操作(动物麻醉、手术前固定、手术器械的正确使用、血管与神经的分离、动脉插管、气管插管等技术)；掌握动脉血压的直接测量法；观察某些重要的神经、体液及药物因素对动脉血压的作用；观察在疾病模式下动脉血压的改变。

【实验原理】

正常情况下，机体的动脉血压保持相对恒定。这种恒定是通过神经体液调节实现的。神经调节主要是心血管反射，其中最重要的是颈动脉窦和主动脉弓压力感受性反射。体液调节最主要是儿茶酚胺类激素(如肾上腺素和去甲肾上腺素)。心血管系统疾病的发生会影响到动脉血压的稳定，而药物治疗可以改变这些病理变化。

【实验动物】

家兔。

【实验器材和试剂】

哺乳动物手术器械,生物信号采集系统,呼吸换能器,血压换能器,生物电放大器,兔板,注射器,手术照明灯,纱布,动脉夹,动脉插管,气管插管,刺激保护电极,1%戊巴比妥钠,生理盐水,1 250 U/ml肝素,1∶10 000去甲肾上腺素,1∶10 000肾上腺素,0.25%酚妥拉明,0.005%异丙肾上腺素,0.1%普萘洛尔,0.1%阿托品和0.1%乙酰胆碱等。

【实验步骤】

1. 动物准备

(1) 家兔捉持、称重和麻醉:家兔的捉持和称重方法参见"动物的捉持和称重"。将1%戊巴比妥钠溶液以每千克体重3 ml,从远离耳根部位的耳缘静脉中缓慢注射,麻醉家兔。注射时密切观察动物的呼吸、心跳、肌张力、角膜反射等,以防麻醉过深而死亡。麻醉后,家兔仰卧于兔板上,四肢和门牙用绳子固定。注意颈部必须放正拉直,以利于手术。

(2) 颈部剪毛、手术以及分离颈总动脉、神经和气管:剪去颈部手术野的兔毛,剪下的兔毛应及时放入盛水的杯中浸湿或用吸尘器吸尘,以免兔毛飞扬。剪(切)开颈部皮肤。用止血钳逐层分离皮下组织和肌肉,暴露气管。在气管两侧深层,找到颈总动脉鞘内的颈总动脉,颈总动脉鞘内还有3根神经,最粗的是迷走神经,其次是交感神经,减压神经最细。在打开颈总动脉鞘前先仔细分辨这3根神经(图2-1-2-15)。用玻璃分针游离3根神经以及颈总动脉,用不同颜色的丝线穿线备用。每条神经和颈总动脉分离2~3 cm。注意不要过度牵拉和钳夹神经,以免神经受损。右侧颈总动脉分离约5 cm,下穿2根线,分别作为结扎和固定动脉插管用。分离气管,在气管下穿线备用。

(3) 气管插管:在气管靠近头端用剪刀剪一倒T字形的切口,插入气管插管,用线固定,以保证家兔呼吸通畅。

(4) 动脉插管:插管前检查插管的开口处是否光滑,以防插入后戳破血管。在插管内灌注生理盐水,再注入1 ml左右1 250 U/ml的肝素溶液,以防凝血。排净管内气泡。将右颈总动脉的远心端结扎(注意分支的甲状腺动脉,可两端结扎后剪断)。用动脉夹夹住颈总动脉的近心端,在结扎处和动脉夹之间,距离应在3 cm左右,便于插管。用锋利的眼科剪在靠近远心端结扎处向下做一斜形切口,约为管径的一半。然后将动脉插管向心脏方向插入颈总动脉,用已穿好的丝线结扎,并缚紧固定于插管的侧管上。保持插管和动脉的方向一致,防止血管壁被插管刺破。打开动脉夹,即可见血液冲入动脉插管中。打开橡胶管夹,血液的动脉压作用于血压换能器,即可记录血压的波动。

(5) 心电图电极放置:在家兔的右上肢、左右下肢上插入针式电极,分别与生物电放大器的负极、正极和接地极相连,引导家兔的心电图。

2. 仪器准备

(1) 按照图2-3-29-1连接仪器。

(2) 启动计算机,进入生物信号采集应用程序窗口。

(3) 设置信号显示通道依次为心电图、瞬时心率、动脉血压、刺激波。

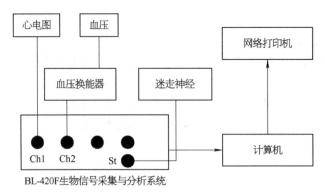

图 2-3-29-1 动脉血压调节实验仪器连接

【观察项目】

1. 观察神经反射各组成部分及体液因素对家兔动脉血压的调节

(1) 观察并同时记录正常动脉血压、心电图和心率。在动脉血压波动中辨认心搏波（Ⅰ级波）和呼吸波（Ⅱ级波）。

(2) 用动脉夹夹闭左侧颈总动脉 5～10 秒，然后松开动脉夹。记录夹闭和放松颈总动脉前后的动脉血压、心电图和心率。在夹闭和松开颈总动脉时要即时加上标注。每个实验步骤中都要加上适当的标注，以利于实验结束后数据的统计和分析。

(3) 用刺激保护电极钩在左侧减压神经上，对减压神经进行刺激，观察和记录刺激前后各通道的波形变化。

(4) 由耳缘静脉注射 1∶10 000 去甲肾上腺素 0.1～0.2 ml/kg，观察和记录注射前后各通道的波形变化。

(5) 分组观察迷走神经对心脏功能的影响。

1) A 组结扎左侧迷走神经，靠近中枢端剪断，用刺激保护电极刺激迷走神经的外周端（近心端），观察和记录刺激前后各通道的波形变化。

2) B 组结扎右侧迷走神经，靠近中枢端剪断，用刺激保护电极刺激迷走神经的外周端（近心端），观察和记录刺激前后各通道的波形变化。

3) 比较 A、B 两组在切断迷走神经前后及刺激迷走神经的结果，特别是心率和收缩压及舒张压的改变。

2. 观察药物对血压的影响

(1) 观察并同时记录正常动脉血压、心电图和心率。在动脉血压波动中辨认心搏波（Ⅰ级波）和呼吸波（Ⅱ级波）。

(2) A 组由耳缘静脉注射 1∶10 000 肾上腺素 0.1～0.2 ml/kg，观察和记录注射前后各通道的波形变化。当注射肾上腺素出现效果后，继续注射酚妥拉明 0.1 ml/kg，观察和记录注射酚妥拉明前后各通道的波形变化。

(3) B 组由耳缘静脉注射异丙肾上腺素 0.05 ml/kg，观察和记录注射前后各通道的波形变化。当出现效果后，继续注射普萘洛尔（心得安）0.5 ml/kg，观察和记录注射普萘洛尔前后各通道的波形变化。

(4) C组由耳缘静脉注射乙酰胆碱 0.1 ml/kg,观察和记录注射前后各通道的波形变化。当出现效果后,继续注射阿托品 2 ml/kg,观察和记录注射阿托品前后各通道的波形变化。

(5) 比较步骤(2)(3)(4)中注射激动剂和相应的阻断剂时各波形的变化特点,分析各激动剂影响血压变化的机制。

3. 病理改变的情况下动脉血压的调节

(1) 观察并同时记录正常动脉血压、心电图和心率。在动脉血压波动中辨认心搏波(Ⅰ级波)和呼吸波(Ⅱ级波)。

(2) 由动脉插管的侧管放出 20 ml 的血液,观察失血情况下家兔动脉血压的变化。

(3) 迅速推注 0.9% 的生理盐水 20~30 ml,观察和记录各通道波形的变化。

4. 分析和结果打印

(1) 实验结束,从耳缘静脉注射空气,处死家兔。

(2) 上述实验曲线中选取相应数据,打印,并记录于实验报告中。

【注意事项】

(1) 麻醉要适量,过浅,兔子挣扎;过深则反射不灵敏且容易引起家兔死亡。

(2) 动脉插管与动脉方向保持一致,既可使血液压力顺利传送到血压换能器,又可防止插管刺破血管。

(3) 观察完每一项实验后,必须等到血压基本恢复正常,再进行下一个实验项目。

(4) 分离神经要用玻璃分针,不能牵拉神经使神经受损。

(5) 经常用生理盐水湿润神经,以免影响刺激效果。

【思考】

(1) 分析由耳缘静脉注射 1∶10 000 去甲肾上腺素 0.1~0.2 ml 后动脉血压和心率的变化。

(2) 分析结扎、剪断迷走神经以及电刺激迷走神经外周端时动脉血压和心率改变的机制。

(3) 分析肾上腺素、异丙肾上腺素和乙酰胆碱影响心脏功能的作用机制。

(4) 分析失血对血压的影响,并阐述在此情况下机体如何进行调节。

(王红卫)

实验三十 呼吸运动的调节

【实验目的】

通过记录呼吸运动的幅度和频率的变化,了解神经、激素、药物以及疾病因素对呼吸运动的影响。

【实验原理】

正常情况下,机体的呼吸运动受中枢神经的控制,呼吸中枢通过对呼吸的深度和呼吸频率的控制使呼吸运动适合于不同生理状态下机体对氧的需求。血液中化学成分的改变、药物的作用以及病理情况下,都能对机体的呼吸运动产生影响。

【实验动物】

家兔。

【实验器材和试剂】

生物信号采集仪一套,呼吸换能器,兔板,注射器,针头,哺乳类动物手术器械一套,绳,1%戊巴比妥钠,生理盐水,二氧化碳球囊,氮气球囊,50 cm 长的橡皮管,气管插管,3%乳酸溶液,25%尼可刹米,5%碳酸氢钠,1%盐酸吗啡。

【实验步骤】

1. 动物准备

(1) 家兔的捉持、称重和麻醉:以每千克体重 3 ml 的 1%戊巴比妥钠溶液,从远离耳根部位的耳缘静脉中缓慢注射,麻醉家兔。注射时密切观察动物的呼吸、心跳、肌张力、角膜反射等,以防麻醉过深而死亡。麻醉后,家兔仰卧于兔板上,四肢和门牙用绳子固定。注意颈部必须放正拉直,以利于手术。

(2) 颈部剪毛、手术以及分离气管和迷走神经:剪去颈部手术野的毛,剪下的毛应及时放入盛水的杯中浸湿,以免兔毛到处飞扬。剪(切)开颈部皮肤。用止血钳逐层分离皮下组织和肌肉,暴露气管。在气管两侧深层,找到颈总动脉鞘内的迷走神经(是 3 根神经中最粗而发亮的那根),用玻璃分针分别游离两侧颈总动脉鞘内的迷走神经 2～3 cm 长,用丝线穿线备用。注意不要过度牵拉和钳夹神经,以免神经受损。游离气管约 3 cm 长,在气管下穿线备用。

(3) 气管插管:在气管靠近头端用剪刀剪一倒 T 字形的切口,插入气管插管,用线固定,保证家兔呼吸通畅,以防窒息。

(4) 呼吸换能器的放置:把呼吸换能器的绑带包绕家兔胸廓一周,呼吸换能器的换能装置应紧贴呼吸运动最明显的胸廓部位,绑带松紧适中。

2. 仪器准备

(1) 照图 2-3-30-1 连接生物信号采集系统、计算机和呼吸换能器等。

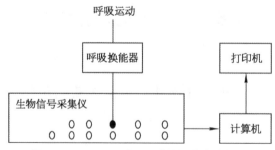

图 2-3-30-1　呼吸运动的调节实验框图

（2）启动计算机,打开生物信号采集系统电源,在桌面上单击 MedLab 图标,进入 MedLab 应用程序窗口。

（3）通道数设置为 2,第一通道显示家兔的呼吸波、第二通道显示电刺激方波标记。

（4）选择采样速度为 1 kHz/s。

【观察项目】

（1）观察和记录正常麻醉状态下的呼吸波:注意呼吸波的位置、疏密和幅度,通过基线调整以及放大或缩小幅度和时间轴的方法把呼吸波调整在居中、适合的疏密和幅度。

（2）观察和记录机体二氧化碳潴留时呼吸运动的变化:增加吸入气中二氧化碳的浓度,将装有二氧化碳的球胆通过一根细塑料管插入气管插管的一端(插管的另一端用手堵住),打开球胆管上的夹子,使二氧化碳随兔子的吸气而进入体内。观察和记录高浓度二氧化碳对呼吸运动的影响。在通入二氧化碳的同时加上注释,以方便实验后分析实验数据。以后的每个实验步骤中都要加上适当的注释。然后撤掉二氧化碳球胆,观察和记录其呼吸的恢复情况。

（3）观察和记录机体缺氧时呼吸运动的改变

1）增大无效腔,在 Y 形气管插管一端,接上 50 cm 长的橡皮管。堵住插管的另一侧,使动物通过橡皮管呼吸,观察和记录呼吸波的变化。然后去掉橡皮管,观察和记录其呼吸的恢复情况。

2）将装有氮气的球胆通过一根细塑料管插入气管插管的一端(插管的另一端用手堵住),打开球胆管上的夹子,使氮气随兔子的吸气而进入体内。观察和记录呼吸运动的改变。

（4）观察和记录机体酸、碱中毒时呼吸运动的改变

1）耳缘静脉注射 3%乳酸 1 ml,观察和记录家兔呼吸运动的变化。

2）从耳缘静脉中快速注射 5%碳酸氢钠 6 ml,观察和记录呼吸运动的变化。

（5）观察和记录药物对呼吸运动的影响

1）耳缘静脉中快速注射 1%盐酸吗啡 0.6 ml/kg,观察呼吸变化。

2）3～5 分钟后待呼吸抑制明显时,耳缘静脉中注射 20%尼可刹米 0.2 ml/kg,观察和记录家兔呼吸运动的变化。

（6）观察和记录迷走神经对呼吸的影响:先记录一段时间的呼吸波,然后切断一侧迷走神经,观察和记录呼吸波的变化。一段时间后,观察呼吸运动是否恢复。再快速切断另一侧的迷走神经,观察和记录呼吸波的变化,同样观察一段时间,看这种呼吸运动的变化是否能恢复。

（7）观察病理情况下动物呼吸运动的改变

1）用手术刀在家兔右胸壁肋间隙处切开皮肤。用带有 U 形管的气针插入胸腔,观察 U 形管内液柱的变化,以及液柱随呼吸运动产生变化的特点。把气针与 U 形管脱离,造成动物气胸,观察气胸情况下家兔呼吸运动的变化。

2）抬高兔头 30°,用 2 ml 注射器抽取 20%葡萄糖溶液 1～2 ml,将针头插入气管,于 5 分钟内缓慢匀速滴入,观察家兔口唇黏膜颜色、呼吸频率和幅度的变化。

（8）实验结束,从耳缘静脉注射空气,处死家兔。

（9）测量和计算各项实验步骤中的呼吸幅度和呼吸频率。

（10）选取各实验步骤中有代表性的波形,把所需的内容按先后顺序分别粘贴在时间轴的末尾。

(11) 打印上述实验结果,粘贴在实验报告上。

【注意事项】

(1) 麻醉动物时,注射缓慢,同时观察动物的呼吸、心跳、肌张力、角膜反射以防麻醉过深而死亡。

(2) 颈部手术,皮肤切开后要注意沿正中线钝性分离组织,不能在没有看清血管走向的情况下盲目使用手术刀,不然会伤及血管导致大出血。

(3) 呼吸换能器的换能装置必须紧贴呼吸运动最明显的胸廓部位。

【思考】

(1) 分析家兔吸入高浓度二氧化碳、增大无效腔和切断迷走神经分别引起呼吸运动变化的原因。

(2) 吸入纯氮或吸入高浓度 CO_2,哪种情况对呼吸运动的影响大,为什么?

(3) 实验中家兔的胸膜腔内压是多少?有何变化特点?为何会产生这个压力值?

(4) 血液中 CO_2、H^+ 和 O_2 是如何调节动物的呼吸运动的?

(王红卫)

实验三十一 影响小肠平滑肌运动的因素

【实验目的】

观察哺乳动物离体消化道平滑肌的一般生理特性;学习哺乳类动物离体器官灌流的方法;了解正常情况下,胃肠道平滑肌的活动特点及神经体液对它的调节;明确药物影响肠功能的作用机制,以及病理情况下胃肠活动的改变。

【实验动物】

家兔。

【实验器材和试剂】

生物信号采集系统,麦氏浴槽,张力换能器,大试管,滴管,台氏液,1∶10 000 肾上腺素溶液,1∶10 000 乙酰胆碱溶液,阿托品。

【实验步骤】

(1) **标本制备:** 将兔执于手中倒悬,用木槌猛击兔头的枕部,使其昏迷,立即剖开腹腔,找出胃幽门与十二指肠交界处,以此处为起点取长 20~30 cm 的肠管,置于台氏液内轻轻漂洗,然后保存于室温的台氏液内,同时供氧。实验时取一段长 3~4 cm 的肠段,一端用恒温浴槽中心管内的有机玻璃板下端的蛙心夹固定,另一端用小钩钩住,通过丝线连于张力换能器上,此相连的丝线必须与水平面垂直,且不能与浴槽中心管内壁接触,以免摩擦而影响记录效果。

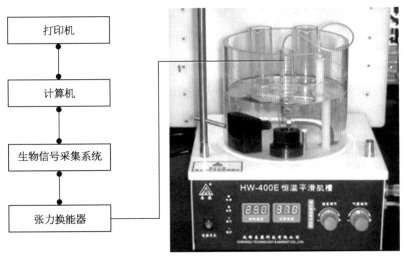

图 2-3-31-1 小肠平滑肌的运动实验连接框图

(2) 仪器装置：按图 2-3-31-1 连接实验装置,在恒温浴槽中心管内盛 38 ℃的台氏液,外部容器中加装温水,开启电源加热,恒温浴槽温度控制在 38～39 ℃。调节恒温平滑肌槽的气体调节旋钮,使中心管内的气泡一个接一个地冒出液面,供应小肠足够的氧气。

(3) 启动计算机,打开生物信号采集系统电源,在桌面上单击 MedLab 图标,进入 MedLab 应用程序窗口。

(4) 把通道数设置为 1,显示家兔小肠的蠕动波。

(5) 选择采样速度为 1 kHz/s。

【观察项目】

(1) 观察和记录正常情况下离体小肠平滑肌的运动：把小肠放置于 38～39 ℃的台氏液中,记录小肠的蠕动曲线。通过基线调整及放大或缩小幅度和时间轴的方法把小肠的蠕动波调整在居中、适合的疏密和幅度。应注意观察其紧张性(基线的高度)、收缩幅度和蠕动频率等指标。

(2) 观察神经或体液因素以及药物对小肠活动的影响

1) 在台氏液中加入 1∶10 000 肾上腺素 1～2 滴,观察和记录肠段运动的变化。待作用出现后,即从和中心管相连的侧管放出含有肾上腺素的台氏液,立即倒入预先准备好的 38 ℃左右的新鲜台氏液,如此反复更换浴槽中心管内的台氏液 2～3 次,以进行稀释和洗涤,观察小肠的蠕动是否恢复。加药和换液时刻,在曲线上加上标注。以后的每个实验步骤中都要加上适当的标注,以利于实验结束后数据的统计和分析。

2) 待肠段恢复正常活动后,在台氏液中加入 1∶10 000 乙酰胆碱 1～2 滴,观察和记录肠段运动的变化。待作用出现后,立即用台氏液换洗。

3) 在台氏液中同时加入阿托品和 1∶10 000 乙酰胆碱各 1～2 滴,观察和记录其对肠段运动的影响。待作用出现后,立即更换台氏液换洗。

(3) 模拟缺氧、缺血等病理情况下,小肠运动的改变。将恒温浴槽内的温水换成室温的水,台氏液换成室温蒸馏水,同时停止供氧。观察和记录此时肠段蠕动的变化。

【注意事项】

(1) 肠段标本与张力换能器之间的连线要与水平面保持垂直,松紧适当,并且使之不与浴槽壁相摩擦。观察肠段运动方向和计算机屏幕上的记录曲线是否一致。即收缩时,曲线上升;舒张时,曲线下降。否则,可将张力换能器旋转180°。

(2) 在加药前,必须先准备好更换用的38 ℃台氏液。

(3) 每次加药出现效果后,必须立即更换浴槽内的台氏液,待肠段恢复正常活动后再观察下一个项目。

【思考】

乙酰胆碱对消化道平滑肌和对心肌的作用有何不同?

(王红卫)

实验三十二 离体心脏活动及其影响因素

【实验目的】

学习离体蛙心灌流法;观察内环境理化因素的相对恒定对维持心脏正常节律性活动的重要作用;观察肾上腺素、异丙肾上腺素、乙酰胆碱、普萘洛尔等递质和受体阻断剂对于心脏活动的影响。

【实验原理】

离体蛙心在任氏液灌流的情况下可以较持久地维持其生理特性。人为地改变任氏液中的离子成分或者加入某些化学物质(受体的激动剂或阻断剂)能使心脏的生理特性发生改变,从而直观地了解一些药物及病理情况对心脏活动的影响。

【实验动物】

蟾蜍。

【实验器材和试剂】

生物信号采集系统,蛙类手术器械,玻璃蛙心插管,铁支架,张力换能器,蛙心夹,任氏液,0.65% NaCl 溶液,3% $CaCl_2$ 溶液,1:10 000 肾上腺素溶液,1:10 000 乙酰胆碱溶液,3% 乳酸溶液,2.5% $NaHCO_3$ 溶液,异丙肾上腺素,普萘洛尔(0.5 mg/ml)。

【实验步骤】

(1) 暴露心脏:损毁蟾蜍脑和脊髓,将其仰卧位固定在蛙板上,用镊子提起胸骨下端腹部的皮肤,用大剪刀剪一小口,然后由切口将剪刀伸入皮下,向左右两侧锁骨外侧方向剪开皮肤,并向头端掀开皮肤。用镊子提起胸骨下端腹肌,在腹肌上剪一小口,将手术剪伸入胸腔内,紧贴胸臂(以免损伤下面的心脏和血管),沿皮肤切口方向剪开肌肉,再用粗剪刀剪断左、右鸟喙骨和锁骨,使创口呈一个倒三角形。用眼科镊提起心包膜,并用眼科剪将心包膜剪开,暴露出心脏。

(2) 观察心脏的解剖:在腹面可以看到一个心室,其上方有两个心房。心室右上角连着一个动脉干,动脉干根部膨大称为动脉圆锥,也称主动脉球。动脉向上分成左、右两支,用玻璃分针从动脉干背面穿过,将心脏翻向头侧。在心脏背面两心房下端可看到颜色较紫红的膨大部分,为静脉窦。静脉窦是两栖类动物心脏的起搏部位,它与下腔静脉相连。静脉窦与心房的交界处称窦房沟,而心房与心室的交界处称房室沟(图 2 - 3 - 32 - 1)。

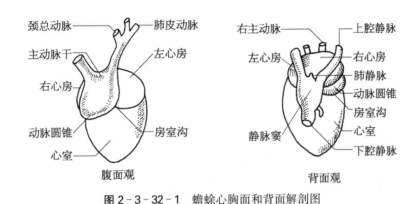

图 2 - 3 - 32 - 1　蟾蜍心胸面和背面解剖图

(3) 心脏插管:用蛙心夹于心舒张期夹住心尖,手提蛙心夹上连线将心脏轻轻提起,看清结构,准备插管。在主动脉下穿一丝线,打一松结,用眼科剪在左主动脉上向心脏方向剪一小斜口,切口的深度小于管壁直径的1/2,以免插管时血管撕断。把装有任氏液的蛙心插管插入左主动脉,插至主动脉球后稍稍后退,在心室收缩时将插管沿主动脉球后壁向心室中央方向插入,经主动脉瓣插入心室腔内(图 2 - 3 - 32 - 2 左)。当插管内的液面随心搏上下移动时,说明插管已插入心室腔内。将预先打好的松结扎紧,并将线固定在插管壁上的玻璃小钩上,使结扎牢固。用滴管吸去插管中的液体,更换新鲜的任氏液,小心提起插管和心脏,剪断左右侧动脉分支和腔静脉等(注意勿损伤静脉窦及两心房),将心脏摘出。用任氏液反复冲洗插管直至插管内任氏液完全澄清为止。

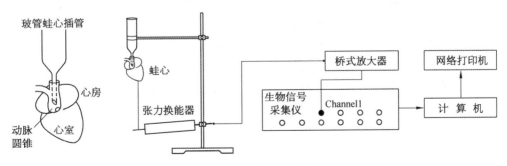

图 2 - 3 - 32 - 2　蛙心插管示意图和仪器连接框图

（4）固定支架：把蛙心插管固定在铁支架上，蛙心夹上的连线和张力换能器相接。张力换能器头端略向下倾斜，以免药液滴入换能器内造成损坏。连线应和水平面保持垂直，松紧适当（图 2-3-32-2 右）。

（5）仪器连接参见图 2-3-32-2 右。

【观察项目】

（1）记录正常心脏搏动曲线：适当调节计算机显示通道的量程范围和基线位置，得到满意的心脏搏动曲线，注意观察其中哪一部分代表心室收缩，哪一部分代表心室舒张。

（2）观察低血钠对心脏活动的影响：将插管内任氏液全部吸出，换 0.65% 氯化钠溶液，记录心搏曲线，当曲线出现变化后立即以新鲜任氏液换洗 2~3 次，使曲线恢复正常。加药和换液时需在加注窗口中写入适当的注解。

（3）观察高血钙对心脏活动的影响：在任氏液中加入 3% $CaCl_2$ 溶液 1~2 滴，观察和换液同前。

（4）观察高血钾对心脏活动的影响：在任氏液中加入 1% KCl 溶液 1~2 滴，观察和换液同前。

（5）观察激素或神经递质对心脏活动的影响

1）在任氏液中加入 1∶10 000 肾上腺素溶液 1~2 滴，观察和换液同前。

2）在任氏液中加入 1∶10 000 乙酰胆碱溶液 1~2 滴，观察和换液同前。

（6）观察机体酸中毒情况下对心脏活动的影响：在任氏液中加入 3% 乳酸溶液 1~2 滴，观察和记录心搏变化，然后加入 2.5% $NaHCO_3$ 溶液 1~2 滴，观察其恢复过程，然后换液。

（7）观察药物对心脏活动的影响

1）在任氏液中加入 1∶10 000 异丙肾上腺素溶液 1~2 滴，观察心脏收缩功能的变化。

2）待心脏活动稳定后，加入普萘洛尔 1~2 滴，观察心脏活动的改变。

（8）观察心脏前负荷改变对心脏活动的影响：改变插管内液面的高度，观察和记录同前。

（9）待各项实验步骤完成后，停止记录。选取各实验步骤的波形，测量和读取各项实验步骤中的心脏的收缩力和频率。

（10）打印上述粘贴的实验结果。

【注意事项】

（1）心室插管时不可硬插，以免戳破心壁，而应顺着主动脉走向并在心室收缩时插入。

（2）摘出心脏时，尽量多留些组织，以免损伤静脉窦。

（3）每个观察项目前后都应用任氏液进行对照记录。

（4）各种药液滴管要专用，不可混淆。每次加液的量不可过多，以刚能引起效应为度。

（5）每次加药后最好用洗净的细玻棒搅动几下，以免药液浮在上层，不易进入心脏。

（6）除最后一项外，每个观察项目的插管内液面高度应保持一致。

【思考】

（1）实验过程中插管内的灌流液面为什么每次都应保持在相同高度？

（2）KCl 和 CaCl₂ 都可能造成心脏的停搏，这两种溶液对心脏的作用有什么不同？

（3）异丙肾上腺素对心脏活动有何影响？普萘洛尔对心功能的影响是通过什么机制来实现的？

（王红卫）

实验三十三　影响尿生成的因素及利尿药的作用

【实验目的】

观察影响尿生成的各种因素，并分析其作用机制；通过利尿药的使用，理解和掌握利尿药的作用机制。

【实验原理】

尿生成的过程包括肾小球的滤过、肾小管和集合管的重吸收和分泌。肾小球滤过受滤过膜的面积和通透性、血浆胶体渗透压、肾小球血浆流量和肾小球毛细血管压等因素的影响，后两者又受肾交感神经以及肾上腺素和去甲肾上腺素等体液因子的影响，肾小管重吸收受小管液中溶质浓度等因素的影响。此外，影响尿液浓缩和稀释机制的因素、影响抗利尿激素释放的因素、影响肾素-血管紧张素-醛固酮系统的因素以及循环血量、全身动脉血压等都能对尿生成产生影响。

呋塞米是高效利尿药，又称呋喃苯胺酸、速尿，主要作用于髓袢升支粗段的上皮细胞，抑制此段管腔膜上的 $Na^+ - K^+ - 2Cl^-$ 同向转运系统。抑制 Cl^- 的主动转运，Na^+ 的重吸收也随之减少，导致管腔内的 Na^+、Cl^- 浓度升高，降低肾对尿液的稀释功能，排出大量的电解质和水；同时，降低髓质间隙渗透压，减弱肾脏浓缩功能，从而产生强大的利尿作用。

【实验动物】

家兔。

【实验器材和试剂】

哺乳类动物手术器械，细塑料管，丝线，手术灯，纱布，班氏试剂，试管，试管夹，滴管，水浴槽，1％戊巴比妥钠溶液，20％葡萄糖溶液，1∶10 000 去甲肾上腺素，10％ NaOH 溶液，0.6％酚红溶液，垂体后叶素，速尿，生理盐水。

【实验步骤】

1. **家兔的捉持、称重和麻醉**　家兔的捉持和称重方法见"动物的捉持和称重"。以1％戊巴比妥钠溶液每千克体重3 ml 的参考剂量，从远离耳根部位的耳缘静脉中缓慢注射，麻醉家兔。注射时密切观察动物的呼吸、心跳、肌张力、角膜反射等，以防麻醉过深而死亡。麻醉后，家兔仰卧于兔板上，四肢和门牙用绳子固定。注意下腹部必须放正拉直，以利于手术。

2. **下腹部手术**　剪去下腹部手术野的兔毛，剪下的兔毛应及时放入盛水的杯中浸湿，以免

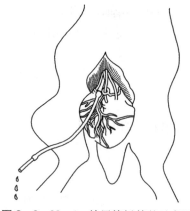

图 2-3-33-1 输尿管插管的示意图

兔毛到处飞扬。在耻骨联合上缘沿正中线向上做 5 cm 长的皮肤切口,用止血钳逐层分离皮下组织和肌肉。沿腹白线切开暴露腹腔,将膀胱轻轻向外向下拉出,暴露膀胱三角,仔细辨认输尿管,并将一侧输尿管与周围组织轻轻分离,避免出血。用线将输尿管近膀胱端结扎,在结扎线的上部用眼科小剪刀剪一斜口,切口约为管径一半,把充满生理盐水的细塑料管经输尿管的斜口向肾脏方向的输尿管插入,用线结扎固定,进行导尿,可看到尿液随着输尿管的蠕动间断性地从细塑料管中逐滴流出(注意:塑料管插入输尿管管腔内,不要插入管壁肌层与黏膜之间,插管方向应与输尿管方向一致,勿使输尿管扭曲,以免妨碍尿液流出;图 2-3-33-1)。手术完毕后用 38 ℃左右的生理盐水纱布在腹部切口处遮盖,以保持腹腔内温度并避免体内水分的过度流失。将细塑料管引至兔板边缘,使尿液滴在小烧杯内,用秒表记数每分钟的尿液滴数。

【观察项目】

1. **正常情况下动物尿量测定、尿糖定性检查及药物排出时间测定**

(1) 待尿流量稳定后,即可进行实验。每项实验开始时,都应先记录 1 分钟尿流量作为对照,然后分别进行注射各种药品,观察和记录 3 分钟内尿流量的变化(注意:记录注射药物后头 3 分钟内每 1 分钟的尿流量,而不是 3 分钟累计尿量)。

(2) 先收集尿液 2 滴进行尿糖定性试验[见注意事项(4)]作为对照;然后由耳缘静脉注射 20%葡萄糖溶液 5 ml,记录尿流量的变化。在尿量明显增多时,再取尿液 2 滴做尿糖定性试验。

(3) 自耳缘静脉注射 0.6%酚红溶液 0.5 ml,用盛有 10% NaOH 溶液的小杯子盛接尿液。如果尿液中有酚红排出,遇 NaOH 溶液即呈现红色。记录从开始注射酚红到尿中排出酚红所需要的时间(此观察项目不需记录尿流量)。

2. **正常情况下神经、体液等因素对尿生成的调节**

(1) 从耳缘静脉迅速注射 37 ℃的生理盐水 20 ml,记录尿流量的变化,并分析其产生的机制。

(2) 从耳缘静脉注射 1∶10 000 去甲肾上腺素 0.1~0.2 ml,记录尿流量的变化。

(3) 从静脉注射垂体后叶素 2 U。记录尿流量的变化。

3. **药物对尿生成的调节** 从耳缘静脉注射速尿(5 mg/kg),记录注射速尿前后的尿流量变化。速尿注射后起效慢,一般待出现明显效果时,才开始计数 3 分钟尿流量。

【注意事项】

(1) 实验中需多次进行静脉注射,应注意保护兔的耳缘静脉,注射时应从远离耳根部位开始,逐渐移近耳根。亦可在实验开始前,从耳缘静脉进行静脉滴注,以后每次注射药物可从静脉滴注管注入。

（2）输尿管插管时,注意不要插入其黏膜层,并避免反复插管而损伤黏膜面造成出血,以致血液凝固堵塞输尿管。

（3）输尿管插管不能扭曲,以免引流不畅。

（4）尿糖定性试验的方法:在试管内盛 1 ml 的班氏试剂,加入尿液 2 滴,将试管放在水浴中加热(在加热煮沸过程中应不断振荡,防止液体溢出管外),冷却后观察溶液和沉淀物的颜色,若试液由蓝色转为绿色、黄色或砖红色,表示尿糖定性试验阳性(绿色＋,绿黄色＋＋,黄色＋＋＋,砖红色＋＋＋＋),若溶液仍为蓝色则为尿糖定性试验阴性。

【思考】

从耳缘静脉注射速尿和注射 5 ml 20％葡萄糖溶液,会对尿量产生什么影响,作用机制有何不同,为什么?

（王红卫）

实验三十四　家兔实验性肺水肿

【实验目的】

（1）复制实验性肺水肿动物模型。

（2）观察家兔肺水肿后的基本变化。

（3）探讨肺水肿的发生机制。

（4）通过本实验加强与缺氧、呼吸衰竭及心力衰竭等内容的联系。

【实验动物、器材和试剂】

（1）家兔。

（2）BL－420E 机能实验系统,恒温浴槽,婴儿秤,手术器械,托盘天平,气管插管,动脉导管、静脉导管及静脉输液装置,听诊器,烧杯,注射器,纱布,丝线,滤纸等。

（3）0.1％肾上腺素,20％乌拉坦,生理盐水等。

【实验步骤】

1. 术前准备　随机取健康家兔一只,准确称重后将其仰卧固定于兔台上,剪去颈部手术野被毛。

2. 颈部手术　切开颈部皮肤,分离气管和一侧颈外静脉,各穿双线备用。

3. 气管插管　在甲状软骨下方做倒"T"字形气管切口,插入"Y"字形气管插管,用丝线结扎固定,将一侧出气管通过张力换能器与 BL－420E 机能实验系统相连。

4. 颈外静脉插管　提起颈外静脉近心端,待颈外静脉充盈后结扎其远心端;在近心端靠近结扎处剪一斜形小口,沿近心端方向插入静脉导管(管内已充满生理盐水和排空气泡),近心端丝线结扎固定导管;打开输液装置试行滴注,输入生理盐水 5～10 滴/分,以保持输液管道通畅。

5. **大量、快速输液**　先描记一段正常呼吸,用听诊器听肺的正常呼吸音,然后大量快速输入 37 ℃生理盐水。输入液体总量按 160 ml/kg 计算,输液速度 160～180 滴/分(从输液装置上的墨菲管观察为成滴不成线),在输入液量的 2/3 时将肾上腺素(0.5 mg/kg)加入输液瓶中,继续滴注。在肾上腺素输完后可酌情加少量生理盐水,以 5～10 滴/分维持,以便必要时再次给药。

6. **观察现象、记录结果**

(1) 呼吸频率、幅度,有无呼吸困难、发绀。

(2) 气管插管口有无粉红色泡沫状液体溢出。

(3) 用听诊器听诊肺部时有无湿性啰音出现。

7. **剖胸取肺**　家兔死亡,记录死亡时间。存活家兔出现肺水肿后,即可夹闭气管窒息致死。打开胸腔前壁,用丝线在气管分叉处结扎,以防肺内水肿液溢漏,将全肺取出。分离心脏和血管,在气管结扎上方剪断气管,用滤纸吸干肺表面水分后,准确称取肺重量,计算肺系数:肺系数=肺重量(g)/体重(kg),肺系数正常值为 4～5。

8. **观察肺大体改变**　观察肺大体改变,并切开肺脏,注意切面变化,有无液体溢出,并比较其颜色、性状和量的改变。

9. **光镜下对比观察**　光镜下对比观察肺水肿与正常肺组织切片。

【注意事项】

(1) 禁用实验前已有明显肺部异常征象(如啰音、喘息、气促等)或体弱、怀孕的动物,否则会影响实验结果的可靠性。

(2) 应严格控制输液量和速度:输液过多、过快可能导致动物心力衰竭而死,肺水肿不明显;过少、过慢则肺水肿难以出现,需再次给药,均影响实验结果。

(3) 剖取肺脏时,慎防损伤和挤压肺组织,以免水肿液丢失,影响肺系数的准确性。

(相　霞)

实验三十五　小鼠缺氧实验

【实验目的】

(1) 复制乏氧性、血液性、组织中毒性缺氧的动物模型。

(2) 了解各型缺氧的主要发病原因及机制。

(3) 观察各类型缺氧时的呼吸、皮肤黏膜、全身活动情况及氧分压的变化,并了解机体反应在缺氧发生、发展中的意义。

【实验动物、器材和试剂】

(1) 小白鼠。

(2) 250 ml 广口瓶,1 ml 注射器,木塞,剪刀,镊子,止血钳,弯盘,滤纸,测氧仪装置,三角烧瓶,青霉素瓶等。

(3) 钠石灰(NaOH CaO)(CO_2 吸收剂),2%亚硝酸钠,0.04%氰化钾,20%乌拉坦,10%可拉明,CO 包等。

【实验步骤】

1. 乏氧性缺氧

(1) 取一只小白鼠投入置放 1/3 钠石灰的广口瓶内;同样取一只体重与前相仿的小白鼠投入置放 1/3 玻璃珠的广口瓶内。

(2) 两只瓶同时密闭塞子(记录时间),观察记录其活动、呼吸频率、节律、深度及皮肤(口唇、耳、趾及尾)颜色的变化。每隔 6 分钟重复观察上述指标一次,直到死亡,立即记录死亡时间。

(3) 测定瓶内氧分压:分别装在玻璃珠和钠石灰瓶内的两只小白鼠,如果一只先死亡,两只都必须进行瓶内氧分压的测定比较(在瓶塞的橡皮管内抽约 2 ml 瓶内空气,针头快速用木塞塞住,然后在测氧仪中进行测定),待另一只死亡后再测定一次瓶内的氧分压。

(4) 尸检(两只,解剖一只):打开腹腔观察肝脏的颜色,并且取出一块肝脏放在滤纸上与实验 2、3、4、5 的肝脏颜色对比。

2. 一氧化碳中毒

(1) 取一只小白鼠放入三角烧瓶内,观察记录其活动、呼吸频率、节律、深度及皮肤(口唇、耳、趾及尾)颜色的变化。

(2) 缓慢地将 CO 气体通入三角烧瓶内(在三角烧瓶内先通过一盛有水的玻璃试管,然后开放 CO 气体,速度是每分钟 15~20 气泡),观察记录小白鼠的活动、呼吸频率以及尾、耳、口唇颜色的变化,直到死亡,记录死亡时间。

(3) 尸检:同实验 1。

3. 亚硝酸钠中毒

(1) 取一只小白鼠称重,观察记录其活动、呼吸频率、节律、深度及皮肤(口唇、耳、趾及尾)颜色的变化。

(2) 取 2%亚硝酸钠按 0.35 ml/10 g,给小白鼠左下腹腔注射,记录时间。

(3) 观察记录其活动,呼吸频率,尾、耳及口唇颜色的变化,直到死亡。并计算小白鼠注射 2%亚硝酸钠后到死亡所需时间。

(4) 尸检:同实验 1。

4. 氰化钾中毒

(1) 取一只小白鼠称体重,观察记录其活动、呼吸频率、节律、深度及皮肤(口唇、耳、趾及尾)颜色的变化。

(2) 取 0.04%氰化钾溶液,按 0.2 ml/10 g 左下腹腔注射,记录时间。

(3) 观察记录其活动、呼吸频率、节律、深度及皮肤(口唇、耳、趾及尾)颜色的变化。直到死亡,计算小白鼠注射 0.04%氰化钾后到死亡所需时间。

(4) 尸检:同实验 1。

5. 年龄等其他因素对吸入气中氧分压降低的反应

(1) 成年小白鼠 3 只,分别标号 1~3,新生鼠 1 只,做以下处理:1 号鼠腹腔注射一定量 0.1 ml/10 g 乌拉坦;2 号鼠腹腔注射等量 0.05 ml/10 g 可拉明;3 号不做任何处理。新生鼠放入青霉素小瓶内(盖些棉花,以免成年鼠伤害),然后 3 号小白鼠与新生鼠(连青霉素瓶)一起放入广口瓶内。

(2) 上述处理之后将 4 只小白鼠同时放入等容积的广口瓶中,并盖好瓶塞。

(3) 密闭瓶塞(记录时间)并分别观察记录其活动、呼吸频率、节律、深度及皮肤(口唇、耳、趾及尾)颜色的变化。直到成年鼠全部死亡,记录死亡时间。

(4) 尸检：同实验 1。

【注意事项】

(1) 缺氧瓶一定要密闭。

(2) 抽缺氧瓶内空气时,针头一定要干燥,抽好时立即将针头插入木塞内以免与外界空气接触时间过长影响氧分压。

(3) 氰化钾有剧毒使用时需注意(特别是皮肤有破损时)。实验完毕后器械、物品洗涤干净,稳妥放置。

(简蓉蓉)

实验三十六　家兔失血性休克实验

【实验目的】

(1) 复制家兔失血性休克模型。

(2) 观察失血性休克时动物的表现及肠系膜微循环变化。

(3) 探讨家兔失血性休克的发病机制。

【实验动物、器材和试剂】

(1) 家兔。

(2) BL‐420E 机能实验系统,观察肠系膜微循环装置一套,手术器械,乳头滴管,刻度烧杯一个,注射器,注射针头,塑料插管,细棉绳,动脉夹等。

(3) 20％乌拉坦,1％肝素,38 ℃生理盐水等。

【实验步骤】

1. **称重、麻醉和固定动物**　取兔称体重后,由耳缘静脉缓慢注射 20％乌拉坦溶液 6 ml/kg(注意：推动速度要缓慢,因动物对此麻醉药的反应存在个体差异)。待动物出现肌张力消失、痛觉反射迟缓时,可停止注射,待麻醉到适宜深度时,将家兔仰卧固定于兔台上,剪去颈部及腹部正中的毛。

2. **颈部手术**　沿颈部正中切开皮肤 6～8 cm,分离气管和两侧颈总动脉,各穿线备用。

3. **气管插管及动静脉插管**　插入气管插管,连接张力换能器,通过 BL‐420E 机能实验系统描记呼吸波形;一侧颈总动脉插管,并经三通管-压力换能器与 BL‐420E 机能实验系统相连,描记动脉血压(注意：暂不要打开动脉夹,动脉导管内预先注入 1％肝素 2 ml,以防凝血)。可以颈外静脉插管,建立输液通道,输液速度维持每分钟 10～15 滴,以保持管道通畅。

4. **腹部手术** 于剑突下 8 cm 处沿腹正中线切开皮肤约 5 cm,在腹白线两侧对称部位将组织轻轻提起,切开腹白线一小口(防止损伤肠管),用止血钳夹住切口处腹壁,并将其提起,用圆头组织剪伸入腹腔,沿腹白线剪开腹膜,切开各层组织,出血点用丝线结扎。

5. **肠系膜微循环观察** 打开腹腔,在左腹外侧上方,用手轻轻向内推动肠管,此时,在左侧腹腔内可见淡粉红色、肠壁较饱满的盲肠,找到盲肠游离端后,将盲肠轻轻提起,沿盲肠系膜轻轻地将一段回肠和肠系膜拉出腹外(注意:找盲肠时切忌乱翻和用力牵拉,以免肠系膜血管收缩,血流停止)。用止血钳夹住腹部切口,以防肠管脱出。同时轻轻提起肠系膜放在微循环观察装置上,并用乳头滴管滴生理盐水于肠系膜表面。

6. **观察和记录放血前肠系膜微循环的状况**

(1) 选取微动脉和微静脉各一支(从血流方向加以区别),观察两者口径大小,并注意相应区域内的毛细血管开放数目及血流速度。

(2) 注意有无红细胞聚集:由耳缘静脉注射 1% 肝素 1 ml 后,打开三通,记录放血前血压,并从三通内快速放血入有刻度的烧杯内(烧杯内盛有少许肝素),15 分钟内放血量为总血量的 1/4～1/3(全血量按体重的 8% 或 70 ml/kg 计算),使血压降至 40 mmHg,调节放血量,维持动脉血压在 40 mmHg 15～20 分钟。观察动物的表现和微循环出现的变化以及血管口径、血流速度与红细胞聚集程度的变化。

7. **抢救** 将放出的血液用 50 ml 注射器从静脉缓慢回输,输血完毕后 15 分钟,记录各项指标变化。

【注意事项】

(1) 麻醉深度适宜。过浅的话,动物疼痛可致神经源性休克。

(2) 尽量减少手术创伤引起的出血。

(3) 轻柔牵拉肠袢,避免创伤性休克。

(简蓉蓉)

实验三十七 肝功能不全

【实验目的】

(1) 通过观察肝脏对外来肾上腺素的灭活作用,了解肝脏的解毒功能。

(2) 观察动物高血氨时出现的症状,了解氨中毒在肝性脑病发病机制中的作用。

【实验动物、器材和试剂】

(1) 家兔。

(2) BL-420E 机能实验系统,止血钳,手术刀,镊子,剪刀,1 ml、5 ml、10 ml 及 50 ml 注射器各一副,5 号、7 号、12 号针头,细绵绳,婴儿导尿管,烧杯,纱布,棉花,电热恒温调节器等。

(3) 1:10 000 肾上腺素(新鲜配制),0.5% 普鲁卡因,5% 枸橼酸钠,肝素,生理盐水,5% 氯化铵混合液(5% 葡萄糖 100 ml 内含氯化铵 5 g,碳酸氢钠 1.5 g)等。

【实验步骤】

1. 肝脏对肾上腺素的解毒灭活作用

(1) 分离气管和一侧颈总动脉,描记呼吸和血压变化曲线:家兔称重,仰卧固定于兔台上。沿颈部正中线皮下注入 0.5% 普鲁卡因 5 ml,在局麻下分离气管和左侧颈总动脉,其下各穿线备用。插入气管插管以描记呼吸,插入颈动脉插管做好描记血压的准备(注意:暂不要打开动脉夹)。

(2) 剪去上腹部背毛,沿腹正中线皮下注射 0.5% 普鲁卡因做局麻。剑突下做长 7～8 cm 的皮肤正中切口,再沿腹白线切一小口,然后用剪刀沿腹白线将切口延长(注意勿损伤肠管)。打开腹腔,轻轻拉出一段小肠及其系膜,以温生理盐水覆盖备用。

(3) 放开动脉夹,描记一段正常呼吸、血压曲线。

(4) 由耳缘静脉注入 1∶10 000 肾上腺素 0.5 ml。观察和记录血压和呼吸变化。

(5) 血压平稳后,由肠系膜静脉注入 1∶10 000 肾上腺素 0.5 ml,观察和记录血压和呼吸变化。

2. 氨在肝性脑病发生中的作用

(1) 异常组

1) 打开腹腔,暴露肝脏,以左手将肝脏向下按,切断肝与横膈之间的韧带,然后将肝向上翻,分离和剪断肝胃韧带。

2) 用细绵绳结扎中央叶(包括左、右两叶)及肝大叶根部(保留尾叶及右侧叶)。

3) 由肠系膜静脉注入 1∶10 000 肾上腺素 0.5 ml,观察和记录血压和呼吸变化。

4) 找出十二指肠,剪一小口,将婴儿导尿管插入肠腔内约 5 cm,结扎固定。

5) 将肠管送回腹腔内,导尿管一端留于腹壁外,腹壁切口用止血钳夹住,暂时关闭切口。

6) 观察和记录动物四肢肌张力和对刺激(敲打兔台或用针刺)的反应。

7) 每隔 5 分钟向十二指肠插管内缓慢注入 5% 氯化铵混合液 5 ml(约 2 分钟注完),仔细观察家兔上述情况变化,直至动物发生痉挛,停止注射。

(2) 正常组:肝脏对肾上腺素产生解毒灭活作用后,按异常组的方法暴露肝脏但不做结扎,找出十二指肠,剪一小口,将导尿管插入肠腔约 5 cm,结扎固定。腹壁切口处用止血钳夹住,关闭切口,观察和记录四肢肌张力和对刺激的反应。每隔 5 分钟向十二指肠插管内注入 5% 氯化铵混合液 5 ml(约 2 分钟注完),直至动物发生痉挛,停止注射,计算每千克体重的用药量。

【注意事项】

(1) 兔肝质地脆弱,易破裂出血,手术时切忌粗暴。

(2) 做肝叶结扎时,一定要确保棉绳确实绕在两叶根部,切勿误将棉绳结扎肝叶,以致肝叶被切断,造成动物出血死亡。

(3) 注入的氯化铵混合液应保持在 37～38 ℃。

(4) 氯化铵混合液灌注时,勿使之逆流入胃及漏入腹腔。

(相　霞)

实验三十八　实验性高钾血症及其治疗

【实验目的】

(1) 学习家兔高钾血症模型的复制方法。

(2) 掌握家兔高钾血症时心电图改变的特征。

(3) 设计家兔高血钾症的抢救治疗方案。

【实验动物、器材和试剂】

(1) 家兔。

(2) BL-420E 机能实验系统,电解质分析仪,婴儿秤,注射器,手术器械一套等。

(3) 20%氨基甲酸乙酯(或 3%戊巴比妥钠),2%、4%、5%、10%氯化钾生理盐水溶液,10%氯化钙溶液,4%碳酸氢钠溶液,葡萄糖-胰岛素溶液(50%葡萄糖 4 ml 加 1 U 胰岛素),肝素生理盐水溶液(125 U 肝素/ml 生理盐水)等。

【实验步骤】

(1) 称重、麻醉和固定动物。

(2) 分离颈总动脉:家兔常规分离颈总动脉,插入导管取血 0.5~1 ml 测定实验前的血钾浓度。

(3) 心电图描记:将针型电极分别插入家兔四肢皮下。导联线按左前肢(黄),右前肢(红),左后肢(绿),右后肢(黑)的顺序连接。BL-420E 机能实验系统描记实验前的心电图存盘,待实验结束后打印分析。

(4) 氯化钾溶液注入方法

1) 耳缘静脉推注法:将充满肝素生理盐水的头皮针向耳缘静脉近心端方向刺入,见到回血后推注少量液体,胶布固定针头。以每分钟 0.5 ml 的速度缓慢推注 2%氯化钾溶液 1 ml/kg,间隔 5 分钟再推注同剂量氯化钾共 3 次。再间隔 5 分钟推注 5%氯化钾溶液同剂量 3 次。最后按同样方法推注 10%氯化钾。

2) 用 4%氯化钾(15~20 滴/分)耳缘静脉注入。

(5) 观察记录心电图:在静脉滴注氯化钾的过程中,观察 BL-420E 机能实验系统上心电图波形的变化。出现 P 波低压增宽、QRS 波群低压变宽和高尖 T 波时,描记存盘。同时取血 0.5~1 ml 测定血钾浓度。

(6) 实施抢救:当出现心室扑动或颤动波形后,立即停止滴注氯化钾,迅速准确地由另外一侧耳缘静脉注入已预先准备好的抢救药物(10%氯化钙 2 ml/kg,或 4%碳酸氢钠 5 ml/kg,或葡萄糖-胰岛素溶液 7 ml/kg)。如果 10 秒内无法注入抢救的药物,救治效果不佳。待心室扑动或颤动波消失,心电图基本恢复正常时,再次由颈总动脉采血测定救治后的血钾浓度。

(7) 注入致死剂量 10%氯化钾(8 ml/kg),开胸观察心室纤颤及心脏停搏时状态。

【注意事项】

(1) 保持动静脉导管的通畅,每次由颈总动脉取血后,均用肝素生理盐水溶液 2 ml 冲洗管道内的余血,防止导管内血液凝固。

(2) 正确记录心电图波形。有时家兔 T 波高出正常值 0.5 mV 或融合在 ST 段中而不呈现正向波,这与动物个体差异有关,此时要变换导联。若在头胸导联、肢体标 II 导联及 avF 导联上描记出正向 T 波就可进行实验,否则需更换动物。

(3) 若记录心电图时出现干扰,排除肌电干扰后,应将动物移至离心电图机稍远处,检查各导联线有无脱落,针形电极是否接触紧密,并尽量避免导联线纵横交错的现象;动物固定台上要保持干燥。

(4) 每次使用针形电极时,要用酒精或盐水擦净,并要及时清除针形电线周围的血和水迹,以保持良好的导电状态。

(5) 钾溶液推注速度要慢,避免心肌局部急性高钾造成心肌损伤。

(相 霞)

实验三十九 酸碱平衡紊乱

【实验目的】

(1) 学会复制酸碱平衡紊乱的动物模型。

(2) 观察各型酸碱平衡紊乱时血气和酸碱指标及呼吸的变化。

(3) 对急性代谢性酸中毒进行实验性治疗。

【实验动物、器材和试剂】

(1) 家兔。

(2) BL - 420E 机能实验系统,电解质分析仪,20%氨基甲酸乙酯(或 3%戊巴比妥钠),气管插管,手术剪等器械,注射器若干,动脉插管等。

(3) 肝素生理盐水溶液(125 U 肝素/ml 生理盐水),小软木塞,12%磷酸二氢钠(5 ml/kg),5%碳酸氢钠等。

【实验步骤】

1. 手术和血标本检测(注意:隔绝空气和抗凝)

(1) 动物麻醉与固定:家兔称重麻醉后,仰卧位固定于兔台,颈部备皮。

(2) 气管插管与动脉插管:①常规方法分离暴露气管,在环状软骨下 0.5～1 cm 处做倒"T"形切口,插入气管插管并固定。②分离出一侧颈总动脉(长 2.5～3 cm),将其远心端结扎,近心端用动脉夹夹闭。在靠近远心端结扎线处,用眼科剪呈 45°角向心方向剪开血管(约为颈总动脉直径的 1/3)。将连接三通并充满 0.3%肝素的细塑料管尖端轻轻插入血管内,结扎固定。

(3) 取血预备:用 1 ml 注射器吸取少量肝素生理盐水,将管壁湿润后推出,使注射器无效腔和针头内都充满肝素,然后将针头刺入小软木塞以隔绝空气。

(4) 取血:打开三通松开动脉夹,弃去最先流出的 2～3 滴血液后,迅速去掉注射器上的针头,立即插入三通取血 1.5 ml(注意勿进入气泡)。关闭三通,拔出注射器并立即套上小软木塞,以中指弹击注射器管壁 20 秒,使血液与肝素混合。取血后向三通内注入少量肝素,将血液推回到血管内,以防塑料管内凝血,然后将动脉夹仍夹于原处。检测各项血气和酸碱指标,作为实验前的正常对照值。

2. 代谢性酸中毒并进行治疗

(1) 经耳缘静脉注入 12% NaH_2PO_4(5 ml/kg),给药速度不要太快。

(2) 给药后 10 分钟,经三通取血,检测各项血气和酸碱指标。

(3) 根据注入酸性溶液后测得的 BE 值,按式 2-3-39-1 进行补碱治疗。

$$BE 绝对值 \times 体重(kg) \times 0.3 = 所需补充碳酸氢钠的量(mmol) \qquad (式 2-3-39-1)$$

式中:0.3 是 HCO_3^- 进入体内分布的间隙,即体重×30%。

5%碳酸氢钠 1 ml=0.6 mmol;所需补充的 5%碳酸氢钠毫升数=所需补充碳酸氢钠的毫摩尔数/0.6。

(4) 经 5%碳酸氢钠治疗后 10 分钟,取血并检测各项指标,如接近正常水平,继续下面实验。

3. 复制呼吸性酸中毒 待兔血气和酸碱指标基本恢复正常后,用止血钳完全夹闭气管插管上的乳胶管 1~2 分钟,此时可见血液呈紫绀色,兔因窒息而挣扎,立即取血测定血气和酸碱指标。取血后即刻解除夹闭,以免家兔因窒息而死亡。

4. 复制呼吸性碱中毒

(1) 解除气管夹闭约 10 分钟,家兔呼吸频率和幅度基本恢复正常后,取血检测各项血气和酸碱指标作为对照值。

(2) 可用呼吸机使家兔过度通气 3~5 分钟,立即取血测定各项指标。

实验结束,待动物恢复 10 分钟后,可选做复制代谢性碱中毒或呼吸性酸中毒合并代谢性酸中毒继续进行实验。

5. 复制代谢性碱中毒 经耳缘静脉注入 5%碳酸氢钠溶液(3 ml/kg),10 分钟后取血并检测各项血气和酸碱指标。此时,血气和酸碱指标不会在短时间内恢复正常,故该兔不宜继续进行其他实验。

【注意事项】

(1) 取血时切勿进入气泡,否则影响血气和酸碱指标测定结果。

(2) 取血前让动物安静 5 分钟,以免因刺激造成的过度通气影响血气和酸碱指标。

(3) 实验过程中,因伤口疼痛而挣扎时,可以滴少量 1%普鲁卡因。

(相 霞)

实验四十 影响药物作用的因素

【实验目的】

观察药物的不同理化性质、给药剂量和给药途径等因素对药物作用的不同影响;分析出现这些不同情况的机制。

【实验原理】

药物在体内的效应要受到机体内外多种因素的影响,机体方面的因素包括年龄、性别、体重等以及生理因素、精神因素、疾病因素、遗传因素等。药物方面的因素包括药物的理化性质、剂型、给药方法(给药剂量、给药途径、给药时间、间隔及疗程等)、药物的相互作用等。了解和掌握这些影响因素及规律,可以更好地发挥药物的效应,取得最佳治疗效果。

【实验动物】

小鼠体重 $22 \sim 26$ g,雌雄兼用。

【实验器材和试剂】

小鼠笼,天平,苦味酸染料,托盘,1 ml 注射器及针头,小鼠灌胃器,pH 0.8 的硝酸士的宁溶液,pH 1.0 的硝酸士的宁溶液,10% $MgSO_4$ 溶液,生理盐水,墨汁,硫喷妥钠溶液(25 mg/ml、5 mg/ml、1 mg/ml),手术器械,棉线,尺子。

【实验步骤和观察项目】

1. 不同 pH 对药物作用的影响

(1) 取健康小鼠 16 只、称重,按完全随机分组法分为甲、乙两组,每组 8 只。

(2) 给药:甲组动物灌胃 pH 8.0 的硝酸士的宁溶液 0.3 ml/10 g;乙组动物灌胃 pH 1.0 的硝酸士的宁溶液 0.3 ml/10 g,计时。

(3) 观察:以下肢僵直为观察指标,观察并比较 20 分钟内各组动物出现惊厥反应的时间及程度。如动物在 20 分钟后仍不惊厥,时间记录为 20 分钟。

2. 不同给药途径对药物作用的影响

(1) 取健康小鼠 32 只,过夜禁食(不禁水),按体重随机分为 4 组,每组 8 只。

(2) 给药:剂量均为 0.2 ml/10 g。

1) 1 组:0.9% NaCl 墨汁溶液灌胃。

2) 2 组:10% $MgSO_4$ 墨汁溶液灌胃。

3) 3 组:0.9% NaCl 墨汁溶液腹腔注射。

4) 4 组:10% $MgSO_4$ 墨汁溶液腹腔注射。

(3) 观察:动物的肌张力、呼吸状况、大便次数、形状等。如有动物死亡,记录死亡时间和死亡动物数。

(4) 40 分钟后,麻醉并处死动物,剪开腹腔,暴露出肠段,分离并取出全肠(幽门至直肠),将段拉直,测量墨汁推进长度(幽门至墨汁长度)和全肠长度(幽门至直肠长度),以两者的比值表示墨汁推进百分率。

(5) 分析并比较不同给药途径对 $MgSO_4$ 作用的影响。

3. 不同给药剂量对药物作用的影响

(1) 取健康小鼠 24 只,称重,随机分为甲、乙、丙 3 组,每组 8 只。

（2）给药：甲组动物腹腔注射 25 mg/ml 的硫喷妥钠溶液 0.1 ml/10 g;乙组动物腹腔注射 5 mg/ml 的硫喷妥钠溶液 0.1 ml/10 g;丙组动物腹腔注射 1 mg/ml 的硫喷妥钠溶液 0.1 ml/10 g。

（3）观察：观察各组动物的活动度、呼吸、角膜反射等指标,以角膜反射的消失为麻醉作用的观察指标,观察并比较 10 分钟内各组动物出现麻醉作用的时间及程度。如动物在 10 分钟后仍不麻醉,时间记录为 10 分钟。

【注意事项】

（1）随机分组时应严格按照要求做,尽量减少人为因素的影响,使各组平均体重及体重分布尽可能一致。

（2）给药量及观察时间、处死动物的时间力求准确,以减少条件不同对实验结果产生的影响。

（3）刺激角膜时用的棉线应为同一根,刺激强度力求一致,切不可触及眼睑以免影响实验结果。

【思考】

（1）除 pH 外,还有哪些药物的理化性质会影响药物的作用效果?

（2）腹腔注射 $MgSO_4$ 为什么会导致动物死亡?

（3）硫喷妥钠属于哪一类药物,其量效关系的表现是什么?

（袁海虹）

实验四十一 家兔心律失常模型制备及药物治疗作用

【实验目的】

学习通过氯化钡诱发的家兔心律失常模型;观察胺碘酮及利多卡因等药物心律失常的治疗作用;比较不同药物对心律失常的治疗作用。

【实验原理】

室性心律失常指起源于心室的心律紊乱,是常见的心律失常,包括室性期前收缩（室早）、室性心动过速（室速）、心室纤颤等。氯化钡（$BaCl_2$）可能通过以下机制诱发心律失常：①抑制心肌细胞膜上的 Na^+、K^+-ATP 酶,使细胞内的钾离子下降,钠离子增多,钠钙交换使细胞内钙离子增多,提高心房传导组织、房室束、浦肯野细胞纤维等快反应细胞的自律性,使心肌交感神经兴奋性增强。②增加浦肯野细胞纤维对钠离子的通透性,促进细胞外钠离子的内流,提高其舒张期自动去极化的速率导致心律失常。表现为室性期前收缩、二联律、室性心动过速、心室纤颤等,因此可作为一种实验性心律失常模型。胺、利多卡因对此有治疗作用。

【实验动物】

家兔,体重 2～3 kg,雌雄兼备。

【实验器材和试剂】

生物机能实验系统,标准肢体导联 Ⅱ,兔手术台,注射器,秒表,棉球,头皮针,4 mg/ml 氯化钡溶液,5 mg/ml 盐酸利多卡因溶液,5%胺碘酮,20%氨基甲酸乙酯溶液。

【实验步骤】

1. **动物分组** 家兔 18 只,体重 2~2.5 kg,随机分为 3 组:生理盐水组(空白组)、利多卡因组(对照组)及胺碘组。

2. **麻醉、固定动物** 家兔称重后,以 20%氨基甲酸乙酯溶液 6 ml/kg 耳静脉注射。麻醉后仰卧位固定于家兔手术台上,按照"红"—右前肢、"黄"—左后肢、"黑"—右后肢的规则,将导联线上的针式电极插入动物前、后肢皮下。

3. **仪器调节** 启动微机,进入生物机能实验系统,记录导联心电图,待家兔心电图稳定后,记录一段正常的心电图波形。

4. **给药** 快速静脉注射 4 mg/ml 氯化钡溶液(7 mg/kg),记录其心电图,待 BaCl$_2$ 引起明显的心律失常后,药物组家兔立即缓慢静脉注射 5%胺碘酮(35 mg/kg),对照组家兔立即缓慢静脉注射 5 mg/ml 盐酸利多卡因溶液(1 m/kg),记录心电图持续 60 分钟。空白组家兔作为对照。心律失常出现后,静脉注射等容量的生理盐水,同样记录心电图。

【观察项目】

(1) 描记家兔一段正常心电图。

(2) 观察氯化钡引起的室性心律失常情况。

1) 室性心律失常出现的时间。

2) 室性心律失常的类型。

3) 室性心律失常有无自我缓解,缓解的时间。

(3) 观察胺碘酮、利多卡因对氯化钡诱发室性心律失常的拮抗作用及异同:描记注射胺碘酮或利多卡因后家兔心电图的变化、室性心律失常恢复的时间(即心电图恢复正常的时间)、作用维持时间及再次出现室性心律失常家兔的数目,填入表 2 - 3 - 41 - 1。

表 2 - 3 - 41 - 1　胺碘酮及利多卡因对 BaCl$_2$ 引起室性心律失常的治疗作用比较

组别	心律失常持续时间(分钟)	治疗后再次出现心律失常时间(分钟)	治疗后再次出现心律失常动物数
生理盐水组			
胺碘酮组			
利多卡因组			

【注意事项】

(1) 针式电极一定要扎在家兔四肢皮下,不可刺入肌肉内,否则对心电图干扰较大。

(2) 胺碘酮及利多卡因宜缓慢静脉注射,否则可致心脏毒性反应,造成动物死亡。

【思考】

（1）还有哪些方法能够造成室性心律失常模型？

（2）室性心律失常的临床表现及发病机制分别是什么？

（3）胺碘酮及利多卡因抗心律失常的作用机制分别是什么？分别有何不良反应？

（4）还可以用哪些药物对抗氯化钡诱发的心律失常？

（袁海虹）

实验四十二　动物发热模型制备及药物解热作用

【实验目的】

学习通过二硝基酚制备小鼠发热模型的方法；观察氯丙嗪和阿司匹林的解热作用；比较氯丙嗪和阿司匹林解热作用的区别，分析临床应用中的意义。

【实验原理】

恒温动物具有完善的体温调节机制。在外界环境温度改变时，体温调节中枢通过调节产热和散热过程维持体温的相对恒定。氯丙嗪为抗精神病药物，通过阻断中枢不同部位的不同受体可产生安定、抗精神病、镇吐、降温等作用。其中，氯丙嗪通过抑制下丘脑体温调节中枢而使体温调节失灵，并使机体体温随环境温度变化而变化。阿司匹林是解热镇痛抗炎药，通过抑制中枢前列腺素的合成，使得下丘脑体温调节中枢调定点恢复正常水平，对于普通感冒、流感等具有退热作用。2,4-二硝基酚作为一种化学性致热原可引起小鼠发热，其发热模型可在解热药物药效学实验中应用。

【实验动物】

小鼠，体重 22～26 g，雌雄兼用。

【实验器材和试剂】

制冰机（或冰箱），肛温表，鼠笼，大烧杯，注射器（1 ml），5%阿司匹林溶液，0.3%二硝基酚溶液，0.08%盐酸氯丙嗪溶液，生理盐水，液体石蜡。

【实验步骤】

（1）取小鼠8只，称重、编号，观察正常活动及精神状态。左手固定小鼠。右手将涂有液体石蜡的肛温表插入小鼠肛门内 0.5～1.0 cm，3 分钟后取出读数，每隔 2 分钟测一次，共测 3 次，取 3 次的平均数为正常体温。

（2）将8只小鼠分组及操作如下。

1）1、2 两鼠分别腹腔注射 0.08%盐酸氯丙嗪溶液 0.1 ml/10 g。

2）3、4 两鼠分别腹腔注射 5%阿司匹林 0.1 ml/10 g。

3）5、6 两鼠先皮下注射 0.3%二硝基酚溶液 0.1 ml/10 g，30 分钟后腹腔注射 0.08%盐酸氯丙嗪溶液 0.1 ml/10 g。

4) 7、8 两鼠先皮下注射 0.3％二硝基酚溶液 0.1 ml/10 g,30 分钟后腹腔注射 5％阿司匹林 0.1 ml/10 g。

5) 用药后将 2、4、6、8 号鼠放入烧杯内,将烧杯置于冰浴中;1、3、5、7 号鼠则置于常温下。按表格中规定时间各测一次体温,分析实验结果,填入表 2 - 3 - 42 - 1。

表 2 - 3 - 42 - 1　氯丙嗪及阿司匹林的解热作用

鼠号	药物	环境	体温			
			用药前	用药后 15 分钟	用药后 30 分钟	用药后 45 分钟
1	氯丙嗪	室温				
2	氯丙嗪	冰浴				
3	阿司匹林	室温				
4	阿司匹林	冰浴				
5	二硝基酚＋氯丙嗪	室温				
6	二硝基酚＋氯丙嗪	冰浴				
7	二硝基酚＋阿司匹林	室温				
8	二硝基酚＋阿司匹林	冰浴				

【注意事项】

(1) 室温影响实验结果,20 ℃左右室温进行实验最佳,过冷过热均会影响实验,可通过空调控制适宜室温。

(2) 将烧杯放在冰浴中,造成局部环境低温以进行实验。

(3) 测体温时,勿使小鼠过度骚动,要固定好。每只小鼠最好固定用一支肛温表,且每次插入深度和时间要一致。

(4) 实验前 24 小时,建议将小鼠放到准备实验的环境中,适应环境一天。

【思考】

(1) 试述氯丙嗪的降温作用的特点,根据氯丙嗪的作用特点,述其临床应用。

(2) 试述阿司匹林的降温作用的特点,根据阿司匹林的作用特点,述其临床应用。

(3) 比较氯丙嗪与阿司匹林的解热区别。

(袁海虹)

实验四十三　传出神经药物的作用探索

【实验目的】

观察拟胆碱药、抗胆碱药及拟肾上腺素药、抗肾上腺素药物的作用,分析作用机制;练习家兔的提拿、固定、耳缘静脉注射、滴眼、量瞳孔、测心率等方法。

【实验原理】

拟胆碱药是与乙酰胆碱相似的药物,可分为胆碱受体激动药(如 M 胆碱受体激动药毛果芸香碱等)、胆碱酯酶抑制药(如新斯的明、毒扁豆碱等)。胆碱受体激动药能直接与胆碱受体结合,产生与乙酰胆碱相似的作用。乙酰胆碱是胆碱能神经递质,能激动 M 胆碱受体与 N 胆碱受体。M 受体激动时,表现为心脏抑制、血管扩张、内脏平滑肌收缩、括约肌松弛及腺体分泌增加等,这些作用称为 M 样作用。N 受体激动时,表现为神经节兴奋、骨骼肌收缩,这些作用称作 N 样作用。抗胆碱药包括阿托品、山莨菪碱、东莨菪碱等,该类药与拟胆碱药物的作用相反,能拮抗拟胆碱药物的作用。

拟肾上腺素药物能激动肾上腺素受体 α 和 β,产生收缩血管、升高血压、散大瞳孔、舒张支气管、弛缓胃肠肌、加速心率、加强心肌收缩力等作用,该类药物包括肾上腺素、去甲肾上腺素、异丙肾上腺素、间羟胺等。而抗肾上腺素药能阻断肾上腺素受体 α 和 β,对抗拟肾上腺素药物。按对两种肾上腺素受体的选择性不同可分为 α、β 受体阻断药,α 受体阻断药及 β 受体阻断药三大类。它们具有阻断 α 受体效应(外周血管收缩等)的作用和阻断 β 受体效应(心脏收缩、心率加速、支气管平滑肌舒张等)的作用。

虹膜内两种平滑肌控制瞳孔大小,一种是瞳孔括约肌,主要分布有 M 受体,当 M 受体激动后引起瞳孔括约肌向眼中心方向收缩,瞳孔缩小;另一种是瞳孔开大肌,主要分布有 α 受体,当 α 受体激动时,瞳孔开大肌向眼外周方向收缩,瞳孔扩大。阿托品是 M 受体阻断药,肾上腺素是 α 受体激动药,两药可作用于不同环节产生扩瞳作用。而毛果芸香碱是 M 受体激动药,噻吗洛尔是抗肾上腺素药,两者可激动 M 受体,抗肾上腺素受体产生缩瞳作用。

【实验动物】

家兔,体重 2~3 kg,雌雄兼备。

【实验器材和试剂】

生物机能实验系统,标准肢体导联Ⅱ,兔手术台,注射器,眼压计,测瞳器,10 g/L 硫酸阿托品溶液,10 g/L 硝酸毛果芸香碱溶液,10 g/L 盐酸去氧肾上腺素溶液,5 g/L 水杨酸毒扁豆碱溶液。

【实验步骤】

(1) 取健康家兔 2 只,标记,固定,剪去眼睫毛,在自然光线下测量并记录两侧正常瞳孔直径(mm),再用手电筒灯光观察对光反射,即突然从侧面照射兔眼,如瞳孔随光照而缩小,则为对光反射阳性,否则实验视为阴性。

(2) 按表 2 - 3 - 43 - 1 的顺序给药(每只眼 2 滴):滴药时将下眼睑拉成杯状,并用手指按住鼻泪管感滴入药液,使其在眼睑内保留 1 分钟,然后将手轻轻放开,任其自然溢出。

(3) 滴药 15 分钟后,在同样强度的光线下,再分别测量并记录各眼瞳孔大小和对光反射。右眼瞳孔如明显缩小,则在甲兔右眼内再滴硫酸阿托品溶液 2 滴,在乙兔右眼内再滴盐酸去氧肾上腺素溶液 2 滴。15 分钟后再测量和记录瞳孔大小、对光反射及眼压。实验结果记录于表

2-3-43-2,分析实验结果。

表 2-3-43-1 家兔给药的顺序

兔号	左眼	右眼
甲	10 g/L 硫酸阿托品溶液	10 g/L 硝酸毛果芸香碱溶液
乙	10 g/L 盐酸去氧肾上腺素溶液	5 g/L 水杨酸毒扁豆碱溶液

表 2-3-43-2 传出神经药对瞳孔及眼压的影响

兔号	眼睛	药物	瞳孔直径(mm)		对光反射		眼压(kPa)	
			用药前	用药后	用药前	用药后	用药前	用药后
甲	左	阿托品						
		毛果芸香碱						
	右	15 分钟后再滴阿托品						
乙	左	肾上腺素						
		毒扁豆碱						
	右	15 分钟后再滴肾上腺素						

(4) 传出神经系统药物除了对眼睛的作用以外,拟胆碱药、抗胆碱药及拟肾上腺素药、抗肾上腺素药物还有很多其他方面的作用,学生可根据药物的药理作用设计实验,观察药物作用及相互拮抗作用。

【注意事项】

(1) 测量瞳孔时勿刺激角膜,否则会影响瞳孔大小。

(2) 滴药时应按压内眦部的鼻泪管,以防药液进入鼻腔后经鼻黏膜吸收。

(3) 各眼滴药量要准确,在眼内停留时间要一致,以确保药液充分作用。

(4) 测量瞳孔条件务求给药前后一致:如光线的强度,光源的角度等。

(5) 实验动物应为 1 周内未用过眼药者。

【思考】

(1) 根据实验结果分析阿托品、肾上腺素的扩瞳机制有何不同? 毛果芸香碱、毒扁豆碱的缩瞳机制有何不同?

(2) 通过本实验说明这类药物的临床意义及应用注意事项。

(3) 除了对瞳孔的作用以外,拟胆碱药、抗胆碱药及拟肾上腺素药、抗肾上腺素药物还能观察到哪些药物作用? 如何设计实验? 这些作用临床应用于哪些方面?

(袁海虹)

实验四十四　药品处方及医嘱技能的训练

【实验目的】

准确无误地辨认、书写处方。

【实验内容】

1. 处方

(1) 处方的概念及种类：处方是医生根据患者的病情开写给药房要求配方和发药的药单，也是患者取药的凭证，是一种重要的具有法律意义的医疗文件。医、护、药人员一定要认真开写或执行。麻醉药品处方、急诊处方、儿科处方、普通处方的印刷用纸应分别为淡红色、淡黄色、淡绿色和白色。

(2) 处方的结构：处方包括前记、正文、后记。前记包括医疗、预防、保健机构名称，处方编号，费别，患者姓名、性别、年龄、门诊或住院病历号，科别或病室和床位号，临床诊断，开具日期等；正文以 Rp 或 R(拉丁文 Recipe"请取"的缩写)标示，分别记录药品名称、规格、数量、用法：每次用量、给药途径、给药时间、给药次数；后记是医师签名或加盖专用签章，药品金额以及审核、调配、核对、发药的药学专业技术人员的签名。

```
取      四环素片   0.25×16
用法：  每次 0.5  每 6 小时一次

R   Tab. Tetracycline   0.25×16
S   0.5  q.6.h
```

(3) 处方常用缩写字见表 2-3-44-1。

表 2-3-44-1　处方常用缩写字

类型	缩写	含义	缩写	含义	缩写	含义
剂型	Tab	片剂	Caps	胶囊	Loz	喉片
	Pil	丸剂	Gran	颗粒剂	Amp	安瓿
	Inj	注射剂	Sol	溶液	Emul	乳剂
	Ext	浸膏	Syr	糖浆	Tr	酊剂
	Dec	煎剂	Ung	软膏	Ocul	眼膏
	Lot	洗剂	Mist	合剂	Nar	滴鼻剂
	Ol	油剂	Past	糊剂	Pulv	粉剂
	Supp	栓剂				

类型	缩写	含义	缩写	含义	缩写	含义
剂量单位	gtt	滴	iu 或 u	国际单位	q. s	适量
给药途径	gtt	滴				
	im	肌内注射	iv	静脉注射	iv gtt	静脉滴注
	po	口服	pr	灌肠	sc	皮下注射
给药次数	qd	每日 1 次	bid	每日 2 次	tid	每日 3 次
	qid	每日 4 次	qod	隔日 1 次	q3d	3 日 1 次
	qh	每小时 1 次	q4h	每 4 小时 1 次	q6h	每 6 小时 1 次
给药时间	qm	每晨	am	上午	pm	下午
	qn	每晚	hs	睡前	ac	饭前
	pc	饭后	st	立即	sos	必要时
	prn	必要时(长期医嘱)	ast	皮试后		
其他	aa	各	ad	加至	Aq Dest	蒸馏水
	co	复方	etc	等等		

2. 实验过程

(1) 分组：全班同学分 4 组,每组取一张处方。

1) A 组：取青霉素 G40 万单位×6,皮试阴性后,一次肌注 40 万单位,每日 2 次。

2) B 组：取氯化钾溶液 10% 100 ml,每次 10 ml,每日 3 次口服。

3) C 组：取阿托品注射液 2 mg×5 瓶,立即静脉注射 10 mg。

4) D 组：取 0.9% 氯化钠注射液 250 ml×4 瓶,庆大霉素注射液 4 万 U×4 支,静滴庆大霉素 4 万 U,每日 2 次。

(2) 严格按要求正确书写处方。

【思考】

请依据以下要求书写处方进行配药、给药。

(1) 取盐酸肾上腺素注射剂 1 mg×1 瓶,立即皮下注射 1 mg。

(2) 取胃蛋白酶合剂 100 ml,每次 10 ml,每日 3 次口服。

(3) 取 5% 葡萄糖注射液 500 ml×2 瓶,10% 氯化钾注射液 10 ml×2 瓶,维生素 B_6 注射液 0.1×2 瓶,用法为静滴氯化钾 10 ml 和维生素 B_6 0.1,每日 1 次。

(4) 取 5% 葡萄糖注射液 250 ml×1 瓶,辅酶 A 50 U×2 瓶,三磷酸酰苷 20 mg×1 瓶,胰岛素 4 U×1 瓶,用法为静滴 1 次。

(袁海虹)

实验四十五 药品说明书的运用

【实验目的】

能正确地辨认药物的剂型、规格、批号、有效期限等药品说明书内容；能根据药品说明书正确地选药、配药和给药。

【实验内容】

1. 正确阅读药品说明书

（1）药品的名称：通用名（国家药典和药品标准采用的法定名称）、商品名等。

（2）性状：实物与标识不符的为变质药品。

（3）注意事项：慎用——谨慎使用，注意观察；忌用——避免使用，最好不用；禁用——绝对禁止使用。

（4）药物相互作用：配伍禁忌、拮抗作用、协同作用。

（5）规格：药物的单剂量标准。

（6）批准文号：是判断药物合法性的最直接标志，是国家批准药厂生产该药品的文号。格式：国药准字＋1位拼音字母＋8位数字（H——化学药品；S——生物制剂；Z——中药；J——进口药品）。

（7）生产厂家：指该药生产企业，承担责任的单位信息，信息不全药品需慎用。

（8）生产日期或批号：以年-月-日加流水号表示。

2. 实验过程

（1）按要求选取相应规格、剂型（批号）的药物。

（2）正确辨认药品说明书中的相关信息。

（3）按说明书正确指导患者用药，并交代注意事项。

【思考】

（1）请取3种不同剂型的红霉素。

（2）请取0.5 mg/1 ml、1 mg/2 ml、5 mg/1 ml三种规格的阿托品注射液。

（3）请取相同批号的青霉素4支。

（4）请取如下药物：20 g/支达克宁霜2支；5 ml/支5%盐酸利多卡因针1支；25 mg/片潘生丁片1瓶；1 g/支头孢曲松钠针6支；100 ml/瓶50%硫酸镁液1瓶。

（5）某女士，56岁。测血压：165/80 mmHg，HR：85次/分，已诊断为高血压，目前用卡托普利25 mg，每日3次。请你依照说明书正确指导患者用药，并交代用药过程中的注意事项。

（袁海虹）

第四章

设 计 性 实 验

　　设计性实验设立的目的是为了培养和锻炼学生科学研究的能力。让学生把所学得的医学知识活学活用,应用于课题的设计、执行和总结。

　　设计性实验根据研究程度、时间跨度和指导教师的参与程度可分为:局限性自主设计实验和探究性自主设计实验这两类。

　　局限性自主设计实验难度相对较低,适合低年级学生开展。具体内容和步骤如下:由教师指定实验范围和实验条件,并可指定实验题目。学生根据所学得的相关医学知识完成步骤设计、实验开展、结果分析和论文撰写。其中设计环节学生通过小组讨论和文献查找,形成初稿;初稿再经反复讨论、最后教师点评修改成形。可行性分析是实验设计的核心内容;实验操作过程基本在一次实验课内完成;结果分析和论文撰写也需与教师多次沟通交流后完成。

　　探究性自主设计实验适用于高年资或毕业班学生,亦可作为毕业设计或毕业论文来完成。从实验课题立项开始,一直到形成论文,均以学生为主体来开展。整个探究性自主设计实验所需完成的步骤和内容如下。

一、文献检索和综述写作

　　学生以实验小组为单位,根据已学得的基础知识,利用图书馆及网络搜索感兴趣的文献资料,在指导教师引导下,经过反复的集体酝酿和讨论,确立明确的研究方向。

　　通过文献检索,了解实验研究方向的国内外现状,写出背景综述或文献综述,并力争公开发表。

二、立题、标书写作

　　在指导教师帮助下,经过小组讨论,确立设计性实验研究课题。课题强调其目的性、科学性、先进性、创新性和可行性。立题时可进行初步的预实验对实验方案进行论证。

　　在教师指导下,按照正规课题立项要求,从课题研究的目的、意义和研究内容,到国内外研究现状、水平和发展趋势等方面入手,制订清晰可行的研究方法、技术路线和实验方案,明确完成的时间节点和可行性分析。

三、实验方案设计

　　依据文献资料和预实验结果,完成实验研究和操作的设计方案。设计方案的内容要求详实细致并具可操作性。

具体格式要求：①题目，班级，设计者，参与人员。②立题依据(研究的目的、意义，希望解决的问题以及国内外研究现状的背景)。③实验动物或细胞的品系、规格和数量。④实验器材与试剂(实验核心器材的名称、型号、规格和数量；主要使用的药品或试剂名称、规格、剂型和使用量)。⑤实验方法与操作步骤，包括所采用的技术路线、观察指标的检测方法和手段。⑥实验进程的时间节点。⑦观察结果的记录。⑧预期的结果。⑨可能遇到的困难，以及应对的措施。

四、开题报告

取得初步的实验结果后，由学院组织开题报告，邀请相关专家参加评审。实验小组选举主汇报人，准备好汇报材料。小组成员相互协作，接受其他学生和专家的提问。

开题报告后，根据专家反馈意见认真总结，发现问题，并制订相应的修正方案。

五、正式实验操作、结果分析

正式开展实验操作，依据修改后的设计方案和操作流程，全面开展正式实验。实验中做好整个实验的原始记录，并及时整理分析实验数据。

依据整理的实验结果，发现和分析实验中存在的问题，并对实验方案做出相应的改进与调整。

实验结果与预期不同时，及时向指导教师进行汇报，并分析原因和应对措施。

六、论文撰写

在整理与分析实验数据后，进行论文撰写，力争公开发表。

七、课题汇报

设计性实验课题完成后，在教师指导下，实验小组完成多媒体汇报材料制作，做好论文答辩准备工作。在论文答辩过程中，应体现实事求是、尊重实验结果的良好科学态度。指导教师和专家组成答辩委员会，对设计性实验研究论文的汇报结果进行提问。并对设计性实验的科学性、先进性、创新性，论文撰写、汇报情况等进行综合评定。

（王红卫）

附：

局限性自主设计实验实验报告模板

实验名称：

实验设计和参与人员：

理论依据和实验目的：

实验对象：

器材和用品：

实验步骤：

观察项目：

实验结果：

教师评语：

教师签名_____ 日期_____

第五章

临床用药讨论

实验四十六　神经系统合理用药案例分析

【实验目的】

运用课堂教学所学的理论知识,对临床典型的神经系统用药案例进行分析;强化对临床常用神经系统药物合理应用相关知识的理解;培养学生独立分析问题和解决问题的能力。

【实训内容】

案例1　患者,女,56岁。2个月前开始感到左眼疼痛,视物模糊,视灯周围有红晕,偶伴有轻度同侧头痛,但症状轻微,常自行缓解。3天前突然感觉左侧剧烈头痛、眼球胀痛,视力极度下降。在地方医院诊断为左眼急性闭角型青光眼。遂嘱用2%毛果芸香碱频点左眼,2小时后自觉头痛、眼胀减轻,视力有所恢复。但4小时后患者出现全身不适、流泪、流涎、心悸、上腹不适而急诊求治。

体格检查:左眼视力为0.6,右眼视力为1.4。左眼睫状充血(++),瞳孔为2 mm大小,对光反射较弱。眼压:左眼26 mmHg,右眼16 mmHg。前房角镜检左窄Ⅲ,右眼基本正常。

问题:(1)该患者使用毛果芸香碱滴眼后症状为何能够缓解?

(2)4小时后患者出现全身不适、出汗、流泪、流涎、心悸、上腹不适,原因是什么?

(3)使用毛果芸香碱滴眼时应注意哪些问题?

案例2　患者,女,46岁。因"复视、眼睑下垂进行性加重2年,易疲乏,肢体无力,晨轻暮重,活动后加重,休息后减轻3个月"入院。

体格检查:反复闭目致闭目无力,凝视一个方向稍疲劳时出现复视,反复咀嚼感到明显无力,令患者紧握检查者双手时感到渐渐无力,下蹲5次后起立困难。

辅助检查:肌疲劳试验阳性,依酚氯铵试验阳性。

诊断:重症肌无力。

治疗:甲泼尼龙静脉滴注每天500 mg,减量后口服泼尼松片,同时服用溴吡斯的明片每次60 mg,4次/日,于三餐前和晚间9时服用,各症状基本改善出院。

问题:(1)重症肌无力诊断及治疗分别使用依酚氯铵和溴吡斯的明的依据是什么?

(2)抗胆碱酯酶药用药时有哪些注意事项及禁忌证?

案例 3 患者,男,36 岁。电击伤致心搏骤停,20 分钟后送至医院,立即给予气管插管呼吸机辅助呼吸、心脏按压及心肺复苏药物治疗,心脏未能复跳,随即行开胸心脏按压,心脏除颤及肾上腺素、利多卡因、阿托品等治疗。10 分钟后,心脏恢复跳动,在病情不稳定情况下,边抢救边急送 ICU 继续抢救。

体格检查:神志不清,体温 37 ℃,脉搏 99 次/分,呼吸 20 次/分(呼吸机辅助呼吸),血压 13.5/8 kPa。双侧瞳孔等圆、等大,直径约为 3 mm,对光反射迟钝。

治疗:经过一系列的治疗与护理,1 天后病情较为平稳,神志有所恢复,于第 6 天停用呼吸机,改气管切开处给氧,第 20 天拔除气管插管并封闭切口。1 个月后,患者基本能够对答如流,生活能够自理,出院。

问题:(1) 该患者为什么可选用肾上腺素? 说明原因。

(2) 处理该患者为什么同时选肾上腺素、利多卡因、阿托品? 说明理由。

(3) 肾上腺素有哪些药理作用和临床应用?

案例 4 患者,男,26 岁,外企职员。失眠、心悸、消瘦约半年。患者工作 1 年多,经常加班,逐渐出现失眠、心悸、消瘦,但食欲很好。同事发现他眼球突出,前来医院就诊。

体格检查:血压 150/80 mmHg,脉搏 124 次/分,神志清,眼球微突出,甲状腺Ⅱ度肿大,心率 124 次/分,手颤。

实验室检查:心电图为窦性心动过速,血、尿、便常规正常。T_3、T_4 增高,TSH 降低。

诊断:甲状腺功能亢进症。

治疗:他巴唑每次 10 mg, 3 次/日口服;普萘洛尔(心得安)每次 10 mg, 3 次/日口服。

病情进展:患者当晚 23 点突然呼吸困难、喘,不能平卧,急诊来医院。

体格检查:患者端坐呼吸、喘,肺听诊满肺哮鸣音。胸部透视过度增强。

诊断:急性哮喘发作。

问题:(1) 哮喘发作原因是什么呢?

(2) 如何避免哮喘发作?

案例 5 患者,男,66 岁。经医院确诊为左肺肿瘤并肺内转移,咳嗽、胸痛剧烈,服用去痛片(主要为解热镇痛抗炎药复方制剂)2 天,疼痛未见缓解,换用硫酸吗啡控释片(美施康定),患者疼痛缓解。后因胸痛擅自服用硫酸吗啡控释片 6 片,出现恶心、呕吐、血压降低,嗜睡、反应迟钝、呼吸浅慢、双瞳孔缩小成针尖样,急予呼吸兴奋剂及升压药,20 分钟后呼吸稍好转,仍昏迷,给予纳洛酮后患者神志清楚,血压 90/60 mmHg, 1 小时后血压 110/70 mmHg,呼吸 22 次/分,对答应题。

问题:(1) 癌性疼痛的镇痛原则是什么?

(2) 解热镇痛药和镇痛药的镇痛作用特点与临床应用有何区别?

(3) 吗啡的主要不良反应有哪些? 急性中毒的解救措施是什么? 纳洛酮为什么能解救吗啡中毒患者?

案例 6 患者,女,22 岁。因"发热伴全身疼痛及食欲不振,两膝、踝关节红肿,行走困难"收入院。

体格检查:体温 39 ℃,脉搏 101 次/分,呼吸 23 次/分,血压正常。头部无异常。心肺、腹部未见异常。两踝关节红肿、运动受限;神经系统检查无阳性所见。

诊断：急性风湿性关节炎。

治疗：口服阿司匹林 4 次/天，每次 2 g，以及泼尼松。当患者服用阿司匹林总量达 6 g 时，突感双侧耳鸣，呈高音调 1 小时后，听力完全丧失；因未发现耳聋原因，又继续服用阿司匹林 2 g。

音叉试验：双耳表现为重度感音性耳聋。

问题：(1) 为什么患者用药后出现耳聋？应如何处理？

(2) 大剂量阿司匹林还可引起哪些严重不良反应？

【思考】

患者，李某，男，24 岁，铁路民工。在铁路工地上劳动，突然大汗淋漓、口吐白沫。口唇青紫、晕倒在地而由其他民工抬入医院。因患者神志不清，无法问病史，据其他民工反映，以往体健，无任何疾病史。

体格检查：医生发现患者仅穿一件贴身棉衣，解开棉衣时可闻及一股淡淡的大蒜样气味，口鼻内流出大量分泌物，两眼上翻，四肢抽搐，两侧瞳孔极度缩小，颈、胸部肌束颤动，呼吸困难，心率 120 次/分，呼吸 24 次/分，血压 13.3/10 kPa(100/75 mmHg)，两肺可闻及水泡音，大小便失禁。

诊断：急性有机磷农药中毒。

治疗：①脱去棉衣，清洗皮肤。②阿托品 10 mg 静注，随后每 5～10 分钟静注 5 mg，直至"阿托品化"后调整剂量。③解磷定 0.8 g，缓慢静脉注射，半小时后减半量重复 1 次，随后解磷定 1 g 溶于 1 000 ml 盐水中静滴。

问题：(1) 该患者诊断有机磷农药中毒的依据是什么？中毒的途径是什么？可能导致患者死亡的主要原因是什么？

(2) 阿托品能解除患者的哪些症状？应用时应注意哪些问题？"阿托品化"的标志有哪些？

(3) 解磷定应用时应注意哪些问题？它解救有机磷中毒机制是什么？能否取代阿托品或被阿托品取代？

（周　波）

实验四十七　心血管系统合理用药案例分析

【实验目的】

运用课堂教学所学的理论知识，对临床典型的心血管系统用药案例进行分析；强化对临床常用心血管系统药物合理应用相关知识的理解；培养学生独立分析问题和解决问题的能力。

【实训内容】

案例 1 患者，男，42 岁，农民。高血压 10 年，最高 220/120 mmHg，未规律用药，吸烟 20 年(20 支/天)，父亲有高血压脑出血病史。

查体：血压 180/112 mmHg。心电图提示心肌肥厚。

诊断：高血压 3 级高危。

处方：卡托普利(国产)25 mg tid；氢氯噻嗪 25 mg qd，1 周后改为 12.5 mg qd；硝苯地平缓释片(国产)10 mg bid；1 周后加用阿司匹林 100 mg qd。1 周时复测血压 110/70 mmHg，患者有时从平卧位突然站立感觉头昏不适，将硝苯地平改为 5 mg bid。几天后头昏症状消失，血压 132/84 mmHg。待 2 周后又将硝苯地平恢复为 10 mg bid，余药同前。患者无不适，血压 114/70 mmHg，维持长期治疗。1 年后将卡托普利改为 25 mg bid，余药同前。每天治疗费用 1 元左右，2 年来血压一直维持于 100～110/60～70 mmHg，无任何不适。

案例 2 患者，男，51 岁，外企职员。发现高血压 5 年，最高血压 180/120 mmHg，就诊时正在服用复方降压片 2 片/次，3 次/天；血压忽高忽低。心脏超声显示左心室肥厚：IVS 及 PW 均为 13 mm；空腹血糖 6.3 mmol/L；尿常规蛋白(＋)。吸烟 20 年，20 支/天。

诊断：高血压 3 级，极高危。

处方：阿司匹林 100 mg/d，缬沙坦 80 mg/d，氢氯噻嗪 12.5 mg/d，均 1 次/天；硝苯地平缓释片每次 10 mg，2 次/天。2 周后血压平稳，随访 1 年至今平稳。同时配合生活方式改善，较以前明显变好。

案例 3 患者，女，75 岁，干部。高血压近 20 年，最高血压 220/100 mmHg，合并冠心病稳定性心绞痛。冠脉造影示，近中段 LAD 70％节段性狭窄，LCX 远端 50％狭窄，就诊时血压 170/96 mmHg，心率 84 次/分，血脂 LDL‐C 3.4 mmol/L。

诊断：冠心病心绞痛(劳力＋自发型)，高血压 3 级，极高危，血脂异常。

处方：阿司匹林 100 mg，1 次/天；辛伐他汀 20 mg，1 次/晚；卡托普利 25 mg，2 次/天；氨氯地平 5 mg，1 次/天。1 周后血压、心率平稳，但出现干咳，以夜间为显著，且血尿酸轻度升高，故以氯沙坦 50 mg 1 次/天取代卡托普利。同时配合生活方式改善。随访 1 年病情至今平稳，血压、尿酸及血脂均达标。

案例 4 患者，男，60 岁。由于气温骤降没有及时加衣服，引发胸骨后剧烈压榨性疼痛，并放射至左肩持续数分钟，伴有窒息感，面色苍白，大汗淋漓，1 天发生 2 次，急诊入院。

问题：(1) 根据以上特点判断该名患者得了何种疾病？

(2) 疼痛发作时应立即采取什么样的措施缓解？

(3) 说出该类疾病的治疗原则。

(4) 正确选择常用的两类药物并说出各类药物的主要作用。

案例 5 患者，女，22 岁。因"心悸、气短、浮肿和尿少"而诊断为风湿性心脏瓣膜病伴慢性充血性心功能不全。住院后口服氢氯噻嗪 50 mg，2 次/天；地高辛 0.25 mg，每 8 小时 1 次。当总量达到 2.25 mg 时，心悸气短好转，脉搏减慢至 70 次/分，尿量增多，浮肿开始消退，食欲增加。此后，地高辛 0.25 mg，1 次/天口服；氢氯噻嗪 25 mg，2 次/天口服。在改维持量后第 4 天开始食欲减退、恶心、头痛、失眠；第 6 天脉搏不规则，心律不齐，有早搏；心电图示室性早搏，形成二联律。

诊断：地高辛中毒。

问题：(1) 本例地高辛中毒的表现、诱发原因是什么？

(2) 地高辛中毒应如何预防与治疗？

【思考】

王某,男,70 岁。主诉:呼吸困难 1 个月,加重 2 天。现病史:有高血压史 30 年,血压最高 26.7/16 kPa(200/120 mmHg),降压治疗不规则。1 个月前,出现活动后气急,1 周前出现夜间阵发性呼吸困难,不能平卧 2 天。

体检:体温 37 ℃,脉搏 100 次/分,呼吸 24 次/分,心音强弱不等,心律绝对不规则。

诊断:高血压病,高血压心脏病,心律失常(快速房颤),心功能不全(4 级)。

想一想:请给患者制订合理的治疗方案,并说明理由。

（周 波）

实验四十八 内脏和内分泌系统合理用药案例分析

【实验目的】

运用课堂教学所学的理论知识,对临床典型的内脏和内分泌系统用药案例进行分析;强化对临床常用内脏和内分泌系统药物合理应用相关知识的理解;培养学生独立分析问题和解决问题的能力。

【实训内容】

案例 1 患者,王某,女,25 岁。阵发性气喘 9 年,发作 2 天入院。9 年前因装修新居接触油漆后感咽部不适,继而咳嗽、气喘,经治疗后缓解。此后,接触油漆、汽油、煤油等即诱发气喘。春秋季节易发作,使用支气管解痉剂后迅速缓解。非发作期心肺功能如常人。曾做支气管舒张试验,吸喘乐宁(沙丁胺醇)200 μg 15 分钟后,FEV_1 增加 21%。2 天前曾患上呼吸道感染,继而咳嗽、咳黄痰,发热 38.5 ℃,并逐渐出现气喘,不能平卧,遂入院治疗。

体格检查:神志清晰,T 37.5 ℃,P 104 次/分,R 30 次/分,Bp 135/90 mmHg。端坐位,气促状,呼气性呼吸困难,口唇发绀,额部微汗,颈软,颈静脉无怒张。胸廓无畸形,叩诊呈过清音,两肺呼吸音低,闻及广泛哮鸣音,两肺底细湿音。

辅助检查:血常规提示血红蛋白 126 g/L,红细胞 4.02×10^{12}/L,白细胞 11.6×10^9/L,中性粒细胞 0.86,淋巴细胞 0.14。胸片:两肺纹理增多。ECG:正常。吸喘乐 200 μg 15 分钟后,FEV_1 增加 21%。动脉血气分析:pH 7.53, $PaCO_2$ 43 mmHg, PaO_2 64 mmHg(吸空气)。

问题:(1) 讨论该患者可能的诊断是什么?

(2) 拟定治疗方案,并说明理由。

(3) 用药后可能出现哪些不良反应? 如何预防治疗?

案例 2 李某,女,58 岁。自从 3 年前丈夫去世后就服用地西泮帮助睡眠。最近因胃溃疡,医生处方用西咪替丁。1 周后,李某复诊,主诉晨起锻炼时感到困难。

问题:请分析患者出现的问题。

案例 3 患者,男,67 岁,因上腹不适、反酸嗳气 1 个月余就诊。

胃镜检查提示胃溃疡。

用药:①奥美拉唑 20 mg bid。②胶体果胶铋 150 mg tid。

问题：请分析药物使用是否合理？为什么？

案例4 患者，女，39岁。烦躁不安、畏热、消瘦2个月余。患者于2个月前因工作紧张，烦躁性急，常因小事与人争吵，难以自控。着衣不多，仍感燥热多汗，在外就诊服用安神药物，收效不十分明显。发病以来饭量有所增加，体重却较前下降。睡眠不好，常需服用安眠药。成形大便每日增为2次，小便无改变，近2个月来月经较前量少。既往体健，无结核或肝炎病史，家族中无精神病或高血压患者。

查体：T 37.2 ℃，P 92次/分，R 20次/分，Bp 130/70 mmHg。发育营养可，神情稍激动，眼球略突出，眼裂增宽，瞬目减少。两叶甲状腺可及、轻度肿大、均匀，未扪及结节，无震颤和杂音，浅表淋巴结不大，心肺(一)，腹软，肝脾未及。进一步做实验室检查后，诊断为甲状腺功能亢进症(原发性)。

治疗措施：①一般治疗：保证适当休息，避免情绪激动，给予高热量，富于糖类、蛋白质和B族维生素的饮食；睡前口服安定10 mg。②丙基硫氧嘧啶300 mg/d，分3次服。

问题：丙基硫氧嘧啶的不良反应及用药须知。

案例5 患者，女。糖尿病注射胰岛素后，患者晚间有出汗、心跳加快、焦虑、震颤等症状。

问题：有人提出用美托洛尔治疗，是否合理？

案例6 患者，男，45岁。因"双肘关节疼痛2周"就诊。既往有2型糖尿病病史5年，服格列吡嗪。

初步诊断：①风湿性关节炎。②2型糖尿病。

处方：格列吡嗪5 mg tid po，阿司匹林0.6 g tid po。

【思考】

患儿，男，10岁。因全身浮肿、蛋白尿和血浆蛋白降低，诊断为单纯性肾病综合征。口服泼尼松20 mg，每日3次；几天后改为口服地塞米松3 mg，每日3次；第8周改为每日晨8.25 mg一次服用，此后未再减量。第13周患儿突然中断说话，眼睑与面肌抽动，随即意识丧失，全身肌肉痉挛，口唇发绀，口吐白沫，诊断糖皮质激素诱发癫痫发作，用地西泮、苯巴比妥及水合氯醛等抗惊厥药及脱水药，45分钟后发作停止，神志逐渐恢复。以往无癫痫病史。

患者，男，46岁，工人。因"发热、心慌、血沉100 mm/h"就诊，诊断为风湿性心肌炎。无高血压及溃疡病史。入院后接受抗风湿治疗，泼尼松每日30～40 mg口服，用药至第12日，血压上升至150/100 mmHg，用药至第15日，上腹不适，有压痛，第24日发现黑便，第28日大量呕血，血压70/50 mmHg，呈休克状态，被诊断为糖皮质激素诱发高血压和胃溃疡出血。迅速输血1 600 ml后，进行剖腹探查，术中发现胃内有大量积血，胃小弯部有溃疡，立即做胃次全切除术。术后停用糖皮质激素，改用其他药物治疗。

患者，女，34岁，干部。因反复发生的皮肤瘀点、鼻衄和血小板减少，诊断为原发性血小板减少性紫癜。住院后接受泼尼松治疗，每次10 mg，每日3次。服药半月后皮肤出血点明显减少，不再流鼻血，血小板数上升至90×10⁹/L。用药至19日突然寒战、高热、咳嗽、呼吸急迫。X线胸片发现：两肺布满大小均匀一致的粟粒状阴影。痰涂片：抗酸杆菌阳性，血沉70 mm/h。诊断为糖皮质激素诱发的急性粟粒型肺结核。

问题：(1) 糖皮质激素为何能诱发癫痫发作、高血压、胃溃疡出血及粟粒型肺结核等不良反应？分别加以说明。

（2）应用糖皮质激素应注意哪些问题？

（周 波）

实验四十九 血液系统和抗菌药物合理用药案例分析

【实验目的】

运用课堂教学所学的理论知识,对临床典型的血液系统和抗菌药物用药案例进行分析;强化对临床常用血液系统和抗菌药物合理应用相关知识的理解;培养学生独立分析问题和解决问题的能力。

【实训内容】

案例 1 患者,张某,男,25 岁,职员。肝炎后并发再生障碍性贫血,药物治疗无效,入院后拟做骨髓移植治疗,供髓者为患者胞妹。

骨髓移植前一天,给患者做颈静脉切开插管术。插管成功后,导管内注入肝素稀释液 5 ml 防止凝血。次日晨 6 时患者鼻衄,9 时整护士执行医嘱,再向导管注入肝素原液 5 ml。上午 10 时开始移植骨髓,在手术前后又各注入肝素原液 5 ml。至下午 3 时,患者头痛、呕吐,随即抽搐、昏迷。鱼精蛋白救治无效死亡。

尸检发现:脑膜下弥漫性出血,脑实质出血,脑室出血及心膈面出血。

问题:（1）为什么患者会出现自发性出血？

（2）肝素的抗凝机制是什么？

（3）本例在使用肝素治疗的过程中,有哪些可以吸取的教训？

案例 2 患者,刘某,女,16 岁。面色苍白,自诉头晕,四肢无力,食欲减退,月经量多。医生诊断为缺铁性贫血,给予硫酸亚铁进行治疗。

问题:应用硫酸亚铁时,如何对患者进行用药宣教？

案例 3 患者,男,35 岁。患上呼吸道感染 10 余日,且头痛、发热越发严重,伴流脓涕,颜面痛且有触痛。

体格检查:鼻腔检查示鼻黏膜红肿、中鼻道存有脓性分泌物。X 线片显示,两侧上颌窦有液平面。

诊断:急性化脓性上颌窦炎。

处方:阿莫西林(250 mg)/克拉维酸钾(125 mg)片 2 片 3 次/天×10

克林霉素胶囊 150 mg 4 次/天×10

麻黄素滴鼻液 1 瓶

问题:请分析选用药物的理由。

案例 4 一名 2 岁患儿,因发热及频繁腹泻在乡村卫生所诊治。

处方:庆大霉素注射液 120 mg

5%碳酸氢钠注射液 40 ml

5%葡萄糖注射液 150 ml

静滴　1次/日,×3日

用药后第2天患儿仍发高热,腹泻。第3日患儿尿液呈酱油色并尿量减少。

尿常规检查:尿蛋白(＋＋),红细胞(＋)。

问题:治疗方案有何问题? 本病例提示了什么?

案例5　患者,男,58岁。糖尿病15年,咳嗽月余。2周前患上呼吸道感染,此后患者一直感周身无力发热,下午体温偏高,有时发现痰中带血,胸X线片显示患者已染上肺结核。

处方:利福平450 mg 1次/天×14

异烟肼300 mg 1次/天×14

格列齐特80 mg 3次/天×14

患者用药后状况:经2周抗结核治疗后,原有症状如咳嗽、低热开始好转,但患者食欲逐渐减退,出现饭后恶心、肝区疼痛、肝肿大等症状和体征,转氨酶升高,血糖失控,从7.2 mmol/L升至8.5 mmol/L。

问题:请分析用药后状况产生的原因。

【思考】

患者,女,35岁。因"发热(38.5 ℃)、咳嗽、胸闷不适、黏液性痰"就诊,肺部听诊有啰音,血常规检查 WBC>$10×10^9$/L,胸部X线显示浸润性炎症阴影,确诊为社区获得性肺炎入院,痰培养结果检出肺炎链球菌,给予静脉滴注阿莫西林1 g q8 h及对症治疗,用药3天体温降至正常,咳嗽减轻,改为口服阿莫西林500 mg q8 h,第5天复查证实肺炎痊愈。

问题:(1) 阿莫西林通过何种机制发挥抗菌作用? 细菌对其产生耐药性的可能机制有哪些?

(2) 与青霉素比较,阿莫西林有何特点?

(3) 青霉素类抗生素主要的不良反应是什么? 使用时应注意哪些问题?

(周　波)